作业治疗原理

主　编　梁国辉　章　荣

副主编　罗　伦　吴丽君　谢　冰

西南交通大学出版社
·成　都·

图书在版编目（CIP）数据

作业治疗原理／梁国辉，章荣主编. 一成都：西南交通大学出版社，2021.8
ISBN 978-7-5643-8146-2

Ⅰ. ①作… Ⅱ. ①梁… ②章… Ⅲ. ①康复医学 – 高等职业教育 – 教材 Ⅳ. ①R49

中国版本图书馆 CIP 数据核字（2021）第 141977 号

Zuoye Zhiliao Yuanli
作业治疗原理

主　编／梁国辉　章　荣

责任编辑／赵永铭
封面设计／吴　兵

西南交通大学出版社出版发行

（四川省成都市金牛区二环路北一段 111 号西南交通大学创新大厦 21 楼　610031）
发行部电话：028-87600564　028-87600533
网址：http://www.xnjdcbs.com
印刷：成都蜀通印务有限责任公司

成品尺寸　185 mm×260 mm
印张　15.75　　字数　389 千
版次　2021 年 8 月第 1 版　　印次　2021 年 8 月第 1 次

书号　ISBN 978-7-5643-8146-2
定价　48.00 元

课件咨询电话：028-81435775

《作业治疗原理》编委会

主　　编：梁国辉　（重建生活为本康复中心有限公司）

　　　　　章　荣　（四川卫生康复职业学院）

副主编：罗　伦　（成都市第二人民医院）

　　　　　吴丽君　（重建生活为本康复中心有限公司）

　　　　　谢　冰　（四川卫生康复职业学院）

编辑秘书：赵玉霞　（四川卫生康复职业学院）

编　　委：（按姓氏字母排序）

　　　　　黄秋月　（成都市第二人民医院）

　　　　　梁国辉　（重建生活为本康复中心有限公司）

　　　　　罗　伦　（成都市第二人民医院）

　　　　　刘雪丽　（四川卫生康复职业学院）

　　　　　刘安忠　（自贡市第四人民医院）

　　　　　吴丽君　（重建生活为本康复中心有限公司）

　　　　　王孝云　（成都市第二人民医院）

　　　　　谢　冰　（四川卫生康复职业学院）

　　　　　袁燕琳　（四川卫生康复职业学院）

　　　　　鄢茂润　（四川卫生康复职业学院）

　　　　　章　荣　（四川卫生康复职业学院）

　　　　　赵　江　（四川卫生康复职业学院）

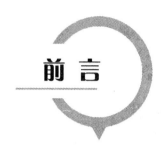

随着社会的发展，患者的康复意识也同步提高，期望能通过康复提升自理及各种生活能力。因此，各级医院希望开展可促进患者生活能力的训练项目，纷纷意图加强作业治疗服务，但却遇到种种困难和障碍，其中一个最大的障碍就是缺乏受过规范训练的作业治疗师。

要大规模培养专业的、可满足患者提升生活能力的作业治疗师有两大基本条件：（1）先要探讨及发展一套与中国文化及医疗体系相适应的作业治疗服务内涵、理论及运作模式；（2）把这些理论及运作模式收集、整理及发展成为本土化的作业治疗理论教材。

作业治疗最终目标是提高患者独立生活的能力，重建幸福、愉快及有意义的生活方式。因此，必须采取"生物—心理—社会"服务理念，按照当地文化、社会价值、生活方式及医疗制度来设计具体服务内容及运作模式。但是，现时国内作业治疗专业本地化过程仍处起步阶段，服务范围偏窄，只用比较简单方法促进患者上肢功能的恢复，效果不十分明显，未能发挥专业应有的作用。

梁国辉教授在香港从事康复工作近四十年，过去二十多年又积极参与推动内地康复，特别是作业治疗专业的发展，多年来抱着"促进内地作业治疗回归本位"的康复情怀，提出"重建生活为本"康复及作业治疗理念，强调以服务使用者的作业表现为主要关注，以作业能力为主要目标，以作业活动为主要治疗手段。把"重建生活为本"康复使命定为：引导患者发掘自身长线、隐性、真实的需求，按照科学的预定路径，利用生活化的训练活动及场景，并通过调节人际及生活环境，以增进生活能力和生活意志，重建成功、幸福、愉快及有意义的生活方式，维持身体及精神健康。

"重建生活为本"康复及作业治疗理念及技术包括三大体系：文化价值体系、核心理论体系和技术与运作体系。

（1）文化价值体系。以信念、愿景、使命、宣言及核心价值做主导，为康复治疗提供方向与能量，勾画出康复的长远目标和境界，是科室运作的理念基础及精神文化支柱。

（2）核心理论体系。包含三元合一重建生活路线图，重建生活六部曲，能力阶梯，作业意志机制，作业经历模型，成功、幸福、愉快及意义生活方式理论等。

（3）技术与运作体系。以重建生活为本访谈、治疗性作业活动、生活与人际环境调适为作业治疗三大核心手段，简称为新作业治疗"三宝"。针对服务使用者的训练目标及所处的康复阶段，发展了多个技术版块，包括：早期床旁训练、运动功能及作业技能再学习训练、上肢张力中枢控制再学习训练、小组作业活动训练、综合认知能力训练、体感与情境模拟训练、生活自理技巧训练、家居独立生活训练、社区生活技巧与适应训练、出院前训练及家居安置服务、生活方式及目标规划、出院后跟进及生活重整课程。

"重建生活为本"康复及作业治疗理念及技术是一套结合国际和我国香港作业治疗专业理论及实践经验，按照我国文化及医疗体系现况发展出来，又经过广泛实践验证的作业治疗服务、技术、理论及运作模式。我们殷切希望通过大家共同努力，融会国际作业治疗哲学与理论，依据我国康复人员学习与思考习惯，采用普及易明中文语言与表达方式，重新演绎作业治疗专业理想与理念，也倡导回归作业治疗核心关注与手段，按照科学的预定路径，强调访谈、作业活动与环境调适的综合运用，同步促进生活能力与意志。也希望对应我国政策制度与不同级别医院实际情况，建立作业治疗在医疗与养老康复有效的运作模式，推动集体学习与实践，重新定位定义我国作业治疗，壮大作业治疗专业人员的队伍，拓宽作业治疗的服务范围与贡献，并与众位同仁共勉。

康复治疗逐渐纳入国家全日制高等教育计划。我国康复医学起步较晚，教育体系尚有待完善。国内有许多高等医学院校都设立了康复治疗专业，有的也独立分出物理治疗、作业治疗和言语治疗等亚专业。四川卫生康复职业学院是一所教育部备案的公办全日制普通高等专科学校，是全国唯一独立分设作业治疗专业的高职院校。从开始开办康复治疗作业治疗亚专业至今，四川卫生康复职业学院作业治疗课程一直采纳"重建生活为本"作业治疗理念为基础，邀请了梁国辉教授担任客座教授，直接向学生授课，又指导学校教师汲取"重建生活为本"作业治疗临床实践经验及掌握相关教学技巧，累积了大量宝贵的教材及教学经验。现把这些教材重新整理优化，编成本书。

本书由梁国辉、章荣主编，参与各章编写的人员如下表所示：

序号	章名	编写人
1	作业治疗的起源	章荣、袁燕琳
2	作业治疗概述	罗伦
3	作业科学	梁国辉、吴丽君、罗伦、黄秋月、王孝云
4	作业治疗理论模式	梁国辉、赵江
5	作业治疗理论参考框架	刘安忠、黄秋月、王孝云
6	作业治疗服务对象与场所	谢冰、袁燕琳、刘雪丽
7	作业治疗手段	梁国辉、吴丽君、王孝云
8	作业治疗过程及治疗记录书写	刘雪丽
9	职业及伦理	谢冰
10	循证实践	鄢茂润

本书专门供专科作业治疗方向学生使用，目的是让学生掌握"重建生活为本"康复及作业治疗知识体系，打好基础，拓宽知识容量，注重知识与技能的融合，立足学科及满足社会发展的需求。

编　者

2021 年 5 月

目 录

第 一 章

作 业 治 疗 的 起 源

第一节　欧美作业治疗发展历史

一、美国作业治疗发展史

美国是作业治疗的起源地。"作业治疗"一词，最早是在19世纪由 George Barton 医生首先提出。正式诞生可追溯到1917年，一群相信作业活动能促进人类健康的专业人士在美国聚集并促成了这门新兴学科的成立，对专业的发展有重要和深远的意义。1917年3月便成立了国家作业治疗促进会，1923年更名为"美国作业治疗协会"（American Occupational Therapy Association，AOTA）。美国作业治疗发展大致经过了以下四个阶段：

（一）形成期

第一次世界大战期间，美国军方启动了一项重建计划，目的是帮助受伤的士兵重返军事岗位或从事文职工作，该计划由物理治疗师、作业治疗师和职业康复评估员参与。作业治疗被用于各种收容院和庇护所内精神科患者的康复，第一次世界大战后的重建过程也对专业的发展起到了促进作用。1918年年初，该计划在华盛顿特区试运行，由一组非军人的妇女参加，多数为物理治疗师和作业治疗师，物理治疗师利用按摩和运动疗法为骨科患者提供服务，而作业治疗师则利用艺术和手工艺来治疗骨科和精神科的患者，恢复其身体和心智的功能。这个时期作业治疗在美国发展较快，波士顿、费城等地于1919年创办了世界上第一批作业治疗学校，专门培养作业治疗的专业人才，但当时作业治疗的主要治疗对象仍是精神病患者。因战争需要，军方实施了多次培训计划，有数百名妇女受训成为专业人员并从事战后伤员的作业诊疗工作，同时有一大批治疗师被派往海外作战区服务。由于战后大批伤员的精神心理需要得到有效的医治，作业治疗得到了广泛应用和跨越式发展。1929年，美国作业治疗协会建立了作业治疗师注册制度，以区分从业人员是否从被认可的学校毕业，该制度于1931年开始实施并延续至今。

（二）确立期

从第一次世界大战结束后到1949年，美国军方重建计划和士兵的康复并没有结束。期间美国政府颁布了两项法案，推动士兵职业康复和重返家园，因而康复治疗人员需求量剧大，包括作业治疗人员。随着作业治疗人才的需求不断增加，作业治疗学校由 1940 年的 5 所增加至 1945 年的 18 所，至第二次世界大战末期在美国及其海外医院已有 1 000 多名作业治疗师在从事作业治疗相关工作。从 1941 年到 1946 年间，注册的作业治疗师由 1 144 人增加至 2 265 人。1947 年美国进行了第一次作业治疗国家注册考试，这个时期在美国南加州大学设立了第一个作业治疗专业的硕士课程。同时，美国作业治疗协会开始出版专业期刊，由 William Dunton 主办的原《作业治疗文刊》杂志，1947 年被正式命名为《美国作业治疗杂志》（*American Journal of Occupational Therapy*），至今在业内都有非常高的影响力。1950 年到 1969 年，科学的进一步发展给社会及人类健康带来了重大变革，也直接影响了作业治疗的发展。1950 年，镇静剂和抗精神病药物的出现削弱了作业治疗在医院精神科的影响力，而在社区精神卫生服务机构得到了发展。随着新医疗技术的发展，更多的人能够从疾病和外伤中存活下来，预示着需要更多的设施和康复服务来满足残障人士的医疗需求，因此美国政府相应地增加了康复设施和专业人员的培训经费，作业治疗师开始更多地介入肢体康复，包括教导患者日常活动自理、设计使用辅具、训练假肢的使用、运用肌肉再教育技术恢复运动的能力，并开始评估和训练职业技能。20 世纪 60 年代，随着美国作业治疗协会不断壮大和改革，工作重心向肢体康复和重度残疾者转移，作业治疗师的技术和知识也发生了改变，过去由艺术和手工艺服务为主的服务，变为肢体康复为主的技术服务。随着其他康复机构对作业治疗师的需求增加，精神科作业治疗师开始出现短缺，而在治疗师监督下的助手等技术人员的专业知识也越来越丰富，引发了一个新的从业队伍——作业治疗师助理。

（三）发展期

1970 年到 1990 年期间，美国政府再次颁布多项法规，如规定残障人士在接受康复服务时享有优先权。康复治疗技术需涵盖身体康复、教育准备、工作调整和职业训练等内容，提供给残障者的服务应包括辅助器具，无论何种程度的残障儿童都拥有接受正规教育的权利。这些法规促进了作业治疗服务的需求，也加速了一些专业化领域的出现，如专门制作辅具的治疗师和儿科治疗师。从 20 世纪 70 年代起，出现了很多优秀的作业治疗师代表人物，如 Mary Reily，Phil Shannon 和 Gail Fidler 等，这些优秀的治疗师认为原本作业治疗是基于道德治疗的哲学，即人的整体观和人本主义观念，现在已经开始被现代医学还原主义逐渐取代，人体被看作是用科学技术可以操纵和被操纵的机械生物。如果继续照此发展下去，作业治疗独特而伟大的思想将被医学的技术哲学一扫而空，他们呼吁治疗师拒绝还原主义并回归道德治疗和作业治疗的原则。他们认为，如果缺乏以自身独特专一理念为基础的科学、实践理论和科研，作业治疗专业很难在医疗卫生界有立足之地。这些呼吁使得作业治疗界意识到作业治疗必须要有所改变，回归本源的运动开始兴起，各种作业治疗的理念和模式纷纷应运而生，使得作业治疗的理念与模式不断丰富，作业科学正在逐渐被健全和完善。

（四）成熟期

1990 年至今，西方社会从工业时代开始进入信息时代，信息科技的应用提高了作业治疗师的工作效率，丰富了作业治疗的手段（如认知康复的软件）。但随着生活习惯与方式的改变，罹患高血压、糖尿病、肥胖等基础性疾病的人数逐渐增加，社会老年化问题越来越明显，治疗师在对人们生活方式的教育和改进方面也越发重要，因各种残障人口的数量的增加，社区康复将是康复医学和作业治疗发展的另外一个重点。随着专业科研工作的推进和临床技能发展，作业治疗的丰富性和复杂性以及其对健康的影响已经得到证实。广大学者也一直致力于发展并完善作业科学，用理论来指导实践，大力推广循证医学来确定最佳的治疗，并不断进行科研来证实服务疗效。在《美国作业治疗杂志》50 周年的特刊中，著名治疗师 Margarent Rerek 指出，在作业治疗发展的历史过程中，最引人注目的就是通过工作和休闲能达到一个人的自我实现，这一基本假设在各个社会当中都有戏剧性的一致。当科技近年来有了大幅度的进步，然而以纠正和改善自我实现的因素为目标的理念却始终如一，作业治疗从诞生以来一直以此为目的："关注健康与功能。"

二、欧洲作业治疗发展史

欧洲地区的作业治疗的发展最早可追溯到 4 000 多年前。公元前 2000 年，据古埃及文献记载，古埃及人用骑马、耕作及游戏和娱乐等改善精神状态的处方，来缓解患者的忧郁。公元前 600 年，人们用音乐、歌曲、戏剧使谵妄症患者镇静下来。在公元前 200 年左右，希腊内科医生 Asclepiades 就提倡使用音乐、锻炼和工作来治疗精神疾病患者。古埃及人为朝拜土星，修建了巨大的神庙，并把患忧郁症的患者带到庙内接受治疗，通过修建果园和花园让患者在其间劳作，分散患者的注意力。公元前 25—45 年，由于解剖学及其他医学的发展，人们意识到通过航海、狩猎、球类运动、跑步、行走也能达到健康目的。

12—17 世纪，欧洲创立了许多大学和医院，兴起了科学研究工作，作业治疗重新被人们重视，从应用于精神科领域，拓展到内科系统疾病治疗等领域，丰富了作业治疗的应用范畴。17 世纪中期到 18 世纪初，随着解剖、生理等基础医学迅猛发展，作业治疗得到科学理论的支持，使得作业治疗不断专业化，作业治疗中的主动活动、被动活动及两者相结合的治疗原理得到了科学理论支撑，为人们所接受，并广泛应用于治疗中，例如：锯木头、扫床、游泳、陶艺、缝衣服等日常作业活动被广泛应用于作业治疗中。

19 世纪，精神病患者治疗方法得到改进（囚禁—作业—建立纪律和道德观念），同时这种形式还可提高治疗效果。19 世纪后半叶，作业治疗的应用范围不断扩大，还用于结核病、神经系统疾病的治疗。1918 年第一次世界大战结束，残疾人的再就业成了大问题，康复的概念及重要性开始被人们认识，作业治疗的目的增加。最早把作业治疗应用于战伤者康复治疗的国家是加拿大，之后是美国和英国。在英国，作业治疗师将作业治疗应用于骨科病人，并提出了有关的评定、治疗程序和标准。

20 世纪，这个时期作业治疗法得到了飞速发展，治疗对象由过去的骨科疾病扩展到脊髓损伤、风湿病、中枢神经系统疾病等。治疗手段也有了进步，导入自助具及家务劳动指导、室外活动指导及职业前评定和训练等方法，使得作业治疗手段得到了丰富和完善，同时也对渐进性抗阻运动、神经肌肉促通法、假肢训练、支具的制作等新方法开发与使用。20 世纪 50 年代，康复医学与作业治疗的理论传入亚洲，从此亚洲地区开始学习并应用康复医学与作业治疗的研究与应用工作。20 世纪 60 年代，作业治疗的科学性研究达到兴旺时期，作业治疗教育也被纳入康复医学中，确立了作业治疗在社会中的位置，在内科、外科、老年科及儿科等多个学科中各种人群中被广泛应用。之后世界许多国家都纷纷建立了作业治疗学校和专业机构，各国作业治疗协会和世界作业治疗师联盟（World Federation of Occupational Therapists，WFOT）的出现使这一专业更加规范化、全球化。世界作业治疗师联盟是目前唯一权威的作业治疗师全球性机构，其使命是在全球推广作业治疗，支持作业治疗发展，在作业治疗师教育、执业能力和道德规范等方面发表了一系列相关文件。WFOT还制定了作业治疗教育最低标准，并对各国作业治疗教育项目进行认证，以确保毕业生具有进行作业治疗实践所必需的基本技能。

第二节　中国作业治疗发展

一、香港地区作业治疗发展

香港地区的作业治疗始于 1949 年左右，作业治疗在香港地区被称为职业治疗。1953 年，香港正式批准在公立医院设立职业治疗师的职位，由政府拨款发放工资。随着职业治疗被公众所认可，接受职业治疗的患者数量也越来越多。1956 年，第一个作业治疗部门在香港成立，随后的几年一批英国作业治疗师进入香港使得职业治疗专业的建设得到了较大的促进和发展。至 20 世纪 70 年代中期，香港地区已经发展出 20 多名作业治疗师，到 1978 年香港职业治疗协会成立时，已扩增到 40 名左右。同年，香港理工学院开办本科职业治疗课程，课程获得世界作业治疗师联盟会认证，本地机构自此可以聘用拥有国际认证学历的本地职业治疗毕业生，进一步刺激了专业水平提升及发展。

随着职业治疗师的需求增加，2014 年，香港东华学院也开办本科水平的职业治疗课程，每年全港职业治疗毕业生人数大大增加，以 2019 年为例，两所学院就有超过 120 名职业治疗学生毕业投入工作。发展至今，香港有近 2 000 多名注册职业治疗师在近百家医疗、养老、教育及社会福利机构中工作，为广大香港市民服务。

二、台湾地区作业治疗发展

台湾地区的作业治疗始于 1945 年左右，作业治疗在台湾又被称作职能治疗。当时几所历史比较悠久的精神科医院已经有以手工艺活动为主的作业治疗雏形，比如锡口医院和仁济医院。至 1956 年年末，在国际妇女会的帮助下，台湾大学精神科首先成立了第一个作业治疗部门，开始了作业治疗的探索之路。1967 年，第一个名为"振兴"的专门康复中心成立，作业治疗开始应用于精神科、小儿麻痹、脑卒中和脊髓损伤等领域。1970 年，台湾大学医学院康复医学系成立，分别建立了物理治疗和作业治疗专业，并正式在台湾地区把作业治疗更名为职能治疗。20 世纪 80 年代其他台湾院校也纷纷开始设立职能治疗课程。1982 年台湾职能治疗学会成立，并于 1986 年正式加入世界作业治疗师联盟（WFOT），2002 年，台湾大学职能治疗系开始职能治疗硕士课程教育。目前台湾大学、长庚大学和成功大学三所已经开办博士学位课程教育，有八所大学开设了四年本科职能治疗及两所五年制专科职能治疗的教育，每年培育约 500 名毕业生，毕业后需经过职能治疗师执照考试后才能执业，目前登记执业职能治疗师约 4 000 人。

三、大陆地区作业治疗发展

1982 年 6 月，中山医学院成立我国第一个康复医学研究室，开始康复医学的教学和科研工作，举办进修班，为全国各地培养康复医学人才。卫生部于 1983 年 4 月批准成立了我国第一个康复医学专业学术团体——中国康复医学研究会，后改名为"中国康复医学会"。该学术团体建设宗旨是团结和动员全国康复医学工作者以经济建设为中心，实施科教兴国和可持续发展战略，促进康复医学事业的发展和繁荣，促进康复医疗技术的普及和推广，促进专业人才的成长和提高，为卫生工作的改革与发展服务，为社会主义精神文明和物质文明建设服务。

20 世纪 80 年代，中国大陆地区才真正开始接触康复医学和开展康复医疗工作，作业治疗也是从此时开始真正兴起。20 世纪 80 年代后期，随着中国康复医学会的成立，中国大陆地区才正式将康复医学作为一个专业学科引入。1988 年 10 月 28 日，中国康复研究中心明确提出将作业治疗学作为康复医学的分支学科，并开设独立的科室，中国康复研究中心成立时已建立了作业治疗室（后改为作业治疗科）。随着我国大陆康复事业的发展，作业疗法的应用在我国大陆地区根据世界作业疗法师联合会的有关章程，参照美国、日本、加拿大等国家的操作方法进行。同时，中国大陆地区与中国香港地区及日本合作培养了第一批中国大陆地区康复治疗技术人员，当时从事作业治疗专业的人员多由护校的护理专业人员转业而来，教育层次为中专学历。

20 世纪 80 年代中后期到 90 年代初期，国内二级以上医院设立康复科室，却没有开设独立的作业治疗科室。然而各级拥有康复科或康复中心的医疗机构大多都在运用作业治疗手段治疗偏瘫、截瘫、脑瘫、截肢以及内科、外科等疾病。90 年代后期，随着中国经济的快速发展、人们生活水平的提高，作业治疗的作用和重要性逐渐被人们所认识，部分医院的康复科单独设立了作业治疗室并开展了认知训练、矫形器制作、ADL 训练、文体训练等工作。我国相继成立了各级学术团体，这些机构对制定作业疗法的相关制度及操作规程，起到十分重要的作用。各专业杂志、书籍相继出版，促进了作业疗法的传播与发展。20 世纪 90 年代初期到 21 世纪初，为了促进作业治疗这一专业在我国的发展，90 年代一些医学院校陆续建立了大专学历的康复治疗技术综合专业（包括物理治疗、作业治疗），作业治疗教育开始走向学历教育。从 2001 年至今，我国大陆地区的康复治疗专业教育的发展取得了重大突破，开始进入一个蓬勃发展的新阶段。2001 年，教育部正式批准首都医科大学、中国康复研究中心开办（合办）物理治疗、作业治疗专业本科生教育，并授予学士学位，这是我国开办的首届正规的具有大学本科学历的作业治疗专业，极大地促进了作业治疗技术在我国的开展，这一专业的建立标志着中国大陆地区作业治疗的发展开始了一个新的里程。到目前为止，我国大陆已经有 5 所高等院校的康复治疗学专业（作业治疗方向）课程和一个作业治疗硕士课程得到 WFOT 认证。2017—2018 年教育部批准上海中医药大学等三所大学招收"康复作业治疗学"专业，这标志着我国正式开启了作业治疗专科化高等教育，作业治疗专业走向了专科化发展的轨道。

中国康复医学会一直非常重视推动作业治疗专业的发展，2011 年在康复治疗专委会设立了作业治疗学组，2017年12月成立了中国康复医学会作业治疗专业委员会。2018年5月18日在南非开普敦举行的世界作业治疗联盟理事会会议（WFOT Council Meeting）上，经过理事会表决，通过中国康复医学会作业治疗专委会成为其正式会员（Full membership）。这是中国作业治疗专业发展史上的一个重要里程碑，标志着中国作业治疗专业开始登上世界舞台。

作业治疗自20世纪80年代随着现代康复医学而引入我国大陆地区，已经有了30多年的发展。特别是近年来取得了长足进步，许多医院已经将原来的综合康复治疗师逐步向物理治疗师、作业治疗师、言语治疗师的专科化发展。由于我国大陆作业治疗相对国外发达国家来说，起步较晚，作业治疗在国内大部分地区，尤其是发展滞后的地区，目前还处于早期发展阶段。如何结合我国国情，借鉴各国各地区作业治疗发展的先进经验，提高和发展具有中国特色的作业治疗技术，是我们康复医学工作者必须继续研究和探讨的课题，中国大陆作业治疗的发展仍有很长的路要走。

第三节　作业治疗专业组织

一、世界作业治疗师联盟

现代作业治疗的发展，促进了国际化专业组织的形成和发展。国际专业作业治疗师组织——世界作业治疗师联盟（World Federation of Occupational Therapists，WFOT），于1952年在英国利物浦大学作业治疗师学校成立。成立大会上，不仅确定了WFOT的组织及职能，制定了大会章程，还确定了最低作业治疗师教育标准。从那时起，国际作业治疗界就对自己专业的性质、任务、作用、职责、服务范围及服务对象等有了较为明确的认识。各会员国及希望加入WFOT的国家和组织，其作业治疗师的水平必须达到WFOT规定的最低教育标准，才具备加入该组织的资格。到目前为止，已经有84个国家和地区加入世界作业治疗师联盟，中国已于2018年5月正式成为世界作业治疗师联盟成员。

二、其他国家作业治疗组织

美国作业治疗师协会（American Occupational Therapy Association，AOTA）成立于1917年，是全球最早成立的作业治疗专业协会（学会网站：www.aota.org），该协会旗下有《美国作业治疗杂志》《SIS季刊》等多本杂志出版。

英国作业治疗师协会（British Association of Occupational Therapists，BAOT）成立于1936年（协会网址：www.baot.co.uk），官方杂志是《英国作业治疗杂志》（*British Journal of Occupational Therapy*）。

加拿大作业治疗协会（Canadian Association of Occupational Therapy，CAOT）成立于1926年（网址：www.caot.ca），官方杂志是《加拿大作业治疗杂志》（*Canadian Journal of Occupation Therapy*）。

澳大利亚作业治疗学会（Occupational Therapy Australia Limited，OTA）成立于1944年

（网址：www.otaus.com.au），官方杂志是《澳大利亚作业治疗杂志》（*Australian Occupation Therapy Journal*）。

三、中国作业治疗专业组织

（一）中国作业治疗专业组织的成长过程

中国康复医学会康复治疗专业委员会于 2011 年 10 月举办首届中国作业治疗论坛，同期成立作业治疗学组。学组先后举办了各类学术活动，其中包括：4 届"全国作业治疗论坛"，3 期"作业治疗技术高级论坛"，3 期"全国作业治疗技术培训班"。

2013 年 6 月 16 日，学组在国际物理医学与康复大会期间与 WFOT 接触，围绕目前中国作业治疗国际化关键性议题进行了讨论，2014 年 4 月林国徽副组长参加 WFOT 会议并发言。2005 年到 2018 年间先后举办了 5 届国际作业治疗论坛，其中 4 届在中国内地，1 届在中国地区香港，第六届将于 2020 年在成都举办。

学组积极倡导作业治疗教育国际化。到 2019 年止，作业治疗课程取得 WFOT 认证的学校有：首都医科大学、昆明医科大学、四川大学、福建中医药大学、上海中医药大学等，还有一些本科和专科院校正在积极地参与过程中。高层次作业治疗专业人员培养方面，香港理工大学与四川大学灾后重建与管理学院联合培养的作业治疗硕士课程得到了 WFOT 认证。

（二）中国康复医学会作业治疗专业委员会的成立与职责

1．中国康复医学会作业治疗专业委员会成立

2017 年 12 月 9 日，中国康复医学会作业治疗专业委员会在北京国家会议中心成立，中国大陆的作业治疗师有了属于自己的二级学会。专委会共有委员 104 名，覆盖全国除西藏、贵州外所有的省、自治区和直辖市 。

2．中国康复医学会作业治疗专业委员会的职责与使命

中国康复医学会作业治疗专业委员会应团结和动员全国作业治疗从业者；促进作业治疗人才的成长；促进作业治疗服务能力的提升和技术创新；代表中国作业治疗师的权益；引领中国作业治疗专业不断发展壮大。

（1）中国康复医学会作业治疗专业委员会的使命。

促进专业发展、规范专业实践、提高专业水平、扩大专业影响。

（2）中国康复医学会作业治疗专业委员会的职责。

① 编辑出版发行科技书籍、报刊及相关音像制品，传播作业治疗技术信息。

② 进行国内外学术交流，活跃学术思想。

③ 反映作业治疗专业人员的建议、意见和诉求，维护作业治疗师的合法权益。

④ 组织作业治疗从业人员对国家科学技术政策、法规制定和国家事务提出建议，推进决策的科学化、民主化。

⑤ 有序承接政府职能委托，承担符合本专委会宗旨和业务范围的专业技术标准制定、专业技术人员水平认定、创新科技成果鉴定与科技项目评估等工作，制定专业管理规范和行业发展规划。

⑥ 经批准后，按规定开展表彰奖励、继续教育和技术培训，发现和举荐优秀人才。

⑦ 开展全国作业治疗从业人员普查。

⑧ 启动作业治疗师资质认证、制定作业治疗资格认证标准。

⑨ 举办全国作业治疗师资培训班、学术论坛、作业治疗技术培训班。

⑩ 编写作业治疗领域丛书的编写、翻译作业治疗经典书籍。

⑪ 作业治疗技术扶贫工作。

⑫ 加入 WFOT 申报工作。

⑬ 社区康复政策的促进和推动。

⑭ 社区康复人才培养。

⑮ 社区康复适宜技术推广。

⑯ 社区康复网络构建。

3．全国各省的作业治疗专业组织

截至 2019 年，仅有广东省康复医学会成立了作业治疗专业委员会（2011 年）。此外，四川省康复治疗师协会于 2017 年成立，并于 2018 年成立了作业治疗分会。内蒙古康复治疗师学会于 2018 年成立，暂未成立作业治疗学组。

第 二 章

作 业 治 疗 概 述

第一节　作业治疗哲学与信念

如果熟悉本专业的哲学基础，参加作业治疗（OT）或作业治疗助理（OTA）计划的学生，就会更好地理解该专业。一个专业的理念，是指一套价值观、信仰真理，指导治疗师的行动原则。因此，作业治疗哲学定义了作业的性质，用于指导从业者的行为，支持作业的领域。指导作业治疗的实践理论，实践模型，参考框架和干预方法均来自该行业的理念。

一、作业治疗的哲学基础与核心概念

（一）什么是哲学

哲学（Philosophy）的意思为"爱智慧"，也称智慧的朋友。社会意识形态之一，是关于世界观的学说；是理论化、系统化的世界观；是自然知识、社会知识、思维知识的抽象概括和总结；是世界观和方法论的统一。哲学是社会意识的具体存在和表现形式，是追求世界的本源、本质、共性，或以绝对、终极的形而上学为形式，以确立哲学世界观和方法论为内容的社会科学。哲学研究的是普遍而基本的问题。这些问题与实在、存在、知识、价值、理性、心灵、语言等有关。哲学还包括宇宙的性质、宇宙内万事万物演化的总规律、人在宇宙中的位置等。哲学，是一种使人聪明、启发智慧的学问，也是探索"人与自然"关系的一种方式。

（二）理解哲学

哲学是指某人的实践或行为所依据的一组基本原理或概念。作业哲学包括三个关注领域，即形而上学、认识论和价值论。它们试图解决有关该作业的价值观和信念问题。认识论关系到性质、来源，以及人类的知识界限调查等问题（比如"我们怎么知道，我们知道吗？"），价值论与价值研究有关。该领域探讨了合意性和道德问题（例如，"正确的行为标准和规则是什么？"）。以这些问题为指导，以作业治疗的核心概念为指导，可以检验作业治疗专业的哲学基础。

（三）作业治疗的哲学基础

早在专业孕育期间，作业治疗专业的倡导者及创始人就基于对人的天性认知、作业活动作用的认识、作业治疗的认识及三者间的关系做了很多探索。美国作业治疗学会于1979年颁布了一份名为《作业治疗哲学基础》的官方文件，总结了作业治疗的信念及哲学基础，并在2004年重申，从形而上学、认识论和价值论三个组成部分为作业治疗提供了一个框架，以了解作业治疗的哲学基础。作业治疗的核心概念使作业哲学得以实施，并于2011年做了更新，全文如下：

（1）作业活动为个人、家庭和社群的日常生活带来意义，并使他们能够参与社会。人都有从事有意义作业活动的天赋、权利和需求。参与作业活动会影响人在整个生命周期中的发展和身心健康。因此，能否参与有意义的作业活动是是否健康的决定因素。

（2）作业活动可在广泛的、不同的个人、社会、文化、自然、时间或虚拟环境中进行。由于不同情况下，个人内在因素、作业活动环境和活动特性之间的动态互动关系，每个作业表现的质量和每次作业的经历都是独特的。

（3）作业治疗的重点和目标结果是人能从事有意义的作业活动，以支持他们参与各领域的生活。作业治疗师认为作业活动是治疗的手段，亦是治疗的目标。也就是说，可利用作业活动使人产生有疗效的改变，并把从事作业活动作为治疗的最终目标。

（4）作业治疗基于相信作业活动可用于促进和维持身心健康、训练能力、恢复功能、预防伤病、代偿功能及适应残疾的基础。利用作业活动促进个人、社群和社会整体健康，是作业治疗临床工作、教育、研究和宣传的核心。

（5）身心健康的生活方式因人而异，但都有两个重要元素：第一，比较充实的生活内容，足够的活动，正面的情绪、思想和感受。第二，有足够的机会，可以为家庭和社会做一些事情，做有意义的贡献。

（四）作业治疗的核心概念

1．作业治疗将人看成一个整体

作业治疗将人类视为活跃的人，其中作业对幸福至关重要。作业治疗的哲学原理和价值观自开始以来，就一直采用整体观。整体观点可以追溯至阿道夫·迈耶。他在《作业治疗哲学》中指出："我们的身体不仅是一台机器那样重达一百磅的骨肉，还添加了抽象的思想或灵魂。它是一种活生物体与自身本性、周围本性协调一致的整体。" 整体观强调部分与整体之间的有机和功能关系。这种方法认为一个人是一个整体，即生物学、心理、社会文化和精神元素相互作用的统一体。

作业治疗将作业活动分为日常生活活动、家务活动、自我照顾、教育、工作、娱乐和休闲以及参与社会活动几类。人类学习需要经验，思想，感觉和做事。该行业将作业活动视为手段和目的。每个人都有适应的潜力。

2．作业治疗将人类视为作业活动对幸福感至关重要的积极存在者

作业治疗将人类视为活跃的生物。人类积极参与控制和确定自己的行为，并能够根据需要改变行为。此外，人类被视为开放的系统，人与环境之间存在着持续的相互作用。人的行

为可影响身体和社会环境；反之，人也会受到环境变化的影响。作业是指"人们每天都会做的、普通和熟悉的事情"。每个人都需要从事某些作业（例如：进食、穿衣、洗澡、社交、工作、教育、休闲）。作业还可以满足个人对安全感、归属感、生理自尊和自我实现的需求。作业治疗从业者认为，参与和参与作业对一个人的身份和幸福至关重要。

3. 作业治疗基于人文主义

人文主义中的利他主义、平等、自由、正义、尊严、真理和审慎的价值观是作业治疗的核心。客户（患者或服务对象）、家属和其他重要人员在整个治疗过程中都是积极的参与者，这被称为"以客户为中心"的方法。

作业治疗协助服务使用者重建成功、幸福、愉快及有意义的生活方式不只是一个梦想，也不是一个口号，而是一个实在的终极目标；是以科学为基础，有条不紊地在患者重建生活的每一个步骤提供具体的、针对性的作业治疗服务而达到的目标。

二、人的信念与作业活动

（一）什么是信念

信念是指一个人坚信某种观点的正确性，并激励其按照自己的观点、原则和世界观去行动的、被意识的思想倾向，是一个人在长期的实践活动中，根据自己的生活内容和知识积累，经过深思熟虑后决定的努力方向和奋斗目标。信念强调的不是认识的正确性，而是情感的倾向性和意志的坚定性，它超出了单纯的知识范围，有着更为丰富的内涵，进而成为一种综合的精神状态。信念是认识事物的积淀和评判事物的标准。信念是强大的精神力量，有了坚定的信念，就能振奋精神、克服困难，甚至在生命受到威胁时，也不轻易放弃内心信念。信念具有多样性，不同的人，由于社会环境、思想观念、阶级利益需要和个人具体经历等不同，会形成不同的乃至截然相反的信念。理想的信念建立在哲学基础上。

有信念的人对事物的判断、观点或看法往往是认为该事物即是事实或者必将成为事实。通常情况下，人们对其所相信的事实事物非常有信心，一般意识不到自己的信念，只认为这就是事实，如，"事实就是这样子的啊"。然而人与人之间的信念不尽相同，人们很容易意识到别人的信念，如，"你怎么能这样认为呢"。人的信念决定了其对特定的环境和事物产生什么样的欲望、行为和情绪。

（二）作业治疗的信念

（1）作业治疗师相信，人天生具备求生存、求能力、求成长的本能，并有追求成功、愉快、幸福及有意义生活的欲望。患者即使面对长期功能障碍，维持幸福、愉快生活的本能和欲望仍然存在。这些本能和欲望可能会因受到症状和病后失败经历的打击，而被压抑，但是可通过引导成功的经历重新唤醒。可通过学习新的生活技巧、调节个人期望及改造生活环境，减轻功能障碍对生活的影响。患者即使有一些长期功能障碍，但仍然拥有一定程度的能力。他们可根据自己的家庭条件及病前的爱好和生活方式，重新建立一套愉快的、能维持身心健康的生活方式。

（2）重建生活为本的使命。引导患者发掘自身长线、隐性、真实的需求；按照科学的预定路径，利用生活化的训练活动及场景，提升生活能力及生活意志；调节人际及生活环境，重建成功、幸福、愉快及有意义的生活方式，维持身体及精神健康。

第二节　作业治疗定义

一、世界作业治疗师联盟（WFOT）对作业治疗的定义

作业治疗译自英文 "occupational therapy"，1941 年由美国医生 George Edward Barton 提出。"occupational therapy" 一词源于动词 occupy，名词 occupation 和名词 therapy。"occupy" 意为占有或填充其时间与空间使之参与、忙碌；"occupation"指其从事的活动或事件；"therapy" 包括治疗疾病或残障。在早期，作业疗法在某种程度上可以理解为利用劳动来治疗，它不仅仅是产生职业的劳动，还包括利用游戏、运动、手艺等方法来使用肌肉和脑，从而对人类的健康产生影响。劳动、运动和娱乐都是治疗手段，它们构成了作业疗法的基础。

作业治疗是一门针对暂时或永久性身、心残损（dysfunction）、残疾（disability）、残障（handicap）进行研究和治疗的医学学科。其合格的作业治疗师，应促使病残者主动参与，并最大限度地使用其功能而设计活动。目的是帮助患者满足其工作、社会、个人及家庭环境的需要。总之，就是使其参与生活（WFOT，1993）。

这个定义明确指出了作业治疗是通过各种精心设计的作业活动，促进患病、发育障碍及（或）身体和心理社会功能障碍者康复；帮助病残者最大限度地挖掘、使用其身体功能；促进其适应工作、社会、个人及家庭的需要，过有意义的生活。

WFOT 定义明确指出了作业治疗应以服务对象为中心，不仅表现在作业治疗的服务对象方面，更表现在作业治疗的内容和目的方面。作业治疗内容的选择和目标的制定不仅要结合临床要求，还要以服务对象的期望或愿景为基础；作业治疗的服务对象包括各种原因导致躯体功能障碍的患者，也包括由精神或其他原因导致的心理社会功能障碍者。作业活动作为作业治疗师的主要治疗手段，必须是各种精心设计的活动，作业活动的基础是日常生活活动；作业治疗的最终目的和方向是帮助服务对象最大限度地挖掘、使用其身体功能，满足其适应工作，社会、个人及家庭的需要，回归健康、幸福和有意义的生活。

作业治疗是一个以服务使用者为中心的卫生专业，致力通过作业活动，促进健康和幸福。作业治疗的主要目标是促使人能够参与日常生活活动。为了实现这目标，作业治疗师通过与服务使用者和社区合作，提高服务使用者参与想要、需要或被期望从事的作业活动的能力；或通过改变作业活动或改造环境，以支持人们更好地参与作业活动（WFOT，2012）。

二、世界主要国家及我国部分地区作业治疗学会的作业治疗定义

（一）美国作业治疗师学会的作业治疗定义

1986 年美国作业治疗师协会通过的定义是：作业治疗是采用自我照顾、工作、游戏等活

动以增加独立活动的能力，促进发育、防止残障，包括改变任务或环境，以达到最大限度的独立和提高生活质量。

作业治疗服务是指与个人或团体一起，利用日常生活活动（作业活动），以使服务对象有效地参与在家庭、学校、工作场所、社区和其他环境的角色和情境。作业治疗服务是为那些已经（或有可能）患上疾病，存在功能障碍、损伤和残疾，有活动受限或参与限制的人提供的。作业治疗处理各种环境中的身体、认知、感官、心理社会和其他方面的异常表现，以支持参与可影响健康、幸福和生活质量的日常生活活动。

（二）加拿大作业治疗师学会的作业治疗定义

作业治疗是一门艺术，也是一门科学。利用作业活动促使人能够更好地参与日常生活，从事各种作业活动以促进健康和幸福，促进和实现一个平等、包容的社会，使所有人都可尽展潜能、参与生活。

学会倡导从业者应具备的特点：作业治疗师应承担行业责任，思考严谨，展现业务知识，运用作业治疗赋予客户作业能力，有效地交流与合作，致力于专业发展，系统化管理自己的实践和主张。

在加拿大各省，作业治疗是一种自主管理与调节的健康行业。专业人员需通过国家资格考试才能获得从业资格，这是一项基本要求，被省级监管机构认可。所有省都采用省级学会/协会与学校相结合的方式来管理该行业。

（三）英国作业治疗师学会/英国作业治疗学院的作业治疗定义

作业治疗促使人能够通过参与作业活动来实现健康，幸福和满意的生活。

（四）德国作业治疗师学会的作业治疗定义

作业治疗向所有年龄段、有参与日常活动能力受限或面临受限的人提供支持和帮助。目的是使服务使用者在个人生活环境中，在生活自理、工作和休闲领域，能够参与有意义的活动。作业治疗师可以使用特定活动、环境适应和咨询来促进个人参与日常生活、具备参与社会和提高生活质量的能力。

（五）日本作业治疗师学会的作业治疗定义

作业治疗是通过各种可促进、恢复或发展功能的作业活动，为有（或可能有）身体或精神残疾的人提供治疗、监督或照顾。目的是使这些人可主动地参与生活。

《日本理学治疗士和作业治疗士法》指出：作业治疗士是指取得卫生部长认可资格，使用作业治疗士职业名称，在医师指导下进行作业疗法工作的职业者。

（六）韩国作业治疗师学会的作业治疗定义

作业治疗是一个卫生专业，利用有意义及有治疗性的活动（作业活动），协助有身体、精神或发育障碍的人能最大限度地提高日常生活独立性和积极参与社会生活，提高生活质量的专业。

（七）丹麦作业治疗师学会的作业治疗定义

作为一种社会福利服务，作业治疗是促进个人和群体参与日常生活活动的专业。在作业治疗过程中，有意义的活动既可以作为治疗手段，也可以作为治疗目标；用于促进健康、预防和恢复功能障碍和就业障碍；评估、重建和进一步促进人们参与日常生活的能力。

在丹麦社会服务和卫生服务领域中，作业治疗是一个单独的专业，拥有专业学士学位，在丹麦国家卫生委员会的授权下执业。作业治疗以预防和康复为目标，与在生活中遇到作业障碍的群体合作实施。作业治疗师运用特定的知识和方法来创造人与作业活动和环境相适应的状态，以促进人的作业表现和参与，促进人的健康和提高生活质量。

（八）新加坡作业治疗师学会的作业治疗定义

作业治疗是一个卫生专业，它使用具有特定目标的活动（作业活动）来帮助各年龄段的人参与日常生活活动。日常生活活动包括但不限于生活自理、休闲、学习和工作。人们相信，参与对个人的活动和角色具有重要意义，有助于维持或促进健康和幸福。

作业治疗师为各种因先天、意外、疾病或衰老等原因造成身体、精神或社会障碍的人服务。作业治疗师要考虑人的身体、心理和社会需要以及如何影响其康复过程，并帮助他们实现对他们而言最重要的目标。

为了实现这些目标，作业治疗师应与服务使用者一起，根据个人个性、喜好和生活方式，设计治疗方案。治疗方案通常包括精心设计的活动和计划，甚至对人的周围生活环境做调整。

作业治疗师工作包括：增强身心功能、预防疾病、促进独立生活、改善有残疾或有特殊需要的人的生活质量，促进重新融入家庭、工作和社会。作业治疗服务包括：提供诊疗，制定以生活技能为本或以作业活动为重点的个体化干预措施，评估家庭和工作环境状况，生活辅助设备和环境调适，培训和教育家属及照顾者。

（九）全印度作业治疗师学会的作业治疗定义

作业治疗是现代医疗卫生系统中，全人关顾、临床实证、以人为本、基于作业科学的首次接触或转诊专业。主要集中利用有目的的目标导向活动（或作业活动），配以最新科技，为各年龄段因身体、心理、认知、发育障碍或年老导致功能障碍而影响生活质量的病人（服务使用者）作评估、诊断、教育及治疗。旨在预防残疾，促进健康和幸福，并恢复最佳作业角色。

具体的作业治疗服务包括但不限于：预防性健康教育；日常生活活动、工作、游戏、休闲和精神活动评估和干预；功能性能力分析；处方、设计和培训辅助技术的使用；工具改装和支具制作；以及环境调适。

（十）中国香港地区职业治疗学会的作业治疗定义

作业是有目的地把时间和精力用于自理、工作和休闲活动。

职业治疗（作业治疗）是设计和使用治疗性活动以增加患者在自理、工作及休闲活动等方面的独立能力；促进发展及预防残疾；也可包含环境或任务调整，以使独立能力最大化，并提高生活质量。

（十一）中国台湾地区职能治疗学会的作业治疗定义

职能治疗的目的在于协助个案能够选择、安排与执行日常的职能活动，进而提升其生活质量。职能治疗的对象包括因生理、心理及社会功能障碍，发展迟缓、学习障碍、老化或社会文化环境等不利因素导致的个人活动或社会参与能力受限者。职能治疗专业人员应用职能科学与理论以及活动分析，来了解影响个案职能表现的原因；针对个案的生理、心理及社会功能状况予以训练、提升，同时运用环境改造，副木及辅助用具，工作简化、工作强化等方法，来帮助个案能够执行有意义的日常活动，以维持其身心功能，预防功能退化，让每个人都能够过有质量的生活。

三、各地作业治疗定义的异同

作业治疗的定义主要以日常生活活动为核心，结合服务对象的身体或精神功能情况，并关注服务对象的生活、工作与娱乐需求；由作业治疗师指导设计、完成的，以作业活动为媒介，达到强化身体功能、提高活动能力、促进参与的目标；同时可使用辅助技术与环境改造手段来促进"活动"和"参与"的实现；最大限度地开发、使用其身体功能，以促进其适应工作，满足个人、家庭及社会的需要，获得健康、幸福和有意义的生活。在此基础上，全球各地都赋予了"作业治疗"这一名词更深刻的含义。比如，美国和丹麦作业治疗师学会认为，作业治疗开展群体作业治疗与个体治疗同等重要；加拿大作业治疗师分会认为，作业治疗既是一门科学又是一门艺术，它的出现能促进和实现社会平等和包容；全印度作业治疗师学会则认为作业治疗应该服务于所有有医疗需求的对象，并且是首次诊治及转诊的专业。中国大陆作业治疗虽然发展较晚，但是以重建生活为本的作业治疗理念和模式正逐渐被康复治疗师所接受并运用。

第 三 章

作 业 科 学

作业治疗是以服务对象的作业表现为主要关注，以作业能力为治疗目标，以作业活动为治疗手段。"作业"是作业治疗最核心的关注，也是最核心的干预手段。不同的学术领域都从不同的角度对人的作业做研究，也累积了大量有用的知识。

作业科学是有系统地研究人所从事的事（作业活动），包括：个人、群体及社会层次的研究。研究焦点可包括作业活动的模式、所承载的意义或与健康的关系。

作业治疗是基于"作业科学"的一种应用学科。当作业治疗应用在康复医学，治疗师更该全面认识有关"作业"的知识，以科学的态度了解"作业"、应用"作业"及研究"作业"。及更深的了解。

第一节　作业的性质

一、作业种类

（一）作业活动的定义

（1）作业（occupation）指作业活动的总称，一般指一个人的生活里有独特的意义和目的的活动。作业没有特定的形式，任何活动只要符合对人个体"有意义"的定义可被视为作业。

（2）活动（activity）是作业治疗中经常使用到的基本词汇，活动受一种完整的目的和动机系统的制约，由一系列动作构成的系统。活动是由个体需要来推动的，一般表现出主动和积极的意义。

（3）日常生活活动（activity），指人的日常生活的活动，是为了达到独立生活而每天必须重复进行的最基本的、最具有共同性的活动，包括衣、食、住、行及个人卫生等方面。

地域不同，对作业活动定义也有所不同。香港职业治疗学会定义为"指人有目的地把时间和精力用于个人和家居（Personal and Home Life）的生活自理、工作（work）和休闲（leisure）的活动"。加拿大作业治疗权威定义为"作业活动指一组日常活动及任务，由人（或文化）命名、组织、并赋予价值及意义"。亦指人从事的所有活动，包括："自我照顾（生活自理），享受生活（休闲活动）及贡献社会经济（生产）"；"是作业治疗的关注领域及治疗媒介（Townsend & Polatajko，2007，P369）"。"作业活动是日常反映文化价值，给人生活结构和意义的活动；这些活动可满足人自理、享乐及参与社会的需求（Willard & Spackman，10th edition，2003）"。

综上所述，作业活动是人对于外部世界的一种特殊的对待方式，是人的体质力量、个体存在、社会生活以及人类历史发展的基础。人的心理、意识是在不同作业活动中形成和发展起来的。通过作业活动，人认识周围世界，形成人的各种个性品质；反过来，活动本身又受人的心理、意识的调节。劳动、语言和思维是人活动的基础。人的各种活动形式，在物质生产活动的基础上产生。活动不是自发的，而是由主体心理成分参与的积极主动的一种形式。

重建生活为本康复理念强调，在整个医疗团队，活动是作业治疗的核心。作业活动既是作为我们作业治疗专业中最核心的媒介，也是我们追求的结果。个体必须透过成功有效的作业活动经历，才可循序渐进以达至重建生活能力、意志与方式。

作业活动是作业治疗的治疗媒介，是我们服务个体的主要治疗手段。

（二）作业活动种类

重建生活为本康复理念创立人梁国辉教授针对人的各种能力，把作业活动归纳为六类，包括：

（1）自我照顾或生活自理（Personal ADL）：人们在生活中自己照料自己的行为能力。一般包括在生活上能自己处理日常生活琐事，比如修饰、口腔卫生、洗澡/淋浴、厕所的使用及个人卫生、个人用具的护理、穿衣、喂饭与吃饭、常规服药、维持健康、社会化的活动、功能性交流、功能性移动、社区内转移、紧急反应、性表达等；在人际关系上能处理好人事关系，独立处理一些事务；在心态上能独自承受各种压力，在学习上能独立思考、独立理解等。自我照顾或生活自理能力是提高个人自身生存能力和自我发展能力的基础。

（2）家居活动或家务（Instrumental ADL）：人们在家居中独立生活所需的关键性的较高级的技能，如料理衣物、清洁、准备饭菜及刷洗餐具、购物、家政管理、安全事宜、照顾家庭、教育活动及各种家务杂事、炊事等。

（3）社区生活活动（community living activities）：人在社区中为了生存和发展而进行的各种行为，生活是比生存更高层面的一种状态。如上街购物、银行账务、餐厅聚会等。

（4）娱乐活动或休闲活动（leisure activities）：促进娱乐、放松、自发享乐或自我表达的活动，包括：娱乐与休闲的探索和娱乐与休闲活动行为。个体根据自己兴趣参与的活动，包括健身类休闲活动（健美操、健身、瑜伽等）、游戏类休闲活动（风筝、跳绳、钓鱼、踢毽子、打陀螺轮滑、飞镖等）、运动竞赛类休闲运动、养生保健类运动（八段锦、太极拳、气功、五禽戏等）。

（5）社交活动或人际交往（social activities）：社会上人与人的交际往来，是人们运用一定的方式（工具）传递信息、交流思想的意识，以达到某种目的的社会各项活动。包括亲属关系、朋友关系、学友（同学）关系、师生关系、雇佣关系、战友关系、同事及领导与被领导关系等。人是社会动物，每个个体均有其独特之思想、背景、态度、个性、行为模式及价值观，然而人际关系对每个人的情绪、生活、工作有很大的影响，有利于人的记忆储备，有利大脑和身心健康。

（6）贡献社会经济的活动或工作、生产性活动（work）：自我发展、社会贡献及谋生而进行的活动，包括求职、就业、工作或职业活动、退休后的计划、志愿者活动。

重建生活为本康复，更重视服务对象怎样达到最理想的生活。在临床评估中，可以从以上六个方面入手了解个体状况，针对个体不同能力层次选择对应的训练方式，以促进个体达到足够理想的未来生活。

（三）作业活动形式

作业活动形式没有固定方程式，可以因地因人而异。形式可以根据个体需要采取单一设计，也可以群体（小组）形式设计。作业形式会受多方面因素影响，需要从多个角度考虑，可概括三个方面：活动要求、人际互动、风险控制。

（1）活动要求：活动种类、活动环境、活动规则、活动过程、活动步骤、作业方法、设备工具、材料素材等；

（2）人际互动：指导方式、过程反馈、活动气氛、观察学习、朋辈互动等；

（3）风险控制：安全隐患、风险防范等。

活动形式不同，各方面要求也会有所差异。我们应根据个体自身的需求，找寻拥有的能力，训练个体可以学到的方法，因人而异，因人制宜。

二、作业活动经历

人日常生活的维持与个人身心成长，主要是透过各种日常生活作业活动而形成。作业活动对人产生的成果（效果）并不在于活动的形式，是取决于作业活动经历及个人产生的感受。无论是单一作业活动形式，还是小组作业活动形式，因个体不同而产生的疗效不同。

（一）作业活动经历四因素

作业活动经历包括四个因素：作业意图（或目的）、作业动力、作业过程、作业成果。我们提供作业活动，促进个体参与活动产生的经验及经历感受决定活动的疗效。这四个因素之间是互相关联的，前三个因素决定作业成果。

（1）作业意图（intent）：个体希望达到某种目的的打算。绝大部分的行动意图都是不同比例的外发及内发动力共同驱动产生的。人同时参与同一种作业活动，因需求不同，也会有不同的目的。

（2）作业动力（power）：动力是一切力量的来源。重建生活为本康复理论指出，内发动力是源于个人自身从内散发出来的动力，有三个主要来源，包括个人信念及价值观（我应该做的）、个人兴趣爱好（我喜欢做的）及人的身心需要（我需要做的）。这可统称为原发动力，在还没有产生行动冲动、企图、愿望及目标前产生作用的。在酝酿行动意图阶段中，意志是以动机形态出现。此时，治疗师可透过访谈，引导患者适当关注各动力源头，以加强行动动机，促使合适行动意图的产生。

（3）作业过程（process）：事情进行或事物发展所经过的程序。执行一个成功的作业活动过程需要许多元素，如决定、启动、执行、发挥、观察、探索、尝试、学习、解难、应变、调节、重启、节奏、持续、间歇、坚持、感觉、感受、感想、体会等。

重建生活为本康复创立人梁国辉教授指出，当人行动意图（目标）产生后，下一个阶段是构建行动计划。人会根据行动目标、达标难度、知识经验、自身能力、外界协助等因素设计初步行动计划，再考虑计划成功的机会。如成功期望值及自我成效感较高、行动风险值较低，人便可轻易做行动的决定。反之，会再调整计划，再就新计划评估期望值及成效感。如多次调整计划都不足以有信心去决定行动，人可能会返回上一阶段，调整行动意图及目标，然后再做计划及再评估。如这连续调整及再评估都不成功，人便会打消行动意图及决定放弃行动。

（4）作业成果（achievements）：人日常生活的维持与个人身心成长，主要是透过各种日常生活作业活动而产生。作业目的、动力水平与作业过程决定作业成果，动机与效果是双向互惠的作用。活动成果可分为六大类：

① 功用性：需求、任务、目标等。

② 功能性：器官结构与功能，属于生物性的成长。不同的活动对人不同的器官与功能产生不同的作用。

③ 情绪性：心情、心境，包括正面和负面的。人的心理健康是靠成功参与日常生活活动产生的正面情绪和正面思想或成功经验来维持的。

④ 心态性：领悟、思想、态度、自我形象、自尊、能力感、获得感、意志（包括自信、希望、成效感等）。

⑤ 成长性：知识、技能、体能、心理社交、道德伦理等；人是追求生存、成长的动物。

⑥ 意义性：贡献、价值、精神、灵性等。

在治疗过程中，针对个体的实际需要，我们可以按这六类活动可能产生的效果设计作业活动，透过引导个体参加的活动经历，希望可以达到的活动成果。个体参加某种作业活动，不会产生所有的成果，与个体经历经验和个人感受有关。

（二）影响活动过程的因素

作业活动的设计与安排对个体是否能成功完成作业活动训练起着关键的作用。治疗师无论对活动场所的家具、工具、材料的摆放，参加者的活动空间距离，辅助及旁观者的人数角色，各种环境风险因素都要预先评估、设计及安排妥善，以促成最高的治疗效果。一个人的作业活动表现受多维度影响，主要概括三个方面：

（1）环境要求：习俗习惯、意义价值、别人期望、行为规范、户外环境、气候天气、室内配置等；

（2）角色要求：社会角色、生活方式、个人风格、生活习惯等；

（3）个人因素：身心健康、能力体魄、性情性格、兴趣爱好、信念信仰、抱负追求、过往经验、自我效能感等。

以上三种因素直接影响人参与作业活动的目的和动力水平，一个作业活动从产生意图到设计及评估行动计划、最终产生作业成果是个艰难的过程，需要原发动力来推动及维持，原发动力越强，过程便越容易顺畅。

在设计行动计划的过程中，也会产生一些动力，尤其是构思过程愉快，又想到较好的计划，便会在原发动力的基础上再产生更大的动力，可称为继发动力。治疗师在引导患者做计划过程中可关注促进继发动力的因素。

执行行动计划也需要有心理能量及动力支持，这些能量可来自原发动力及继发动力，此两种动力越强，执行力就越强。在行动过程中，如过程愉快或初见成果，也会产生动力，支持行动的进行。当行动时间较长，意志是以耐力或持久力的形态出现。行动遇到困难挫折，意志便以毅力、不挠精神等形态出现。当行动因遇挫终止，计划需要调整后再启动。

有些作业活动过程会受到特定因素的影响：① 活动要求，包括作业方法、活动规则、能力要求、设备工具、材料素材等；② 人际互动，包括指导方式、过程反馈、活动气氛、观察学习、朋辈互动等；③ 风险防范，包括安全隐患、防范措施等（详见图 3-1 作业活动经历）。

作业活动受诸多因素影响，作为重建生活为本作业治疗师，需要有能力引导个体根据自身的需求和能力匹配参与恰当的作业活动，透过作业活动经历和经验，产生正面感受和正面思想，以最终达到实现作业治疗的理想目标和意义。

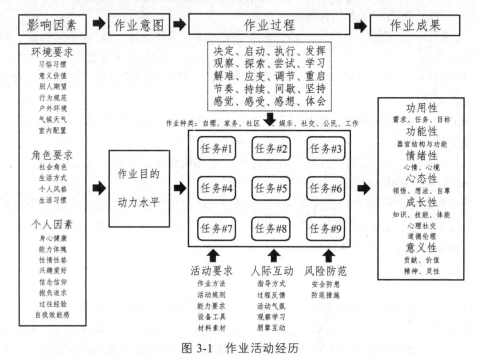

图 3-1　作业活动经历

（三）作业活动与学习

学习贯穿于个体生命的全过程，也是个体适应环境的一个必要条件。个体生活在不断变化的复杂环境中，只有通过学习来调节自己的行为，才能与环境保持平衡。学习包含感知、记忆、思维等基本认知成分，也涉及动机、情绪及人格等内部动力和心理特性。

学习包括以下几个层次：记忆，理解，应用（有关的原始材料理解、加深记忆），分析，评价，创造。

认知和记忆是学习的基本层次；理解和应用可以说是学习的第二个层次，少数人可以通过这个过程不仅仅关注知识的记忆，也重视知识推导的过程，更加懂得如何"用"知识内容去解决问题，这部分人的学习能力不断加强，自主学习占主导，逐渐从"要我学"转变成"我会学"。分析、评价和创造是学习的最高层次，属于探索创新阶段，能促进学科发展和社会的进步。如牛顿通过创立微积分，推动经典物理体系的建立；爱因斯坦借助黎曼几何，创立相对论，得到引力波的概念；等等。

人经历不同层次的学习过程，思维和大脑都能够得到锻炼，从自身已有知识储备和实际经验出发去学习新知识，跟随知识产生过程去理解和记忆新知识，在解决问题过程中学会知识的应用，在运用知识解决问题过程中感悟解决问题方法的本质，最终学会学习的方法。

三、作业活动作用

在重建生活为本理念中，作业活动是作业治疗核心训练方式，治疗师利用部分或全部作业活动，去促进功能恢复或生活技能、生活能力及生活角色的重建。同一个作业活动，以不同设计、用不同的方式来进行，可产生不同的疗效及多重作用。例如小组形式作业活动训练可训练肢体能力，亦可同时训练人际沟通及情绪控制能力等。治疗师可营造轻松热闹气氛，减低患者紧张心情，促进患者成功参与训练。常见的作业活动小组有：家务活动训练小组、工作能力训练小组、文康体艺活动小组、社区训练前准备小组等。在作业活动开展前后，亦可开展作业活动前准备小组，或活动后分享小组。

（一）产生正面感受

活动成功取决于活动过程。人参与某项作业活动，需要做一个决定，启动，执行行动，发挥能力，观察他人，探索尝试学习，遇到困难要有解决的方式，学会应变，遇到状况能够调节目标，当遭遇阻碍，要重启，掌握节奏和速度以维持活动的顺畅，即便有困难，也可以透过持续或间歇调节进度，最终坚持完成，整个经历最终会产生不同的感受和感想，有不同的体会。

（二）提升动力水平

不同种类的作业活动可产生不同的动力，吸引患者积极参与。日常生活类作业活动的功用性比较强，患者要提升独立生活能力，所以用心参与训练。工作类作业活动一方面可促进患者的工作能力，亦可提高患者的自信和自尊，特别是对在工作年龄段的患者，工作类作业活动会产生较大动力，吸引患者更积极参与训练。文康体艺类作业活动可配合患者发病前的生活爱好，特别能够协助重建患者业余生活，促进生活质量，对老年病人或面对退休人士，会有较大吸引力。此外，文康体艺类作业活动对患者能力要求及参与程度相对容易控制，对一些动力低、缺自信、怕失败的患者，可按个别情况，调节活动，以加强活动的吸引力。因此，治疗师可按患者康复的阶段，病发前的生活方式，及愈后的生活能力及环境，选择合适的作业活动作为治疗及训练之用。

（三）促进生活意志

引导不同个体尝试有难度但通过努力能成功完成的作业活动，所产生的成功经验可改变被压抑下的追求。生活化的训练活动，透过多感官刺激、促进肢体、认知言语、环境适应、精神心理等不同领域的改善。

成功的作业活动除了可用来提高人的生活能力外，更能提高人的生活意志，可提升人从事该活动的信心，甚至会产生更多更高的追求，使人对将来抱较大的希望。针对复杂的作业活动，可以引导人采用探索性方式，分解动作，找到对个体有效有用的方法。越是符合作业活动疗效八要求的活动，就越能提升人的意志。

（四）维持躯体、精神和心理健康

人的正面心理健康是由日常生活中所产生的成功感及正面情绪所维持的，缺乏生活内容使人的心理素质下降，无法有效适应症状，及不能面对生活的挑战。根据其自身能力及条件、用不同方式发挥他们各自的天性，引发愉快正面感受的活动，足够能提升心理素质和精神健康，建立新的生活及活动态度，达成新的生活目标，并养成习惯，重建一种个人能力与期望相匹配的特定生活方式。

综上而言，不同人参加同一活动，产生的成果不同；同一个人参与同一个活动，每次的目标、意图、动力及过程、经历不同，产生的成果亦会不同。

每一种作业训练活动，各有特定的作用。可以单一选择、也可以组合选择，根据个体的需求协助选择个性化的训练方案。治疗师的职责是加强个体主动参与的动机，即使在其功能障碍、能力局限的情况下，也可以协助他们透过这些活动，学习新的适应性生活技巧，重新学习新的生活方式。

重建生活为本康复，更重视服务对象怎样达到最理想的生活。重建生活，比治愈更重要、更实际。

第二节　作业能力与能力阶梯理论

作业治疗以人的作业表现为主要关注，以促进作业能力为主要目标。能力一词有广泛的含义，这词时常会跟其他词汇，如功能、表现、技能、技巧交叉应用，引起混淆。因此，作为一个专业，作业治疗师要对人的能力概念有深入和科学的了解。

作业活动指人日常生活的各种活动。作业能力就是有效从事日常生活的能力，即生活能力。作业治疗文献中有专家提出能力是有不同层次的，我们可以利用"能力阶梯"理论去命名及解释能力的不同层次。

能力阶梯理论是重建生活为本康复运作模式的核心理论之一。要有效实践重建生活为本康复模式，必须充分了解及适当运用能力阶梯理论。

一、理论简介

简单来说，生活能力（作业能力）是由下层的作业技能组成的，作业技能又是以更下层的动作技能及器官基本功能组成的。人会在各种日常活动注入个人风格并养成习惯，以满足自己及外界的要求，又在不同生活领域中，组织好自己的作业活动，形成不同的生活角色。亦会在不同角色中投入不同程度的时间及精力，建立个人的生活方式。

把各层次能力由最基础的生理功能排列到最高的生活方式。两者中间由下而上包含：生理功能、器官结构、器官功能、动作技能、作业技能、生活能力、社会角色及生活方式八个层次。

二、能力定义

生理功能指维持生命及正常活动的生理基础。器官结构是各器官机能的基础。器官功能指个别器官的机能或功能，有视力、听力、肌力、感觉、认知、构音、交流等机能，表现出能看、听、动、集中、说、想、明白等能力。

动作技能是由多种器官功能组合、加以学习规则与方法形成的技能，表现为能翻身、坐起、转移、伸手、抓放、推拉、搬移、投掷、步行及肢体活动等技能。

作业技能指人有意识地协调多种动作技能，按自身或环境要求及活动性质，学习特定规则与方法而产生的技能，用以完成简单日常任务。作业技能有三个维度，包括肢体活动技能、活动组织技能、人际交流技能，表现为能拿起杯子、打开瓶盖、送食物到嘴边、扭干毛布、挤出牙膏、穿上衣袖、系好鞋带、切肉切菜、拨打电话、写字画图、剪贴图案等技能。

生活能力（作业能力）指人在特定生活环境，结合多种作业技能组合而成的作业活动能力，以满足生活各方面的作业要求。表现为能梳头洗脸、穿脱衣服、刷牙洗澡、饮水进食、出行乘车、上街购物、订餐付钱、买菜做饭、进出的士、上下公交、上班工作、消闲娱乐、运动体育、参加朋友聚会、照顾孩子起居、安排家庭旅行、参加宗教活动等。

社会角色指人在不同生活领域，组合各种生活能力，配合家庭及社会环境要求及各种社会机会，加上个人生活目标抱负，形成的特定生活习惯及责任。

生活方式是人有意识地组织各方面的生活角色，排列优次，安排时间，组织生活内容，以满足个人及社会对自己的期望，成功地过自己想能过的生活，为生命创造最大价值、满足感及幸福感。

三、能力层次关系

从图 3-2 可以看出，下面几层能力的生物性较强，中间几层较受个体因素影响，上面几层较受社会因素影响。下层基本功能可支撑上层技能，上层生活能力要综合应用下层技能与功能，但不完全受限于下层的功能障碍。人可在特定场所，透过学习特定方法，克服下层功能障碍限制，学习适应性技巧，以新的方法完成生活所需的作业活动，以满足生活、环境及社会的要求。

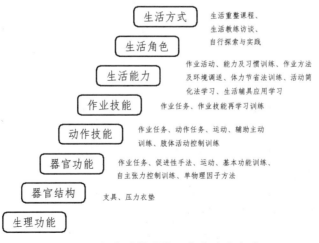

图 3-2 能力阶梯理论及作业治疗方式

四、训练方式

作业治疗以作业活动为主要治疗手段。除作业活动及作业任务外，作业治疗师也可利用促进性手法、运动、支具，甚至简单物理因子方法，如热敷与冰敷等，为患者肢体做好准备，促进更有效参与治疗性作业活动训练。

针对不同层次的功能、技能与能力，作业治疗师要用不同的方式进行训练和促进，才可保障理想的训练效果。各种训练方法列举如下：

（1）器官结构：支具、压力衣垫。

（2）器官功能：作业任务、促进性手法、运动、基本功能训练、自主张力控制训练、简单物理因子方法。

（3）动作技能：作业任务、动作任务、运动、辅助主动训练、肢体活动控制训练。

（4）作业技能：作业任务、作业技能再学习训练。

（5）生活能力：作业活动、能力及习惯训练、作业方法及环境调适、体力节省法训练、活动简化法学习、生活辅具应用学习。

（6）社会角色：生活重整课程、生活教练访谈、自行探索与实践。

（7）生活方式：生活重整课程、生活教练访谈、自行探索与实践。

五、训练环境

合适的训练环境可加强训练的效果，也可把所掌握的能力更容易地应用到生活当中并养成习惯。下面列举出针对不同层次的能力的训练场景：

（1）器官结构：治疗室、病房床旁、康复治疗室。

（2）器官功能：治疗室、病房床旁、康复治疗室。

（3）动作技能：病房床旁、康复治疗室。

（4）作业技能：病房床旁、康复治疗室、模拟家居。

（5）生活能力：康复治疗室、模拟家居、病房、医院环境、医院附近社区、患者家居、患者生活及工作环境。

（6）社会角色：患者家居、患者生活及工作环境。

（7）生活方式：患者家居、患者生活及工作环境。

六、康复策略

阶梯理论可让大众容易地明白两种康复策略，即从下而上策略及从上而下策略。从下而上康复策略是一种常见的医学模式策略，康复人员先关注患者基本器官功能，评估及找出受损的功能，并加以治疗及训练，希望基本功能恢复好，上层技能及生活能力便可相应恢复。（详见图 3-3 能力阶梯理论及康复策略）

重建生活为本康复则强调从上而下的康复策略。治疗师通过评估，对患者预后功能做科学客观的估计，再通过访谈了解患者病发前的生活方式，或将来可能的最佳生活方式，与患者共识长期及中期康复目标。然后认定患者生活必需的生活技能，从生活能力或作业技能层次开始训练，强调整体作业技能再学习，由技能训练带动下层对应功能的恢复。同时也尽早促进健肢及患肢综合运用，最大化独立生活能力及追求生活的意志。

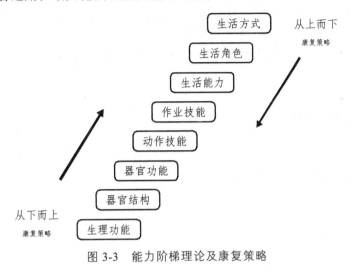

图 3-3　能力阶梯理论及康复策略

第三节　作业与神经系统

人的作业能力及表现是基于人的神经系统。为了深入了解人的行为能力与行为，治疗师需要对神经系统有一定的认识。

神经系统的基本功能是协调身体的所有活动及功能。它使身体能够应付及适应身体内外发生的变化。神经系统包括：中枢神经系统和周围神经系统。

一、中枢神经系统

中枢神经系统包括脑和脊髓。脑位于人的颅骨内，可分为六个部分：大脑、小脑、间脑、中脑、脑桥和延髓。

大脑是神经系统最大的部分，可分为左、右两个半球。每个半球又分成四个脑叶，包括：额叶，顶叶，颞叶和枕叶。额叶主要负责人的逻辑与思维；顶叶负责整合感官信息；颞叶负责处理听觉信息；枕叶负责处理视觉信息。

小脑位于头的后方，在大脑枕叶的下方，颈部第一颈椎的上方，主要功能是肌肉协调、平衡、姿势和肌肉张力。

间脑位于大脑和中脑之间，包括丘脑和下丘脑。丘脑负责接收感官信息，然后把信息转到大脑皮层，起中转站的作用。下丘脑负责控制和调节自主神经系统的功能，例如体温、食欲、水分平衡、睡眠、血管收缩和扩张。下丘脑也起着调节情绪的作用，例如愤怒、恐惧、愉快、痛楚和情感。

中脑、脑桥与延髓组成脑干。中脑位于大脑下方，脑干的上方，负责视觉与听觉的反射。脑桥位于中脑的下方，主要支配咀嚼、品尝和分泌唾液。延髓位于脑桥下方，也是脑干的最下部，与脊髓相连，主要调节心脏和血管功能、消化、呼吸、吞咽、咳嗽、打喷嚏和血压等功能，也被称为呼吸中枢。

中枢神经系统除了脑之外，还有脊髓。脊髓是脑和周围神经系统的桥梁，分为五个不同区域，包括：颈节 8 个、胸节 12 个、腰节 5 个、骶节 5 个和尾节 1 个，最终与周围神经系统相连接。传入脊神经把身体的信息传入脑部，传出脊神经负责从大脑把信息传到身体各部分。

二、周围神经系统

周围神经系统细分为两个较小的系统，包括躯体神经系统和自主神经系统。

躯体神经系统负责向中枢神经系统双向传递感觉和运动信息。这系统由连接皮肤、感觉器官和骨骼肌肉的神经组成。躯体神经系统也负责所有随意肌肉活动，及初步处理从身体外部传入的感觉信息。

自主神经系统又分为交感神经系统和副交感神经系统。交感神经系统对我们的生存至关重要。当身体受到遇危险，交感神经系统会使身体内外系统做出反应，以对抗或逃避威胁。交感神经系统和副交感神经系统是相互协调制衡的。一旦威胁消失，副交感神经系统就会使身体的所有系统恢复正常。

三、大脑的发育

婴儿期是大脑发育的重要时期，数以亿计被称为神经元的脑细胞，发送脉冲电流信号，互相通信。神经元之间的连接，组成神经网络，形成大脑的基本结构。新的神经网络迅速产生、扩展，并通过反复使用得以加强。

人的生活环境和日常活动，会决定哪些神经网络得到了更多的使用。使用越多，网络变得越强大、越持久，这称为突触强化过程。同样，使用越少的连接，便会逐渐消失，这称为修剪。比较巩固的神经网络形成了大脑内部通道，在大脑各个区域之间建立快捷的沟通途径。简单的网络首先形成，为建立更复杂网络提供基础。

神经元在发育早期，通过这个过程，形成了视觉、情绪、运动、行为、记忆和言语等神经网络。随着反复使用，这些网络变得更有效率、更迅速地连接到大脑各个区域。

四、神经信号传递

人的身体包含一个巨大的神经网络，可以传递来自大脑的信号。这些信号，控制人的肌肉，让人能够说话、平衡和走路。

人全身都有神经末梢，接收外部信息。信息经周围神经系统传到大脑。大脑处理以后，让人产生视觉、听觉、触觉、嗅觉和味觉。

显微镜下的大脑是由超过 800 兆个细胞组成的，包含神经胶质细胞和神经元细胞两种。神经胶质细胞的主要作用是支撑大脑结构，维持神经元细胞周围的环境，并产生髓鞘。髓鞘是一种脂肪物质，包裹着神经元细胞的轴突，可加速神经元的信号传递。

神经元细胞相当于大脑的信差，负责接收和传递信息。大脑中数十亿个神经元细胞，形成网络，透过发送和接收信息，产生思想情绪，控制行为，调节身体机能等功能。神经元细胞之间的信息传递是通过电流信号和化学传递两种方式进行。当一个神经元被激活时，就会产生电流脉冲信号，从神经元一端，经过轴突，传送到神经元另一端。在轴突末端，有一些储存神经递质的囊泡，当电流脉冲到达囊泡时，会引发神经递质释放到两个神经元之间的空间，这个空间被称为突触。

神经元表面覆盖有受体。神经递质通过突触融入受体，如同钥匙打开锁一样。当建立这种连接时，神经递质会激活下一个神经元产生电流脉冲。这样，信息就由一个神经元传到下一个神经元。也有一些其他神经递质会压抑神经元产生电流脉冲的。

一个普通神经元可与多达 1 000 个其他神经元形成连接，这意味着在突触中可能有许多不同种类的神经递质漂浮在附近。那么，受体如何选择合适的神经递质进行交接、接受正确的信息？神经元表面的受体只会与具有正确化学形状的神经递质进行连接引起反应，是不会让形状不合适的神经递质融入受体的。除形状外，也必须有足够数量的神经递质进入受体下一个神经元才会有反应。因此，神经元传递信号的能力是同时取决于神经递质的形状和数量。当神经递质完成工作后，会被吸收回原来的神经元，这称为回收过程。

上面这些过程看起来很复杂，但在大脑和神经系统中，整个信息传输过程是只在几秒钟内发生和完成。

五、神经可塑性

多年来，科学家认为大脑是固定的，在童年后就不会改变。随着功能性 MRI 扫描的进步，已经证明这观点是错误的。

我们现在知道，无论年龄大小，我们的大脑每天都在变化和适应。每次我们学习新东西，我们就是利用神经可塑性这种大脑特性和力量。

神经元细胞是大脑的重要组成部分，人的大脑有超过 1 000 亿个神经元细胞，每个神经元都连接着成千上万的其他神经元，每一秒都正在与几千万个其他神经元进行联系，形成神经网络。

每当我们学习新的技能或以新的方式思考，神经元之间就会开始建立新的联系。每当我们练习新技能，重复某种思考方式或情绪，都会强化这些联系，巩固这些神经网络。

因为大脑可以不断建立新的联系，科学家就创造出神经可塑性这个术语，意思是大脑是可以改变、适应和重塑的。

比喻大脑是一座城市，拥有很多条道路，其中一些道路交通流量比较快，行驶比较轻松。这些道路及交通流量可代表人的思想、感受和活动方式，代表大脑的神经网络。每当人用同样的方式思考、感受或做事情，这些神经网络就会变得更快捷，大脑信息传递就会更顺畅。相反，如果道路布满障碍或者被堵塞，人就需要用不同的方式做事、思考和感受，以建立新的神经网络。如果人频繁地使用新网络，网络就会逐渐变得自动化。同时，旧神经网络的使用越来越少，就会变得越来越弱。有时，被堵塞的通路还可以用这种方式被修复或重建。

这种透过强化现有路径、制造新路径、削弱旧路径和修复坏路径的大脑神经网络重建过程，可称为大脑重塑过程，反映了大脑神经的可塑性。

六、神经系统疾病及治疗原理

神经系统常见的疾病有：脑创伤、脑血管疾病、神经系统退化疾病、癫痫病、多动症、智商低下、老年性痴呆等。这些疾病有不同机理，破坏神经网络，形成不同的作业功能障碍。治疗师可以利用作业任务与作业活动，基于神经可塑性原理，促进神经网络重建及作业技能再学习，或学习新的适应性生活能力。

第四节　作业与人生阶段

根据埃里克森心理社会发展理论，健康的个体从出生到死亡总共会经历八个发展阶段，包括婴儿期（1～2岁）、幼儿期（2～4岁）、学前期（4～5岁）、学龄期（5～12岁）、青春期（13～19岁）、青年期（20～40岁）、成年期（40～65岁）、老年期（65岁至死亡）。每个阶段我们会有不同的需求，会进行不同的作业活动，也会有不同的学习及成长议题，并遇见许多会影响我们行为与学习的人。艾瑞克森认为应该着重注意在个性发展中社会文化因素的作用，他把行为和个性看作是遗传本能和文化教导相互作用的产物。下面我们将个体的作业活动根据人生的不同阶段来进行归纳和描述，并分析社会环境等因素在不同阶段对作业活动的影响。考虑到个体身心发育的规律，一般个体在3～4岁时才具备独立完成一定作业活动的能力，因此，我们的作业活动讲解从学前阶段（4～5岁）开始。

一、学前阶段主要作业活动

学前期（4～5岁）又可称为游戏期，这是一个孩子获得主动感和克服内疚感的阶段。他们会主动尝试新事物，并学习事物的基本原理，他们会问：这样做是可以的吗？若他们被鼓励，就可以发展他们的兴趣，如果他们被阻止或被告知所做的是丢脸的，他们就会产生罪恶感。在这一阶段孩子开始对事情的结果或自己想完成的事情产生主动性，对周围环境及自己的身体充满好奇，如果成人对孩子的好奇心及探索行为不横加阻挠，让他们有更多机会自由参加各种活动，那么孩子的主动性就会得到进一步发展，表现出很大的积极性与进取心。如果这个阶段的危机成功解决，就会形成方向和目的的美德；反之，就会形成自卑感。

在这一阶段，孩子主要是从家庭中学习，他们通过模仿和尝试自己生活的各个方面来体现主动性。例如孩子将自己的牛奶倒进早茶里，因为他们每天早上都看到父母这样做，完成这一活动可给他们带来主动性的体验感。当孩子想体现主动性而失败或被拒绝时，他们将产生退缩内疚感。如果当孩子尝试倒牛奶到早茶中失败而被父母责备时，孩子将不太可能再次尝试倒牛奶。当尝试体现主动性时，孩子可能会犯错，当得到负面反馈时，孩子可能会有内疚感、自卑感，而当孩子受到鼓励时，将有助于其积极进取和探索，形成主动性，这为他将来成为一个有责任感、有创造力的人奠定了基础。因此，作为孩子的主要照护者的父母，当孩子对正确的活动进行模仿时，应该给予孩子鼓励，并帮助他们更好地去学习和探索新的事物，鼓励孩子尝试和学习简单的生活自理活动和家务活动，如穿衣、洗漱、扫地、叠衣服等，让孩子养成良好的生活习惯和独立性。另外，父母也可以多与孩子互动，共同完成一些模仿或角色扮演等游戏，让孩子学习和探索生活活动的不同领域，掌握各项生活技能。

二、儿童阶段主要作业活动

儿童期与学龄期（5~12岁）相对应，这一阶段是孩子获得勤奋感而避免自卑感的阶段。在此阶段孩子会发展自己的兴趣，并了解他们是与别人不同的。他们想表现出自己能做得很好，他们会问：在这个世界上我们能这么做吗?如果他们从老师或同伴处得到认可，他们会变得主动，也就是自动自发、认真努力。但如果他们得到太多否定的反馈，就会开始感到自卑并失去动力。在这一阶段，孩子发展出各种技能、学习能力和社交能力。如果这阶段的危机成功化解，就会形成能力的美德；反之，则会形成无能。

此阶段中，孩子的同伴、邻居和学校是影响他们最大的因素，特别是学校中的老师。良好地完成学校作业，结合父母和老师的积极鼓励可让孩子变得勤奋努力。当孩子在学校和家里完成作业、上课时，老师或父母要积极地了解孩子的学习进展，鼓励和帮助他们克服学习上的困难，良好地完成学习任务。因为父母在上学期间无法看到孩子，所以和老师保持联系并帮助孩子在家里继续学习很重要。另外，老师对于防止儿童可能发生的自卑至关重要，一个好的老师应该懂得承认学生的特别努力，让那些厌烦学习生活的儿童热爱学校，应该善于发现和肯定儿童身上的闪光点，让儿童在学校生活中获得学习的快乐和成功的自豪。

在儿童阶段，除了学习这一主要作业活动之外，孩子还会在学校或平时生活中与同学或同伴之间进行人际交往活动，交朋友不成功也会导致自卑的产生，因此老师和父母除了关心孩子的学习外，还要关心孩子的人际活动，关心孩子结交的朋友是否会对其造成不良影响，与同伴、朋友相处时是否遇到困难和困惑，及时帮助孩子促进良好的人际关系，从交际活动中获得正面积极的影响。

三、少年阶段主要作业活动

少年阶段与青春期（13~19岁）相对应，这一阶段是我们获得自我认同而克服角色混乱的阶段。此阶段青少年经常思考"我是谁"，他们从别人的态度，从自己扮演的社会角色中逐渐认识自己。此时，他们逐渐从对父母的依赖中解脱出来，与同伴建立亲密友谊。如果这一阶段的危机成功解决，就会形成忠诚的美德；反之，就会形成不确定性。没有达到身份认同的青少年可能会有不切实际的工作目标，患有抑郁症，并退回到不良行为和习惯中。

在少年阶段，我们学到我们有不同的社会角色，我们可能是朋友、学生、小孩和公民，每个身份都会有认同危机，如果我们的父母允许我们去探索，我们就能找到自我认同。如果父母要求我们只听从他们的意见，我们可能会面临角色混淆并感到失落，此时同伴与偶像是我们的重要学习对象。

进入青春期后，青少年就必须对自我发展中的一些重大问题进行思考并做出选择，把他们过去的经验和对未来的期望，个人理想和社会要求进行整合。埃里克森认为，自我认同问题是青春期心理发展的核心，反映了青春期心理发展所遇到的矛盾和冲突的内在根源。青春期是自我认同形成的关键时期。这个阶段青少年处于生理迅速发育成熟和心理困惑阶段，原已出现的自我认同达到发展高峰。埃里克森认为，对青少年的自我成长而言，自我认同形成是一种挑战，无论对求学或是就业的青少年来说都是困难的。心理健康的青少年形成自我认同感后，会产生三方面体验：第一，感到自己是独立而独特的个体；第二，感到自己的需要、动机、反应模式是连续而且可整合的；第三，感到他人对自己的评价和自我的觉察是一致的，自己所追求的目的以及实现目的的手段是被社会所承认的。这个阶段应多鼓励青少年反省和参加实践活动，通过整合青少年的理想自我和现实自我，形成自我同一感。在这一阶段，青少年可能会偏好于接触新奇的人和事，追求个性，尝试各种有挑战性、独特的活动和角色，如穿奇装异服、和社会人士打交道、追星、热衷于极限运动，这些活动都是他们对自我的一种探索，在不违反原则和保证安全的前提下，父母应该积极鼓励他们，并帮助他们在活动过程中寻找和定义自我，建立自信和自我认同感。

四、青年阶段主要作业活动

青年阶段（20~40岁）是一个获得亲密感而避免孤立感的阶段，亲密感在危急情况下往往会发展成一种相互承担义务的感情，它在共同完成任务的过程中建立起来。此阶段如果危机成功解决，就会形成爱的美德；反之，就会形成混乱的两性关系。

在这一阶段，大多数年轻人离开家，完成学业，开始全职工作。他们渐渐了解到自己是谁，并且开始懂得放弃之前建立的关系，以便适应外界环境。他们会问：我能爱吗？若他们能做出长期的承诺，他们将感到自信快乐。如果他们无法建立亲密关系，他们可能会感到孤立与孤独。此阶段中，他们的朋友和伴侣成为他们发展的中心。这一阶段他们主要关注的是职业发展，建立亲密的伙伴关系，结婚、抚养孩子或建立其他生活方式。

青年阶段是人们从依赖进入独立的阶段，也是自身角色开始变得丰富的一个阶段，除了子女、朋友外，他们还会具有同事、伴侣、父母等角色，可能也会成为家庭的主要经济支持者，在体验各种角色带来的感受外也承担着对社会、对家庭的责任，所谓的"成家立业"大多就是发生在这一阶段，因此，该阶段是人生的一个重要转折点，当我们顺利渡过这一阶段后，将成为一个心中有爱、有责任感、向人生巅峰迈进的人。

五、成年阶段主要作业活动

成年阶段是指40到65岁这一阶段，是人们由青年迈向成熟的阶段，也是人们变得精力充沛或颓废迟滞的一个阶段。当人们到40岁以后，许多人正处于事业的顶峰，并获得领导职位，他们开始变得轻松自在，并尽情运用自己的休闲时光，充分享受丰富的生活。这一阶段的人，当他们在事业到达顶峰的同时，他们在家庭中的影响力也到达顶峰，他们需要帮助自己的孩子开始独立的生活，同时还要帮助父母适应衰老，因此他们在家庭中充当了非常重要的角色。在这一阶段，人们可能会经历孩子的离开或父母的离世，人生阅历会变得更加丰富，也会更加清楚自己的死亡。

在这一阶段，人们通过自己的成熟和能力，可能开始对社会做出重要贡献，他们会很关心自己的生产力，也会更加清楚自己对社会和对家庭的责任和价值。如果他们认为自己能够在工作上有所成就，能够领导下一代进入这个世界，他们会感到快乐和自信，对生活各方面的掌控感和成就感将促使他们变得更加自信和精力充沛，但如果他们在前阶段（青年阶段）没有处理好角色冲突，他们在这一阶段将会变得悲观并进入停滞状态，并且可能会陷入人生的困境。在这一阶段，对人们影响最深的是家人和工作伙伴。家人之间的相互理解和帮助，同事之间的良好协作将有助于他们更好地实现自己的家庭角色和工作角色，让他们的生活变得更加幸福和有意义。

六、中年阶段主要作业活动

中年阶段属于成年阶段的一部分，其年龄划分目前世界各国尚无统一标准。依我国国情，普通人45～59岁作为中年阶段较为符合实际。此类人往往伴随着知识仍在积累增长，经验日益丰富，然而人体生理功能却在不知不觉中下降等特点。心理能力的继续增长和体力的逐渐衰减，是中年人的身心特点。

中年人的心理能力处于继续向上发展的时期。一个智力正常的人，其心理发展所能达到的高度，不仅与社会环境有关，更重要的是自身的主观努力。勤于实践、积极主动地接触社会、接触新生事物、不断扩展生活领域、不断更新知识、勇于探索和创造的人，其心理能力在整个中年期都在继续增长。反之，则会停滞，甚至提前衰退。

进入中年阶段后，人们不但要面对繁重的工作，还有家庭重担，另外还要面对社会地位演变、角色的转换所带来的困难，这些困难往往要比因躯体变化而需做的适应与调整更难克服。在一个有几代人的家庭中，中年人同时要担负奉养长辈和教育子女甚至儿孙的责任，也要处理得当和能避免角色冲突和角色危机。男性在中年阶段会感受到老化的威胁，女性则在45岁以后进入更年期，生殖能力结束；他们在家庭与社会中的地位受到挑战，家庭中子女开始成家立业，工作中部分工作为青年人接替，这种地位的变化，破坏了他们长期养成的生活习惯，内心矛盾重重，产生焦虑、紧张、自卑等情绪，容易陷入所谓的"中年危机"。到中年晚期危机最严重，此时他们已离开工作岗位，退休在家，由紧张忙碌突然变得无事可做，活动范围减小，社会地位下降，使他们感到若有所失、内心空虚。若长期不能解决这种危机，就会使个体心理发展失调，出现病态的行为方式。因此，中年人应充分利用心理能力继续发展的优势，不断提高自己的心理品质和完善人格，努力克服"中年危机"，实现心理健康和身心和谐。

七、老年阶段主要作业活动

老年阶段是指65岁至死亡的这一阶段，这是一个获得完善感避免失望感的阶段。若在之前的几个人生阶段中积极成分多于消极成分，就会在老年阶段汇集成完善感；反之，就会产生失望感。如果这一阶段的危机成功解决，就形成智慧的美德；反之，就会形成失望和毫无意义感。

进入老年阶段后，在65岁至89岁期间，人们的生活基本处于稳定的状态，他们会关注身体以保持良好的健康状态。这一时期，带孙子的老人们孙子基本已上学，他们从第二次培养下一代的繁忙中走出来，生活的重心转向关注自身健康上来，他们的作业活动更多地围绕自己为中心，除了每天的自我照顾活动及家居社区活动外，有的老年人可能会参加一些自我发展及自我提升的活动，如进入老年大学学习自己感兴趣的事物或参加一些老年旅行团等团体活动，以丰富和充实自己的老年生活，保持和社会的联系。这一阶段要避免的是衰落感，应具有自助品质。在这一阶段中，随着年龄的增长，老人们将面对身体体力的衰退，生活能力的下降，有的老人会出现一些老年病，比如脑萎缩、帕金森病、骨质疏松等。这一时期能得到家人适时的关爱和看护十分重要，也就是说，这一时期的老人，社会支持系统的完整，将给他们带来一定的生存支持。

在老年晚期，即 90 岁以后，老人会逐步走向人生的终点，有的老人可能无法进入这一阶段已去世，活下来的老人生活一般较为平静而有规律。这时的老人需要支持感，儿女的孝顺、物质和精神上的支持对这个年龄段的老人来说很重要，是他们过百岁的必要支柱。这一阶段要避免绝望感，应具有坚持品质。这一时期的老人，或多或少需要一些生活方面的监督或照顾，其主要作业活动为生活自理活动和简单居家社区活动，或在照顾者陪同下参与一些轻松的娱乐休闲活动。

第五节　作业与生活角色

一、概　述

（一）社会角色

1．定　义

社会角色指人组合各种生活能力，在追求个人生活目标、抱负的前提下，配合家庭及社会环境要求及机会，在不同生活领域中形成的特定生活习惯及责任，也可以理解为个体在社会群体中被赋予的身份及该身份应发挥的功能。每个角色都代表着一系列有关行为的社会标准，这些标准决定了个体在社会中应有的责任与行为。例如，一位教师，在学生面前应该为人师表，处处以老师的规范约束自己。每个人在社会生活中都在扮演自己应该扮演的角色，这里不仅意味着占有特定社会位置的人所完成的行为，同时也意味着社会、他人对占有这个位置的人所持有的期望。

2．含　义

社会角色主要包括了三种含义：① 社会角色是一套社会行为模式；② 社会角色是由人的社会地位和身份所决定，而非自定的；③ 社会角色是符合社会期望（社会规范、责任、义务等）的。因此，对于任何一种角色行为，只要符合上述三点特征，都可以被认为是社会角色。

（二）角色要素

社会角色包括角色权利、角色义务和角色规范三要素。

1．角色权利

角色权利是角色扮演者所享有的权利和利益。角色权利是指角色扮演者履行角色义务时所具有的支配他人或使用所需的物质条件的权利。角色权益是指角色扮演者在履行角色义务后应当得到的物质和精神报酬。如工资、奖金、福利、实物等属于物质报酬，表扬、荣誉、称号等属于精神报酬。

2．角色义务

角色义务是角色扮演者应尽的社会责任。角色义务包括角色扮演者"必须做什么"和"不能做什么"两个方面。

3．角色规范

角色规范是指角色扮演者在享受权利和履行义务过程中必须遵循的行为规范或准则。角色规范包括不同的形式：从范围上可以分为一般规范和特殊规范；从具体要求上可以分为正向规范（即扮演者可以做、应当做和需要做的行为规范）和反向规范（扮演者不能做、不应当做的各项行为规定）；从表现形式上可以分为成文规范（法律、法规、制度、纪律等）和不成文规范（风俗习惯等）。

（三）角色失调

人长期经受症状及功能障碍困扰，好像失去了以往的一切而不能像以往般生活，逐渐导致角色失调。重建生活为本作业治疗理论认为，这种痛苦的根源来自患者或亲属不能接受长期症状及功能障碍现实，没有在心态上做好调整。调节个人期望是重建生活的必经阶段。有人认为这是一个消极的步骤，只是把期望降低，不再做追求。在重建生活为本理念中，调节个人期望是一个积极的举措，是学习解难的过程，给患者机会回顾过去的努力，考虑所得的成果，检讨能力局限，梳理可用的资源，考虑环境与机会，重新思考人生的方向，找寻新的家庭及社会角色。

我们相信每一位患者都是可以很好地利用拥有的能力，通过学习新的生活技巧、调节个人期望及生活环境，重建新的社会角色及最终建立一套个人能力与期望相匹配的生活方式。治疗师可利用个人或小组访谈形式，协助患者逐步调节。也要创造机会，让患者及亲属体验新的角色，促进角色的强化与调整。

二、生活角色光谱

在谈到社会角色时，很多治疗师只是泛泛说一下家庭角色、父亲角色等，并没有具体内容，这样较肤浅的描述，治疗师是不足以设计具体治疗及训练计划以协助患者重建生活角色的。治疗师需要在几个基本的生活领域，深入掌握不同能力水平患者可担当的角色，才可真正确立重建某个生活角色的长期目标，再按此设计中、短期训练目标。

梁国辉教授总结概括了生活领域的生活角色的光谱供治疗师参考，包括：家庭照顾者角色、家庭经济支柱角色、人际关系角色、业余生活角色、生产者角色。

在每个生活角色的光谱中，都把在那特定生活领域中患者可扮演的角色由最低（依赖）排列到最高（最突出）的表现，并附以由 1～10 的数目字。数目不代表分数，只是排列的顺序。1～4 代表未达普通健康人群的基本水平，5～6 是一般普通水平，7～8 是较高水平，9～10 是极高水平。

（一）作业与家庭照顾者角色

家庭角色是社会角色的重要组成部分，是重建社会角色的第一步，也是关键的一步。很多患者甚至家属误以为患者有功能障碍，在家中便成为负担，没有贡献，这是不完全正确的。表 3-1 从两个角度列出不同功能水平患者会在家中可扮演的角色。

表 3-1　家庭照顾者角色

得　分	家庭照顾者角色
10	照顾患病残疾家人起居护理
9	照顾子女学业成长
8	照顾家人起居饮食
7	家务主要负责人、负责家庭支出
6	有固定家务职业
5	个人家务完全独立、有需要时协助家务
4	完全独立自理、需要家务协助
3	需要协助自理
2	日间天多段时间需要监督、照顾或护理
1	日间全时间需要监督、照顾或护理
0	日夜皆需要照顾或护理

（二）作业与家庭经济支柱角色

经济支柱是家庭的收入来源，承担着日常生活开支、子女教育和抚养费用、未来生活规划，是家庭的"生产者"（详见表 3-2）。

表 3-2　家庭经济支柱角色

得　分	家庭经济角色
10	家庭收入唯一支柱、为家庭提供高水平生活及长远经济保障
9	家庭收入唯一支柱、可提供家庭长远经济保障
8	家庭收入唯一支柱、为家庭成员提供稳定生活
7	家庭收入重要支柱之一、为家庭经济做重要贡献
6	对家庭经济有明显贡献
5	对家庭经济有部分贡献
4	个人收入能维持自己所有开支
3	个人收入能维持自己部分开支
2	没有任何收入、不构成家庭额外经济负担
1	没有任何收入、构成一定家庭额外医疗及照护的经济负担
0	没有任何收入、构成庞大家庭医疗及照护的经济负担

（三）作业与人际关系角色

人际及社交关系需求属于较高层次的需求。人是自然界最高级的群居动物，普通人没有人能够离开社会而作为一个单独的个体而存在，这也是人的社会性属性的一个表现。既然存在于这个社会，就离不开与他人的沟通交流和频繁的人际交往，包括家人之间、朋友之间、同事之间、邻里之间等。表 3-3 列出在社交生活上不同程度的人际关系及角色。

表 3-3　人际关系角色

得　分	人际关系角色（家庭、社会、工作环境）
10	深入互动、关系带来成长、幸福、愉快及满足感受
9	情感上的双互交流帮助、产生深厚友情或亲情或爱情
8	生活上的双互交流帮助、产生友情或亲情
7	互相接纳、多方交流、建立情谊
6	相处融洽、表面交流
5	互不干涉、少有交流
4	能够相处、偶有争执
3	互相憎恨、互相仇恨
2	互相讨厌、关系恶劣
1	缺乏技巧、没真正交流
0	逃避或没能力参与任何人际交流活动

（四）作业与业余生活角色

人是环境的产物。工作之余，需要参与一些社交活动来实现有意义的业余生活，包括维护亲情、友情、社会交往等，良好的业余生活是提高个人品位，享受人生的必需之物。它不仅是空闲时间的打发，更是娱乐身心，放松心态的重要途径，可维持生命持久的愉悦感（详见表 3-4）。

表 3-4　业余生活角色

得　分	业余生活角色
10	丰富业余活动促进个人成长及其他生活领域产生贡献
9	能专注投入多种业余爱好，产生沉醉忘我、游刃有余、匠心极致及大量正面感受
8	能专注投入几种业余爱好，产生沉醉忘我、游刃有余、匠心极致及多种正面感受
7	组织及参与多种娱乐活动及有多种正面感受
6	组织及参与多种娱乐活动及有愉快消闲感受
5	惯性地自动策划、组织；作合适准备参与打发消磨时间的活动、有解闷效果
4	社区生活能力受限，能参加及完成别人安排要求较低的业余活动，有一定解闷感受
3	有能力及动力完成部分一般被动式业余活动，有微量解闷感受
2	有能力及动力参加部分要求较低的业余活动，没有消闲感受
1	有能力及动力参加只有几个简单步骤的业务活动，没有消闲感受
0	没有能力或逃避参与任何业务活动

（五）作业与生产者角色

工作是另一重要生活领域，在工作场所，人可因应工作岗位及责任，扮演不同职能角色，亦可因应在团体中的互动，扮演不同团队角色。表3-5列举生产者角色的详细内容。

表3-5　生产者角色

得　分	生产者角色
10	能胜任大型公营或私营机构/企业营运管理工作
9	能胜任高级专业性工作/营运中型私营企业
8	能胜任专业性工作/营运小型私营公司
7	能胜任技术性工作
6	能胜任半技术性工作
5	社区生活完全独立，能胜任非技术性受薪工作或定时独立参加义务工作
4	社区生活能力受限，能参加职业或工作能力训练或在监督下能胜任非技术性工作或偶像参加义务工作，有一定生产力
3	在协助下有能力及动力完成部分非技术性工作工序，有低度生产力
2	有能力及动力参加部分非技术性工作在监督下，没有实质生产力
1	有能力及动力参加只有几个简单工序的工作，没有实质生产力
0	没有任何工作能力或逃避任何工作

第六节　作业与人的需要

一、作业需求的生物学基础

人类是需要有目的地利用时间的作业生物。这种需要与生俱来，与健康和生存有关，它使个人能够利用自身的生物能力和潜力而蓬勃发展。

（1）人类的洞察和学习能力、自主运动能力、好奇心和探索行为以及模仿能力等比任何一种动物都发达。

（2）人类和其他哺乳动物的区别表现在大脑的体积大小。

人脑体积是同体型哺乳动物的6.3倍左右，主要是大脑皮层相关区域的增加。它们负责协调认知过程，以及复杂的沟通、语言、思维、问题判断、分析、解决和适应等。这些高度发达的认知能力和意识是人类特有的生存特征，使他们能够适应和应对不同环境和危险的挑战。

（3）认知能力催生超越生存需要的作业需求。

不同程度的认知水平使人类需要超越生存需要的作业，因为他们追求自由的能力远远超过了其他动物的功能限制水平。这使他们能够参与日常驾驶，不同的或冒险的作业。作业提供了进行社会互动的机会，促进了社会发展，形成了集体的基石，提供了地方和国家的身份。因为个人不仅从事独立的作业追求，他们还能够计划和执行小组活动，完成国家、政府或国际目标，达到个人和社区的目的。正如马克思所说：历史不过是人类追求其目标的活动。个人梦想和社区计划决定他们将来要做什么。这样的梦想和计划往往预示着未来可能获得的荣誉。

（4）作业是文化渴望的智力、道德和身体属性的外在表现。

作业是个体通过对社会和世界的贡献和价值成就来展示其能力的一种机制。只有通过活动，人们才能展示出他们是什么样的人，或者他们希望成为什么样的人。作业成就通常产生自我发展和成长的经验。黑格尔和马克思将作业描述为劳动，是人的自我创造行为。

二、关于生物需求的框架

关于生物需求，有人在人类进化早期的作业探索后提出了一个理论框架，即将有目的的作业定位于维持并促进个体健康和物种生存的三个主要功能：

（1）为身体提供即时的食物、照顾和庇护；

（2）发展技能、社会结构和技术，以确保安全并超越捕食者和环境；

（3）提升个人能力，使机体得以维持和发展。

据认为，狩猎—采集时期人类的作业行为比现在更能反映人类的基本系统发育需要，因为他们较少受到通过文化获得的知识、价值观和行为的影响。在狩猎—采集社会中，日常需求构成了作业行为的基础。这种简单的作业结构不但没有掩盖与生俱来的生理需求，还在一定程度上满足了这些需求；环境能够满足人类的需求，人们能够适应环境的变化。

锻炼和发展个人能力，使机体得以维持和发展，同时提升技能、社会结构和技术，以超越捕食者和环境，为身体提供即时的食物、自我照顾、居所和安全。卫生哲学的哲学家断言：处于自然状态的人有一种健康的本能。在文化背景好、医疗条件优越的富裕社会的人通常较原始生活（医疗条件较差）的人更完美。这一观点得到了探险家们的报告支持，他们最初与原始文化的人接触时，表面看他们既快乐又健康，例如，詹姆斯·库克船长在他 1768—1771 年的日记中写道：太平洋岛屿上的土著居民幸福、健康、精力充沛；澳大利亚土著居民比我们欧洲人幸福得多，他们生活在宁静中，认为自己拥有生活所需要的一切，他们没有多余的东西。总的来说，健康和幸福似乎很容易与明确的生活方式共存。

三、关于社会文化因素的影响

大脑适应并构建不同于人类所处社会环境的能力似乎改变了生物需求的重要性。即使是在系统进化过程中形成的行为也要适应某种文化，这表明文化本身可创造人类行为的规范。

人类适应社会文化的能力使婴儿在很小的时候就能汲取和保留来自外界环境中的信息，直到他们能够有意识地理解其意义或重要性。这一机制对早期人类的生存、健康至关重要，它使得人类从出生就开始进行基本的学习，并促进了认知能力的发展。

需求的生物机制已将人类的精力集中于发展社会文化结构，以满足这些需求。人类的智力、认知能力和文化使他们能够从事相应作业。与其他哺乳动物不同，人类一直是成功的幸存者——甚至达到了人口过剩的程度。生物学上的需要和社会文化上的需要不易区分，认知能力和智力是人类大脑最新的进化过程，其主要是对社会文化环境做出反应，并具有制订所需功能的能力。

在一个持续并加速的过程中，随着社会文化的改变，作业的复杂性和分裂性也在增加。

社会文化的变化可追溯至作业技术和人类为应对社会和生态环境带来的挑战而需要具备的知识能力。有目的地利用时间是一个非常复杂的问题，但人们却很少认识到这一点，由于它构成了日常生活的基本内容，而常被忽视。人们每天都在当代社会的背景下编织着自己特殊的作业多样性，并面对各种压力、规则和不断变化的价值观。在文化力量的作用下，复杂的作业结构也逐渐演变，导致目前难以梳理出曾经在人类作业中占主导地位的生存和健康维持行为。总的来说，健康和福祉似乎不太容易出现在当今紧张和高压的作业结构中。

四、关于作业结构与技术

作业结构、社会环境等为人们提供增进健康，平衡和刺激使用身体、精神和社会能力的机会。众所周知，继续过度发展科技会损害生态，也可能会损害人类的基本需求。经济学家约翰·梅纳德·凯恩斯（John Maynard Keynes）在 1931 年指出，生存斗争始终是迄今人类最主要、最紧迫的问题。我们显然是由大自然进化而来的。如果这个需要被移除，人类将被剥夺其传统目的。因此，自人类创造以来，都在面临真正的、永久的问题——如何利用自由时间，如何休闲，活得聪明、愉快。对于一个没有特殊才能的普通人来说，从事一项工作是一件可怕的事，尤其是当他已不再扎根于土壤、风俗或传统社会所钟爱的习俗时。如果人类继续按照目前的方向使用认知能力，而不考虑如何满足作业的基本生物需求，那么健康、福祉和生存很可能受到影响。随着作业的变化和技术建立，人类对能力的利用也发生了变化。人类的创造力已经有效地促进了手工业向机械化转变：机器工作变成了纸工作；纸工作变成了电子模拟工作，这种技术改变了人类能量和潜力的使用，其主要目的是满足生产，而不是人类的需要。由于改变作业结构和技术，他们可能缺乏满足自己基本需要的机会。通过不断增加的规章制度来限制行动自由，用技术上合乎逻辑的省力设备取代正在进行的人类劳动，减少有薪就业的机会，创造一种维持生态协调的令人上瘾的生活方式。

对能力和需要的使用受制于外界环境。而对处于自然状态的人类来说，外部目的是使用能力的动机。这种目的具有它自己的生命形态，并成为一种主要的社会文化需要，例如目前对技术或金钱的需求明显压倒其他一切需要。对被创造的人的要求越高，对健康的促进作用就越小。人们需要通过个人参与经历和正在进行的作业活动来利用他们的能力，如果鼓励他们追求这种需要，除了满足生存和安全需求外，还能促进他们的健康。一系列的作业可以为身体、精神和社会挑战之间的平衡和放松提供机会。这是因为复杂的神经系统旨在维持体内外平衡、生长和发展，而作业是整合身体、精神和社会能力的一个焦点。

五、人类作业需求与生俱来

人类是需要有目的地利用时间的作业生物。这种需要与生俱来，与健康和生存有关。它使得个人能够利用他们的生物能力和潜力，进而蓬勃发展。由于人类大脑的适应能力，有目的的作业随着时间的推移已经受到社会文化力量和价值观的影响，这些力量和价值观增加了生物需求和人们如何度过时间之间的关系的复杂性。本书提出了作业的基本功能及其与健康、生存的关系理论，并指出社会文化因素使作业偏离了其基本功能。在对这些变化可能产生的后果进行更多的阐述和研究之后，希望其能影响政治、社会和卫生政策，使人类未来社会不以经济需要为中心。

六、马斯洛的作业需求层次理论

马斯洛需求层次理论是人本主义科学的理论之一，由美国心理学家亚伯拉罕·马斯洛在1943年在《人类激励理论》论文中所提出。人都有五个层次的需求，从最低级的生理需求（包括食物、水、空气、衣服等），到安全需求（安全、健康保证）、社会需求（亲情、友情）、尊重需求（成就、自我尊重、被他人尊重），再到最高层次的自我实现需求（价值观，引导力）。通常人们只有在较低层次的需求得到满足后，才会追求较高层次的需求。

五种需求像阶梯一样从低到高，逐级递增，但这样次序并不是完全固定的，其顺序也可能因种种例外情况而变化。需求层次理论有两个基本出发点：一是人人都有需求，某层需求获得满足后，另一层需求才出现；二是多种需求均未获满足前，首先满足迫切需求；该需求满足后，后面的需求才能显示出其激励作用。一般来说，某一层次的需求相对满足后，就会向更高层次发展。追求更高层次的需求就成为驱动行为的动力。相应地，需求基本满足后就不再是激励力量。

五种需求可以分为两类，其中生理需求、安全需求和社会需求都属于较低级别的需求，这些需求可通过外部条件满足；而尊重需求和自我实现需求是高级需求，需借助内部因素才能满足，而且一个人对尊重和自我实现的需求是无止境的。同一时期，一个人可能有几种需求，但每一时期总有一种需求占支配地位，其对行为起决定作用。任何一种需求都不会因为发展更高层次的需求而消失。各层次的需求相互依赖和重叠，高层次的需要发展后，低层次的需求仍然存在，只是对行为的影响程度显著减小。

例如，一个人同时缺乏食物、安全、爱和尊重时，通常对食物的需求是最强烈的，其他需求则显得不那么重要。此时人的意识几乎全被饥饿感占据，所有能量都被用来获取食物。在这种极端情况下，人生的全部意义就是摄取食物。只有当人从生理需求的控制下解放出来时，才可能出现更高级的、社会化程度更高的需求，如安全需求。

第七节　作业与情绪

一、作业活动与情绪

我们的生活充满情绪。情绪、思想与心理状态均与作业活动都息息相关，都会影响我们的作业表现，是我们在作业活动中应该关注的范围。

（一）情绪的一般概念

1．情绪的定义与功能

（1）情绪的定义。

情绪极具复杂性，关于"情绪"的确切含义，心理学家和哲学家已经辩论了一百多年。一般认为，情绪是指伴随着认知和意识过程产生的对外界事物态度的体验，是人脑对客观外界事物与主体需求之间关系的反应，是以个体需要为中介的一种心理活动。当客观事物或情境符合主体的愿望和需要时，就能引起积极的、正面的情绪；当客观事物或情境不符合主体的愿望和情境时，就会产生消极、负面的情绪。由此可见，情绪是个体与环境之间某种关系的维持或改变（Campos，1970）。

（2）情绪的构成要素。

情绪是一种混合的心理现象。尽管许多学派有争议和分歧，但都承认情绪是由以下成分组成：① 情绪涉及身体的变化，是情绪的表达形式；② 情绪涉及有意识的体验；③ 情绪包含认知的成分，涉及对外界事物的评价等。

情绪是多元的、复杂的综合事件。情绪既是主观感受，又是客观生理反应，具有目的性，也是一种社会表达。情绪构成理论认为，在情绪发生的时候，有五个基本元素必须在短时间内协调、同步地进行。① 认知评估注意到外界发生的事件（或人物），认知系统自动评估这件事的感情色彩，因而触发接下来的情绪反应（例如：看到心爱的宠物死亡，主人的认知系统把这件事评估为对自身有重要意义的负面事件）。② 身体反应：情绪的生理构成，身体自动反应，使主体适应这一突发状况（例如：意识到死亡无法挽回，宠物的主人神经系统觉醒度降低，全身乏力，心跳频率变慢）。③ 感受：人们体验到的主观感情（例如：在宠物死亡后，主人的身体和心理产生一系列反应，主观意识察觉到这些变化，把这些反应统称为"悲伤"）。④ 表达：面部和声音变化表现出这个人的情绪，这是为了向周围的人传达情绪主体对一件事的看法和他的行动意向（例如：看到宠物死亡，主人紧皱眉头，嘴角向下，哭泣）。对情绪的表达既有人类共通的成分，也有各自独有的成分。⑤ 行动的倾向：情绪会产生动机（例如：悲伤的时候希望找人倾诉，愤怒的时候会做一些平时不会做的事。）

（3）情绪的性质与功能。

情绪作为人脑的高级功能，是一种具有动机和知觉的积极力量，它组织、维持并指导行为。情绪具有整体性、过程性和个体差异性三个基本特性。情绪对保证人的生存和适应有着重要的作用。① 适应功能：情绪是有机体适应生存和发展的一种重要方式。如人遇到危险时产生怕的求救，就是求生的一种手段。情绪是人类早期赖以生存的手段。婴儿出生时，不具备独立的生存能力和言语交际能力，这时主要依赖情绪来传递信息。在成人的生活中，情绪与人的基本适应行为有关，包括攻击行为、躲避行为、寻求舒适、帮助别人和生殖行为等。这些行为有助于人的生存及成功的适应周围环境。情绪直接反映人的生存情况，是人的心理活动的晴雨表，如通过愉快可以表示处境良好，通过痛苦可以表示处境困难；人还通过情绪进行社会适应，如用微笑表示友好，通过移情维护人际关系，通过察言观色彼此了解对方的情绪状况等等。总之，人通过情绪了解自身或他人的处境，适应社会的需求，得到更好的生存和发展。② 动机功能：情绪是动机的源泉之一，是动机系统的一个基本成分。它能激励人的活动，提高人的活动效率。适度的情绪兴奋，可以使人身心处于活动的最佳状态，推动人有效完成任务。研究表明，适度的紧张和焦虑能促使人积极地思考和解决问题。赫布（Hebb，1955）认为唤醒水平和绩效之间存在着倒 U 形曲线的关系。太低或太高的唤醒水平都会损害工作效率。同时，情绪对于生理内驱力（drive）也具有放大信号的作用，成为驱使人的行为的强大动力。如人在缺氧的情况下，产生了补充氧气的生理需要，这种生理驱力可能没有足够的力量去激励行为。但是，这时人的恐慌感和急迫感就会放大地增强内驱力，使其成为行为的强大动力。③ 组织功能：情绪的组织作用是指情绪对其他心理过程的影响。情绪心理学家认为，情绪作为脑内的一个检测系统，对其他心理活动具有组织作用。这种作用表现为积极情绪的协调作用和消极情绪的破坏、瓦解作用。中等强度的愉快情绪,有利于提高认知活动的效果,而消极情绪如恐惧、痛苦等会对操作产生负面影响。消极情绪的机会水平越高,操作效果越差。研究还表明,情绪状态可以影响学习、记忆、社会判断和创造力。人在加工和提取信息时,那些和当前情绪一致的内容表现出选择性的敏感化,这些材料容易受到注意,得到深入加工、并建立更为细致的联系。情绪的组织功能也表现在人的行为上。当人处在积极、乐观的情绪状态时,易注意美好事物的一方面,其行为比较开放,愿意接纳外界的事物;当人处在消极的情绪状态时,容易失望、悲观,放弃自己的愿望,或者产生攻击性行为。④ 社会功能:情绪在人际具有传递信息、沟通思想的功能。这种功能是通过情绪的外部表现,即表情来实现的。表情生活思想的信号,如用微笑表示赞赏,用点头表示默认等。表情也是言语交流的重要补充,如手势、语调等能使言语信息表达得更加明显或确定。

情绪常和心情、性格、脾气、目的等因素互相作用,也受到荷尔蒙和神经递质影响。无论正面还是负面的情绪,都会引发人们行动的动机。尽管一些情绪引发的行为看上去没有经过思考,但实际上意识是产生情绪重要的一环。人的情绪有天生也有后天控制的成分。

2. 情绪的维度与两极性

情绪的维度(dimension)是指情绪所固有的某些特征,如情绪的动力性、激动性、强度和紧张度等。这种特征的变化幅度具有两极性(two polarity),即存在两种对立的状态。

情绪的动力性有增力和减力两极。一般来讲,需要得到满足时产生的积极情绪是增力的,可提高人的活动能力;需要得不到满足时产生的消极情绪是减力的,会降低人的活动能力。

情绪的激动性有激动与平静两极。激动是一种强烈的、外显的情绪状态,如激怒、狂喜、极度恐惧等,多数是由一些重要的事件引起,如突如其来的地震会引起人极度的恐惧不安。平静是指一种平稳安静的情绪状态,它是人们正常生活、学习和工作的基本情绪状态,也是基本的工作和生活条件。

情绪有强弱两极,如从愉快到狂喜,从微愠到狂怒。在情绪的强度之间还有各种不同程度的强度,强度大小取决于情绪事件对于个体意义的大小。

情绪还有紧张和轻松两极。情绪的紧张程度取决于面对情绪的紧迫性,个体心理的准备状态以及应变能力。

(二)情绪与脑

1. 情绪的脑中枢机制

近年来产生了当代情绪研究的前沿学科——情感神经科学(affective neuroscience),这是研究情绪神经机制的一门学科。大量研究表明,情绪是由大脑中的神经元回路所控制的,由这些回路负责整合加工情绪信息,产生情绪行为。情绪的神经回路包括前额叶(the prefrontal cortex,PFC)、杏仁核(amygdala)、海马(hippocampus)、腹侧纹状体(ventral striatopallidal system)和丘脑(thalamus)等区域。各个脑区并非孤立进行,而是存在相互间的影响。

人的大脑在整个生命周期都是可以重塑的,学习会增加突触的数量,改变突触的结构,是影响脑的可塑性的主要因素之一。情绪神经回路的可塑性研究还处于比较初级的阶段。LeDoux 指出,情绪学习也可促进情绪神经回路的可塑性。情绪特质并不是我们以前所想象的那样,是固定不变的,它也和技能一样可以习得和改变。

2．情绪的外周神经机制

生理反应是情绪存在的必要条件。情绪过程不同于其他心理过程，与植物性神经系统、躯体神经系统和内分泌系统都密切相关。

当我们听到"情绪"这个词，大多数人想到爱、恨、快乐或恐惧。在日常生活中，我们会不断经历不同的情绪。这些情绪可能是许多行为的原动力。究竟情绪是从哪里而来的？

人的大脑是善于侦测环境的威胁或奖励的，一旦侦测到，大脑的感觉区域会通过化学方式提醒我们。情绪是由这些化学物质从大脑散发到身体各部位而形成的。当大脑侦测到潜在威胁，会释放应激激素，如肾上腺素和皮质醇，令我们准备战斗或逃跑。当侦测到奖励，例如有人对你认同或表示关心，我们的大脑会释放出多巴胺、催产素或血清素。这些使我们感觉良好的神经递质会激励我们继续完成任务或持续我们的行为。

有时当情绪感觉比较强烈，情绪会凌驾思维，支配我们的行为，使我们无法冷静思考。这时候，我们的大脑可算是被我们的情感劫持了。

许多情绪反应都是下意识发生的，有时，我们的思想会使我们产生不良的情绪。例如，当我们过分思考一些富有威胁的场景，可能会引发压力情绪反应。这时，我们要利用有意识的思维来管理好我们的情绪。

在我们体验生活的过程中，情绪发挥了强大的作用。同时，我们也可学习通过思想和行为来调节情绪，这可以帮助我们更好地控制大脑，过成功和愉快的生活。

二、情绪理论

（一）情绪的早期理论

1．詹姆斯-兰格理论

美国心理学家詹姆斯（Willian James）和丹麦生理学家兰格（Carl Lange）分别于 1884 年和 1885 年提出内容相同的一种情绪理论。他们强调情绪的产生是植物性神经活动的产物。后人称它为情绪的外周理论，即詹姆斯-兰格情绪学说（James-Lange theory），情绪刺激引起身体的生理反应，而生理反应进一步导致情绪体验的产生。詹姆斯提出情绪是对身体变化的知觉。在他看来，是先有机体的生理变化，而后才有情绪。所以悲伤由哭泣引起，恐惧由战栗引起；兰格认为情绪是内脏活动的结果。在这一理论中，情绪的一般成因被假定为内在的生理性的神经过程，而不是精神性或心理性的过程。詹姆斯-兰格理论看到了情绪与机体变化的直接关系，强调了植物性神经系统在情绪产生中的作用；但是，忽视了中枢神经系统的调节、控制作用，因而引起了很多的争议。

2．坎农-巴德学说

美国生理学家坎农（W. Cannon，1927）认为情绪的中枢不在外周神经系统，而在中枢神经系统的丘脑，并且强调大脑对丘脑抑制的解除，使植物性神经活跃起来，加强身体生理的反应，而产生情绪。外界刺激引起感觉器官的神经冲动，传至丘脑，再由丘脑同时向大脑和植物性神经系统发出神经冲动，从而在大脑产生情绪的主观体验而由植物性神经系统产生个体的生理变化。该理论认为，激发情绪的刺激由丘脑进行加工，同时把信息输送到大脑和机体的其他部位，到达大脑皮层的信息产生情绪体验，而到达内脏和骨骼肌肉的信息激活生理反应，因此，身体变化与情绪体验同时发生。坎农的情绪学说得到巴德（Bard，1934，1950）的支持和发展，故后人称坎农的情绪学说为"坎巴情绪学说"。

（二）情绪的认知理论

情绪认知理论（cognitive theory of emotion）是心理学中主张情绪产生于对刺激情境或对事物的评价的理论。认为情绪的产生受到环境事件、生理状况和认知过程三种因素的影响，其中认知过程是决定情绪性质的关键因素。包括：阿诺德的"评定兴奋"说、沙赫特的两因素情绪理论、拉扎勒斯的认知—评价理论、西米诺夫的情绪认知-信息理论及扬和普里布拉姆的情绪不协调理论。

1．阿诺德的"评定—兴奋"说

美国心理学家阿诺德（M. R. Arnold）在20世纪50年代提出了情绪的"评定—兴奋"学说。这种理论认为，刺激情景并不直接决定情绪的性质，从刺激出现到情绪的产生，要经过对刺激的估量和评价，情绪产生的基本过程是刺激情景—评估—情绪。同一刺激情景，由于对它的评估不同，就会产生不同的情绪反应。评估的结果可能认为对个体"有利""有害"或"无关"。如果是"有利"，就会引起肯定的情绪体验，并企图接近刺激物；如果是"有害"，就会引起否定的情绪体验，并企图躲避刺激物；如果是"无关"，人们就予以忽视。情绪的产生是大脑皮层和皮下组织协同活动的结果，大脑皮层的兴奋是情绪行为的最重要的条件。

2．沙赫特的两因素情绪理论

20世纪60年代初，美国心理学家沙赫特（S. Schachter）和辛格（J. Singer）提出对于特定的情绪产生有两个必不可少的因素：一是个体必须体验到高度的生理唤醒，如心率加快、手出汗、胃收缩、呼吸急促等；二是个体必须对生理状态的变化进行认知性的唤醒。情绪状态是由认知过程（期望）、生理状态和环境因素在大脑皮层中整合的结果。环境中的刺激因素，通过感受器向大脑皮层输入外界信息；生理因素通过内部器官、骨骼肌的活动，向大脑输入生理状态变化的信息；认知过程是对过去经验的回忆和对当前情境的评估。来自这三个方面的信息经过大脑皮层的整合作用，才产生了某种情绪体验。将上述理论转化为一个工作系统，称为情绪唤醒模型。这个情绪唤醒模型的核心部分是认知，通过认知比较器把当前的现实刺激与储存在记忆中的过去经验进行比较，当知觉分析与认知加工间出现不匹配时，认知比较器产生信息，动员一系列的生化和神经机制，释放化学物质，改变脑的神经激活状态，使身体适应当前情境的要求，这时情绪就被唤醒了。

这个工作系统包括三个亚系统：一是对来自环境的输入信息的知觉分析；二是在长期生活经验中建立起来的对外部影响的内部模式，包括过去、现在和对未来的期望；三是现实情景的知觉分析与基于过去经验的认知加工间的比较系统，称为认知比较器，它带有庞大的生化系统和神经系统的激活机构，并与效应器官相联系。

3．拉扎勒斯的认知—评价理论

拉扎勒斯（Lazarus，1970）是情绪的认知—评价理论（cognitive evaluation theory of emotion）代表。他认为情绪是人和环境相互作用的产物。情绪是由不同程度的激活或唤醒状态产生的，强烈的情绪由高唤醒产生，温和的情绪由低唤醒产生。不同程度的唤醒（从兴奋、注意警戒到松懈觉醒、瞌睡、轻睡、熟睡、昏迷和死亡）是网状结构系统激活大脑皮层的结果，而边缘系统则控制着情绪的表现、情绪行为。情绪的激活状态表现在思考、担忧、焦虑等皮层激活，皮层、间脑和脑于激活引起的出汗、流泪等内脏反应，以及躯体运动激活引起的面部表情、肌肉紧张等。

情绪是个体对环境事件知觉到有害或有益的反应。在情绪活动中，人不仅反映环境中的刺激事件对自己的影响，同时要调节自己对于刺激的反应。情绪活动必须有认知活动的指导，只有这样人才可以了解环境中刺激事件的意义，才可能选择适当的、有价值的动作反应。人们需要不断地评价刺激事件与自身的关系。包括三个层次的评价：初评价、次评价、再评价。

4．西米诺夫的情绪认知—信息理论

西米诺夫（Siminov P. V.）的信息理论认为，如果一个有机体因缺乏信息而不能适当地组织自己，那么神经机制就会使消极情绪开始行动。西米诺夫主张，情绪（E）等于必要信息（In）与可得信息（Ia）之差与需要（N）的乘积，即：$E = -N(In - Ia)$。

西米诺夫认为，情绪本身具有一种强烈的生理激活的力量，如果这个机制变活跃了，那么，一些习惯性反应必定受到破坏。当有机体需要的信息等于可得的信息时，有机体的需要得到预期满足，情绪便是沉寂的。如果信息过剩，超出了有机体预期的需要，便会产生积极的情绪；反之，则会产生消极情绪。积极的情绪和消极的情绪都可以促进行为。

西米诺夫的情绪理论虽然比较简单、明了，但它为情绪研究开辟了一个新的视野、新的方向。

5．扬和普里布拉姆的情绪不协调理论

美国心理学家扬（Young，P. T.）和普里布拉姆（Pribram K.）于20世纪40至60年代共同把情绪定义为"感情性的激烈扰乱"，认为情绪是一种神经中枢在感情上的"紊乱"反应，即一种对平衡状态的破坏。强调情绪起源于对环境事件的知觉、记忆和经验。当人们在过去经验中建立起来的内部认知模式同当前输入的信息超越稳定的基线不一致时，就导致情绪的产生，这就是情绪不协调理论的含义。

普里布拉姆还提出了一个"监视器"的概念，他认为情绪是临视脑活动的一种机制，起着监视心理加工的作用；情绪过程就是当原来进行的加工程度受到阻断时产生的替代性执行程序，对这个阻断过程的意识觉知，就是情绪的体验或感受。

（三）情绪的动机—分化理论

美国心理学家伊扎德（Carroll Ellis Lzard）的情绪分化理论在当代美国情绪研究中颇有影响。他从进化的观点出发，提出情绪是人格系统的组成部分，是人格系统的动力核心。情绪系统与认知、知觉、行为、体内平衡、内驱力和动作六种人格子系统建立联系，实现情绪与其他系统的相互作用。随着年龄的增长和脑的发育，情绪也逐渐增长和分化，形成了人类的十种基本情绪：兴趣、愉快、惊奇、悲伤、愤怒、厌恶、轻蔑、恐惧、害羞与胆怯。每一种情绪都有相应的内部体验和面部表情模式。情绪的分化是进化过程的产物，具有灵活多样的适应功能，在有机体的适应和生存上起着核心作用。每种具体情绪都有其发生的渊源和特定的适应功能。

当人们体验到消极情绪时，免疫系统功能会减弱；而当人们体验到积极情绪时，免疫功能会增强（Salovey，Rothman，Detweiler，Steward，2000）。

三、情绪的基本类型

情绪是一种精神状态，以感觉感受为表现，由人参与活动之后自然产生的，常常伴随生理反应。人类有几百种情绪，此外还有很多混合、变种、突变以及具有细微差异的"近亲"。情绪的微妙之处已经大大超越了人类语言能够形容的范围。情绪不可能被完全消灭，但可以进行有效疏导、有效管理、适度控制。

情绪无好坏之分，一般只划分为积极情绪、消极情绪。由情绪引发的行为则有好坏之分、行为的后果有好坏之分，所以说，情绪管理并非消灭情绪，也没有必要消灭，而是疏导情绪并合理化之后的信念与行为。

（一）情绪分类

1．基本情绪与复合情绪

从生物进化的角度看，人的情绪可以分为基本情绪（basic emotin）与复合情绪（complex emotin）。基本情绪是人与动物共有的，与生俱来的，在发生上有着共同的原型和模式，是先天具备的。每一种基本情绪都具有独立的神经生理机制、内部体验和外部表现，并有不同的适应功能。复合情绪则是由基本情绪的不同组合派生出来的，是由两种以上的基本情绪组合而形成的情绪复合体。复合情绪是必须经过人与人之间的交流才能学习到的。因此，每个人所拥有的复杂情绪数量和对情绪的定义都不一样。

著名心理学家罗伯特·普拉切克（Robert Plutchik）开创了情绪的心理进化理论，将情绪分为基本情绪及其反馈情绪。他认为人类的基本情绪是物种进化的产物，是物种生存斗争的适应手段。他根据自己的研究提出8种基本情绪：生气（Anger）、厌恶（Disgust）、恐惧（Fear）、悲伤（Sadness）、期待（Anticipation）、快乐（Joy）、惊讶（Surprise）、信任（Trust）。每一种情绪都可以根据强调上的变化而细分，例如，高强度的愤怒是狂怒，强度很低的愤怒可能是生气（见表3-6）。一种基本情绪可与相邻情绪产生某种复合情绪，也可能与相距更远的情绪混合产生某种复合情绪。恐惧与期待一起就会产生焦虑情绪。

表3-6　基本情绪与复合情绪

强度低	基本情绪	强度高
兴趣	期待	警觉
宁静	快乐	狂喜
接受	信任	赞赏
忧虑	恐惧	恐怖
分心	惊讶	惊愕
忧伤	悲伤	悲痛
厌烦	厌恶	憎恶
生气	愤怒	狂怒

2．积极情绪和消极情绪

基本情绪可以分为两类：一类是积极情绪（positive emotion）；一类是消极情绪（negative emotion）。积极情绪是与接近行为相伴随产生的情绪，而消极情绪是与回避行为相伴随产生的情绪。

（1）积极情绪。

① 定义：积极情绪（positive emotion）即正性情绪或具有正效价的情绪，不同学者根据自己对不同情绪的理解而给出了不同的定义。如 Larsen 和 Diener（1992）认为积极情绪就是一种具有正向价值的情绪。英国哲学家 Russell 认为"积极情绪就是当事情进展顺利时产生的那种好的感受"。也有学者认为"积极情绪是与某种需要的满足相联系，通常伴随愉悦的主观体验，并能提高人的积极性和活动能力"（孟昭兰，1989）。Fredrickson 认为"积极情绪是对个人有意义的事情的独特即时反应，是一种暂时的愉悦"。情绪的认知理论则认为"积极情绪就是在目标实现过程中取得进步或得到他人积极评价时所产生的感受"。还有一部分心理学家认为"积极情绪不一定就具有正向价值，它指的是能激发人产生接近性行为或行为倾向的一种情绪。所谓接近性行为或行为倾向就是指产生情绪的主体对情绪的对象能够出现接近或接近的行为趋向"。综上各家所言，积极情绪的共同点就是可以产生愉悦的感受，并且促使个体趋向于某种行动。

② 类别：目前对于积极情绪的类别尚无定论。汤姆金斯（Tomkisn，2004）认为积极情绪应包括兴趣、快乐。弗瑞德（Frijda，1986）认为积极情绪可分为愉快、兴趣、期望和惊奇四种情绪。美国积极情绪研究者弗雷德里克森（Fredrickson）在早期认为，积极情绪可以分为一些一般性的元素，包括快乐（joy）、兴趣（interest）、满足（satisfaction）和爱（love）等，后来又把自豪（pride）、感恩（gratitude）加入积极情绪。他的观点目前被许多人采纳，他提出了 10 种形式的积极情绪，按照最常见的顺序排列：喜悦、感谢、宁静、利益、希望、自豪、娱乐、灵感、威严、爱。

③ 一般表现：一般表现积极情绪和别人握手时，要表现出热情、诚恳、可信和自信；谈话时，要轻松自如，不吞吞吐吐，慌慌张张，没有相互敌视和防范的心理和行为。

情绪的美妙之处是在于它是极其个人化的，更多地取决于我们的内在理解，而不是外部环境。我们可以通过自我学习，在生活中提高积极情绪。我们每个人都有为自己打开的关闭积极情绪的力量。但是，在品味积极情绪的时候，我们无须去分析，只要去感受即可。不明原因的积极情绪比起我们经过分析直到完全理解的积极情绪，持续得更久。

④ 作用：积极情绪对人的生活很多方面都起着至关重要的作用。一般认为积极情绪有三个重要的适应功能，即支持应对、缓解压力、恢复被压力消耗的资源。目前影响最大的"拓宽与建构"理论，解释了积极情绪的扩展功能、对紧张心理的撤销功能、增进主观幸福感的体验等。Barbara L. Fredrickson 制定了一个新的理论模型，即"拓宽与建构"理论，以更好地解释积极情绪的进化适应价值，呈现了积极情绪促进个体向上发展的独特作用。

a. 拓展功能：积极情绪能拓展个体即时的思维、行动范畴，包括拓展个体注意、认知、行动等范围。当个体在无威胁的情境中体验到积极情绪时，会产生一种非特定行动趋向，个体会变得更加专注并且开放，在此状态下，产生尝试新方法、发展新的解决问题策略、采取独创性努力的冲动。积极情绪通过促使个体积极地思考诸多行动的可能性过程，从而拓展个体的注意、认知、行动的范围。此为积极情绪的"拓展"功能。例如兴趣，通常产生于安全且具有新奇、挑战和神秘的情境，会驱使个体对情境作出注意和努力，并激发个体探索的认知行动趋势，不断获取有利于目标实现的知识和经验。在此开放的过程中，新的想法、经验和行动极大地拓展了个体的思维和行动。

b. 建构功能：积极情绪能建构个体持久的资源。消极情绪通过窄化个体的认知行动范畴使个体在战斗、逃跑的情境获益，其收益是直接的、瞬时的；而积极情绪却能给个体带来间接的、长远的收益，能帮助个体构建持久的身体、智力、心理和社会资源，这种建构功能是在"拓展"的基础上实现的。思维、行动范畴的拓展，提供了建设个人可持续的资源的机会。如快乐可出现玩耍的冲动，玩耍可以促使身体不同强度的运动（如追逐打闹跑跳等），此为构建身体资源的一方面。玩耍同样可以构建持久的社会资源，集体的玩耍，并同其他成员共享愉悦、兴奋，可增强个体的社会联络和依附，并成为社会支持的重要根基。有学者透过对儿童的研究表明，玩耍可通过提高创造性水平而构建个体的智力资源并促进大脑的发育。已构建的个体资源可以长期储存，以供日后提取，从而改善个体在将来的应对和提高个体存活的机会。

c. 缓释功能：此功能是由拓展功能衍生而来。积极情绪的缓释功能主要体现在两个方面，一是在消极情绪唤醒作用后，能通过修复使自主神经系统平静。诸如愤怒、恐惧、焦虑等消极情绪能唤醒个体的自主神经系统，导致心跳加快、心血管扩张、血压升高，积极情绪可以起缓释作用，使躯体平静。二是积极情绪可以在消极情绪体验后修复灵敏的思维。积极情绪可以放松消极情绪对个体思维的控制，促进个体探求思维和行动的心新路径。

d. 螺旋式上升：积极情绪同思维拓展、资源建构的关系并非单向的，它们是相互影响、相互引发的，早期积极情绪体验拓宽了个体的注意和认知，有利于个体对逆境的应对和资源的建构，而良好的应对也预示着未来积极情绪的产生。这是一个循环的过程，对个体发展而言，是朝着螺旋式上升的方向，提升个体心理幸福感，实现个人成长（见图3-4）。

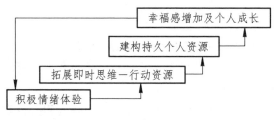

图 3-4　螺旋式上升

综上所述，积极情绪可以扩展人的思维，教会人以一种开明的方式应对逆境，可增强个体多产和富于创造性，激发解决各种问题的动力，寻求更多的解决方案；能够维持人的心理健康，满足人的社会心理需求；提供生活正能量，促进人的成长。积极情绪更具有开放性，能建构心理优势，养成好的习惯。构建和谐的社会及人际关系，提高人的韧性水平。促进人构建健康的身体及美好的未来，与大自然更加和谐地相处。

（2）消极情绪（负性情绪）。

① 定义：消极情绪是指生活事件对人的心理造成的负面影响。它是指在某种具体行为中，由外因或内因影响而产生的不利于人继续完成工作或者正常的思考的情感，与积极情绪相对。

② 类别：消极情绪常见的有忧愁、悲伤、愤怒、紧张、焦虑、痛苦、恐惧、憎恨等。

③ 一般表现：初次见面时被动握手；接触时距离保持过远；不太注意倾听对方的谈话，在对方说话时心不在焉地干一些别的事；会话时，相互猜疑，防范多于理解和谅解。

④ 作用：一般而言，负面情绪与消极思维并不有趣，让人感觉很糟糕，对个体也没有什么益处。许多心理学家和社会学家针对消极情绪的好处做了大量研究，消极情绪被看作是一种软弱和不足的表现，也是人类不可缺少的体验，适度的消极情绪有时对个体是有益的。"拓宽与建构"理论这样解释：消极情绪能使个体在威胁情境中获益，当个体体验到生命威胁时，消极情绪会使个体产生一种特定行动趋向，并窄化个体的思维行动资源，从而使个体更加专注于即时的境况，迅速做出决定并采取行动，以求得生存。如体验到恐惧时，流经肌肉群的血液增加，从而为逃跑做好准备；意识到焦虑有时让我们提前更充分的准备；极度的悲伤会使我们与其他人更亲密等。这些思维、认知及行动资源的建构也让人更有自我觉知力。

另外，也有一些神经学者认为，一部分负面情绪的产生无需经过大脑皮层，会直接由外部事件激发而产生，而其中伴随着的生理变化对个体会有保护作用。当个体一些负面情绪发生时，如适度的焦虑情绪下，大脑和神经系统张力增加，思考能力亢进，反应速度加快，因而提高工作效率和学习效果。

（二）情绪的状态及分类

情绪状态是指在某种事件或情境的影响下，在一定时间内所产生的某种情绪，其中较典型的情绪状态有心境、激情和应激三种。

1．心境（mood）

心境是指人比较平静而持久的情绪状态。心境具有弥漫性和长期性，它不是关于某一特定事物的特定体验，而是以同样的态度体验对待一切事物。它往往在一段长时间内影响人的言行和情绪。工作成败、生活条件、健康状况等，会对心境发生不同程度的影响。

心境持续时间有很大差别。某种心境可能持续几小时，另一些心境可能持续几周、几个月或更长的时间。一种心境的持续时间依赖于引起心境的客观环境和主体的个体特点。一般情况下，重大事件引起的心境持续较长时间。

个性特点也能影响心境的持续时间，同一件事对一些人的心境影响较小，而对另一些人则影响较大。心境产生的原因是多方面的，个人的健康状况、人际关系是否融洽、工作的顺利与否、事业的成败、时令气候都可能成为引起某种心境的原因。

心境对人的生活、工作、学习、健康有很大的影响，积极乐观的心境使人振奋快乐、朝气蓬勃，有益于身体健康；消极悲观的心境，会降低人的活动效率，使人颓丧悲观、精神萎靡，有损于健康。一般来说，女性的某一心境比较持久，在相当长的一段时间内影响她们的全部行为和全部生活，大有忧时见之而忧，喜时见之而喜的浓烈的情绪色彩。培养良好的心境是人的个性修养的一个重要组成部分。

2．激情（intense emotion）

激情是一种强烈的、爆发性的、为时短促的情绪状态。这种情绪状态通常是由对个人有重大意义的事件引起的。重大事件之后的狂喜、惨遭失败后的绝望、亲人的突然离世引起的极度悲哀、突如其来的危险所带来的异常恐惧等，都是激情状态。

激情状态往往伴随着生理变化和明显的外部行为表现，例如，盛怒时全身肌肉紧张，双目怒视，怒发冲冠，咬牙切齿，紧握双拳，等等；狂喜时眉开眼笑，手舞足蹈；极度恐惧、悲痛和愤怒之后，可能导致精神衰竭、晕倒、发呆，甚至出现所谓的激情休克现象，有时表现为过度兴奋、言语紊乱、动作失调。

激情状态下人往往出现"意识狭窄"现象，即认识活动的范围缩小，理智分析能力受到抑制，自我控制能力减弱，进而使人的行为失去控制，甚至做出一些鲁莽的行为或动作。

3．应激（Stress）

应激是由危险的或出乎意料的外界情况的变化所引起的一种情绪状态，是决策心理活动中可能产生的一种心理因素。导致应激的刺激可以是躯体的、心理的和社会文化的诸因素。但是这些刺激通常不能直接地引起应激，在刺激与应激之间还存在着许多中介因素，诸如人体健康、个性特点、生活经验、应付能力、认知评价、信念以及所得社会支持的质与量等，均可起重要的调节作用。

个体对应激的反应有两种表现：一种是活动抑制或完全紊乱，甚至发生感知记忆的错误，表现出不适应的反应，如目瞪口呆、手忙脚乱、陷入窘境；另一种是调动各种力量，活动积极，以应对紧急情况，如急中生智、行动敏捷、摆脱困境。在应激状态下，生化系统发生激烈变化，肾上腺素以及各腺体分泌增加，身体活力增强，使整个身体处于充分动员状态，以应对意外的突变。长期处于应激状态，对人的健康不利，甚至会有危险。

每个人的人格特点、过去的经验、经受的锻炼等，在紧张条件下有重要的调节功能。

四、情绪比例与身心健康

情绪在认知的基础上产生，又对认知产生巨大的影响，成为调节和控制认知活动的一种内在因素。积极情绪能激发认识事物的积极性，使人们锐意进取；相反，消极情绪会使人消沉、沮丧，窒息人们认识与创造的热情，严重时会危害人的身心健康。人对自己行为的自觉调节和控制，是根据自己的认识和情绪来实现的。

人的快乐不是取决于我们有多少正面情绪、好的感受或负面情绪、坏的感受，而是取决于正面和负面情绪感受的比例。正面情绪比例长期小于1，即正面情绪少于负面情绪，人会处于抑郁状态。一般人的正向情绪与负向情绪比例处于1~3，虽然没有抑郁，但情绪往往较平淡，没有快乐感受。正向情绪与负向情绪比例处于3~11，人会感觉十分快乐，生活也会非常丰盛（详见图3-5）。

重建生活为本康复理念创立人梁国辉教授指出，有时候人的负面情绪是不能排除的，我们可以通过增加提供正面情绪的各种途径，引导他们参与能产生正向情绪的作业活动，创造轻松愉快的环境；可以开拓思维空间，学习适应，接受现实，调节目标，建立新的能力，促进成长，兼而也利于抵消负面情绪，形成情绪的良性循环。

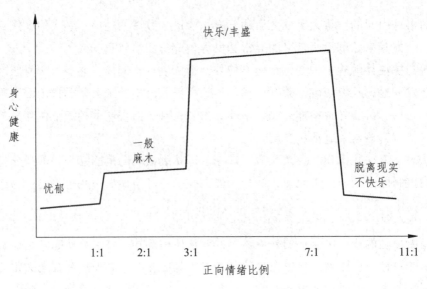

图 3-5　正向情绪比例与身心健康示意图

日常多产生负面不良情绪，很少产生正面情绪。当日常负面情绪长期多于正面情绪时，人的心理健康就会受损，容易产生更多的负面情绪。有时，负面情绪也有些积极作用，它帮助人集中注意力，抵抗逆境，逃离危险环境。可是，负面情绪使人太集中某些想法，如要找到有用的治疗，变得固执，不利于打开心扉，就要换一个角度看事物。正面积极情绪有利于人从积极角度理解现况，分析及接受现实，采取弹性思维模式，尝试探索新的出路、思考新的方法。

很多时候，负面情绪是由个体的症状或功能障碍直接引起的，不能完全避免或排除，是现实的一部分。但从我们日常生活经验中，在一天不同时间，负面情绪及正面情绪是可以分别出现的。一个健康的人白天在工作场所很不如意，经历挫折，受尽委屈，晚上回家，与家人共享天伦，看喜欢的电视，玩喜欢的游戏，其乐融融。个体虽然整天都受着症状及功能障碍影响，不等于正面情绪由早到晚都不会出现，在于我们实际做些什么事，有什么生活经历。很多正受着症状影响的个体，都可因参与一些喜爱的活动，有好的感受，产生正面的情绪。

有时，个体发现负面情绪及正面情绪是可以同时出现的，例如当个体正在全神贯注投入喜爱的烹饪活动时，可感受到愉快、温馨或成就的感觉。但同时当被问及有关疼痛的程度或将来计划，他的答案仍然是负面的。我们知道，产生负面情绪的条件仍然客观存在，但当我们不注意它，把注意力集中在可产生好的感受的事情上，负面情绪可能不会产生，就算产生，强度亦会大大降低。

正面情绪可促进个体接受现实，所以，引导个体参与一些可产生正面情绪的活动，是必要的治疗策略。正面情绪不会无缘无故产生，也不会单靠思想产生。在大多数情况下，是靠个体做一些喜爱做的事或成功完成一些重要的事酝酿出来的。可是，个体受着症状及功能障碍的影响，时常感觉什么事都不能做，所以，个体必须系统地学会各种适应方法，从简单到复杂，做到自己想做的事。学习适应性生活策略及运用适应性方法是促成及维持良性对应、挣扎与接受良性循环的关键步骤。否则，此良性循环就不能建立及持续。

作为专业康复人员，要引导个体采取合适的态度，选择能产生正面感受的训练活动，采用合适的方法创造有利的人际环境，完成自觉重要的生活作业，才可确保能产生正面情绪，缔造正面思想，累积成功经验和感受。这也是重建生活为本康复模式根深蒂固的精髓之一。

积极情绪虽然是短期的、瞬时的经历，但它们都会在当下能够改变我们思考的方式、行为的方式和我们看待他人的方式。我们需要从一个长远地去看待那些积极情绪，随着时间的推移，那些积极情绪的瞬间作用积累起来，并真正会引发改变，比如我们将变成什么样子，以及人们怎么随时间成长和变化。因此，长期积累的积极情绪的作用可以滋养身体及精神健康，增加我们的幸福感。

第八节　作业与心流体验

人参与作业活动可有三大类动机：自认为该做的以达个人目标，自觉需要做的以满足生活及心理需要，及自己喜欢做的以作为兴趣爱好。

心理学家对人的兴趣爱好进行了系统研究，发现兴趣爱好活动会带来好的感受，因为人参与这些活动主要为了追寻这些快乐的感受。心理学家 Mihaly Csikszentmihalyi 为快乐的最高境界想出了一个新的词汇，称为心流体验（Flow Experience），亦有翻译为福流体验。Csikszentmihalyi 发现，除了一般被应为是兴趣爱好活动外，有些工作及运动都会带来心流体验。无论是兴趣爱好、工作或运动，当人投入一些自己选择、喜欢做的事情时，在全神贯注、心无杂念、全情投入这些活动时所产生的心流的感觉。

当产生心流体验时，人进入了沉醉忘我、旁若无人的境界。事情虽有一定的挑战，但人能掌握技术、游刃有余、发挥极致，会感到有兴奋充实、淋漓尽致，甚至有登峰造极的感觉。人可能虽然是筋疲力尽，反倒是他们最快乐的时刻。

根据 Csikszentmihalyi 的研究，能产生心流体验的活动通常具备以下几个特点：自主选择、要求专注、富有挑战、目标明确、能即时提供反馈。很多活动都能产生心流效果，如：

（1）动感活动：追求更高、更快、更强的运动：步行、跑步、登山、游泳、舞蹈。

（2）速度及转动活动：骑马、机动游戏、滑落、跳伞、各式运动，比赛，竞技。

（3）控制身体活动：瑜伽、太极、功夫。

（4）五官享受活动：促进视觉、听觉、味觉、嗅觉、触觉享受的活动。

（5）博彩运气游戏活动：扑克牌、娱乐性赌博、打麻将。

（6）性爱活动：多是最享受的经历。

（7）超越现实：戏剧、表演、特色服饰、电子游戏机、幻想性游戏活动。

令人产生心流体验的活动因人而异，治疗师可透过访谈或其他方式了解什么活动可使某人产生心流体验。

心流体验可使人产生更大动力参与活动。作业治疗师可选择可引发心流体验的作业活动进行训练，以加强参与训练的动力。在协助重建生活的过程中，作业治疗师可根据患者能力、爱好、客观环境及条件，引导患者选择及学习相关技巧，培养意志，多参与心流活动，并养成习惯，以提高患者生活质量。

第九节　作业与学习

人的一生都在不断地学习，随着人的成长和人生经历的丰富，人们不断去学习新的知识和技能，以更好地适应社会和体现自己人生的意义和价值，从而达到健康、愉悦、有意义和有价值的生活状态。而人的生活由许多的作业活动所组成，当人们需要从事新的作业活动或在功能障碍之后需要重返以前的作业活动时，有许多的知识和技能需要人们去学习和掌握，这样才能更好地完成这些作业活动。那么如何可以让人们更好地去学习，提高学习成效呢？这需要一定的方法。

美国教育心理学家本杰明·布鲁姆（Benjamin S. Bloom）于1956年在芝加哥大学提出教学目标分类法。他把教育者的教学目标分类，以便更有效地达到各个目标。根据布鲁姆的理论分析，知识可以分成以下三个范畴：认知范畴、态度（情感）范畴和技巧范畴。其中认知和态度范畴用来定义一项技能掌握的程度，它们都具备层级性质，这两个范畴的学习活动由从下至上的几个层级活动构成，随着层级的增加（由下往上）活动的难度也增加，每个层级都建立在下一层级之上。根据这两个层级理论，可以把认知和态度的学习过程分为知识学习阶梯和情感（态度）学习阶梯。

一、知识学习阶梯

知识学习阶梯将认知学习阶段由下至上分为六个层级：记忆、理解、应用、分析、评价、创造。下面我们针对这六个层级的活动逐一进行阐释。

（一）记　忆

记忆指的是对于数据或信息的回忆。这是人们在知识学习当中最基本的一个过程，要想继续往更高层级的知识学习过程递进，必须具备良好的记忆过程，这也是为什么人们用尽各种记忆技巧来记住知识点的原因。因此，对于有记忆障碍的患者，若在记忆作业活动相关知识的时候遇到困难，治疗师可以通过加强患者自身记忆能力和提供外部代偿策略的方法来帮助患者记忆知识点。

（二）理　解

理解指的是确定知识及信息的含义，包括口头、书面和图形交流。人们通过对事实和思想进行理解，并组织、比较、解释、描述和阐明主要观点，从而能够比较相似的概念，结合基本的信息，对所获取的知识信息进行解释。在平时的知识学习中我们在记住知识点的基础上还要对知识点进行理解，这样才能加深我们的记忆和便于进入后面更高层级的应用和分析等过程。因此，治疗师在帮助患者学习作业活动相关知识点时，也应该加深患者对知识点的理解，如：后外侧入路髋关节置换术后屈髋不能大于90°，当患者理解了屈髋大于90°会造成手术切口处软组织损伤，从而导致髋关节脱位后，他们将更容易记住并应用这一知识点。

（三）应　用

应用是指对新知识的使用，即所谓的学以致用。对知识点的应用，可以先从简单的情境开始，逐渐过渡到复杂的情境。如：在对髋关节置换术后患者进行髋部禁忌动作宣教后，我们可以在不同的情境下让患者去应用这一知识点，如先在简单的床椅转移情境下去应用，再逐渐过渡到复杂的家务活动情境下去应用。

（四）分　析

通过检查并分析动机或原因，将信息分解成几部分。对信息进行推论，并找到证据支持。分析包括元素分析、关系分析、组织原则分析等。通过对知识点的分析，我们可以提炼出其重点及原理，从而有利于我们后续的评价和创造过程。例如，治疗师帮助患者对所学作业活动进行分析，可以了解作业活动的关键要素及技巧，从而改善患者的作业表现。

（五）评　价

对知识给予评价。能够根据证据对观点及发现进行辩论。因此，在这一层级的知识学习过程中，人们能根据自身的知识对新的知识进行辨别和判断，能识别其优点和缺点，从而给予自己对新的知识的评价。例如，当患者在接受新的作业方式的学习时，他会根据自身情况及知识去评价这一作业方式是否适合自己，是否存在什么不足。

（六）创　造

通过将所学知识与已有知识结合，创造出新的知识、理论或产品。这是知识学习阶梯的最高层级，当人们对知识的学习能达到这一层级时，则达到了非常理想和有成效的学习结果。所谓"授之以鱼不如授之以渔"，给予新的知识是为了让人们可以懂得更多的原理和技巧，从而领会到更多的知识。例如，在教腰痛患者如何用省力而保护腰椎的方法完成洗澡这一作业活动后，患者能够自己创造出更多的完成其他作业活动的方法。

以上关于知识学习阶梯的六个层级，虽然是从最基本的层级到最高的层级递进，但并不代表我们在知识学习时一定得遵循从低层级到高层级的顺序来完成，特别是对于作业活动的学习，治疗师可以根据实际情况选择从适合患者的学习层级开始，来提高最终的学习成效。如，要教给髋关节置换术后患者关于髋部禁忌动作的知识，治疗师可以先让患者理解避免禁忌动作的原因，再通过实际作业活动中的应用来加深禁忌动作的记忆，然后再让患者分析自己的作业活动来判断是否有遵守禁忌动作，并评价避免禁忌动作的方法是否恰当，最后自己创造出适合自己的既方便又能避免禁忌动作的作业方法。

二、感性学习阶梯

感性（态度）学习是关于我们在处理事情的感性层面的方式的学习，如情感、价值观、赞赏、热情、动机和态度。感性学习阶梯由下往上分为五个层级，依次为接受、反应、评价、组织、内化。

（一）接　受

接受是态度范畴内最低层次的过程，学生是被动的要求专注、接受。若连这一层次也不能达到的话，可以说根本毫无学习可言。例如，要让患者接受一个新的价值观，首先要患者能接受这一观念。

（二）反　应

在这一层次，学生不单只对于刺激做出反应，更可主动参与学习过程。对于给予的新的观念，学生可以有自己的反应，也可以产生一定的反馈。例如，在给患者一个接受目前功能障碍的观念时，患者可能会产生一些抵触和不愿接受的反应。

（三）评　价

学生可对一个对象、一个现象或一份信息给予评价。将意义与现象相联系，更强调联系到主题，对特定的观念表明看法。如：当患者得知自己的社交能力不足时，自己对这一观念进行评价，明确自己社交能力的欠缺后，自己提出了改善社交水平的计划。

（四）组　织

学生把不同的价值、信息及意念摆在一起，并利用自身的价值体系来将它们容纳在一起，比较、关联和引申所学过的内容。如，患者面对功能障碍后幸福生活的观念，可通过身体健康、心理健康、有意义、有价值的生活这几个观念融合而来。

（五）内　化

学生已将所学完全接受、与本身的价值体系融合、建立了更新的态度及价值体系，并让自身的价值体系来控制行为。如：经过重建生活为本理念的学习之后，患者能根据自身功能障碍的情况，调整自己的价值观念，充分参与家务、娱乐、休闲活动，重建有价值有意义的生活。

以上关于情感学习的五个层级也是由下往上递进的关系，但在实际运用中，让患者接受新的观念时，我们可根据具体情况选择从不同的层级开始。如：要让患者接受在具有功能障碍的情况下一样可以过得有价值有意义这一观念，我们可以先让患者对这一观念进行评价，然后再逐渐让其接受并给予反馈和组织及内化。

三、技能学习阶梯

布鲁姆针对技能范畴的学习活动没有相关的层级分析，但 Fitts 和 Psoner 在 1967 年提出了动作技能学习阶段模型，包含三个阶段：认知学习阶段、持续训练阶段和熟练自如阶段。这一模型常应用在体育运动的训练上，也可应用在动作相关的作业活动的学习上。

（一）认知学习阶段

这一阶段需要学习者很专心地学习，需要较多的思考和注意力，从而使学习者知道完成动作技能需要做什么。在这一阶段的学习中，动作被分解成细小的步骤，学习者一步一步地学习和完成这些步骤。在学习过程中，学习者需要刻意控制自己的动作，以使动作正确，在完成动作时可能与正确动作之间有较大的差异，且会犯较多、较大的错误，动作执行也比较缓慢。但这都是学习者必定会经历的一个过程，在此阶段中，学习者需要很多的反馈，反馈可来自老师、同伴或教练，通过不断的学习、犯错、反馈、纠正，学习者才能不断提高自己的动作技能，从而真正掌握完成动作技能的方法和技巧。

在动作技能的认知学习阶段中，可通过一些方法来提高学习成效。首先，训练者和学习者可对技能进行阐释，如训练者对动作进行示范和讲解，学习者通过视觉的辅助和大脑中对动作的反应和印象，可以更好地理解动作技能。在观察动作之后，允许学习者进行一定时间的练习并重新对动作技能进行阐释。在学习者练习结束后，必须给予反馈，但反馈必须清楚、简单，避免给予学习者过多的信息。例如，在教脑卒中患者完成床椅转移时，治疗师可先对转移动作进行示范和讲解，然后由患者试着自己练习转移，再给予其相关反馈，让其更好地明白转移动作的技巧。

（二）持续训练阶段

在动作技能的认知学习阶段之后，学习者将进入持续训练阶段，通过这一阶段的学习，学习者可以改善或精炼动作技能。在此阶段中，学习者会减少动作的步骤记忆，动作技能的完成会更加成功和流畅，且学习者已经能理解动作技能并可以在动作练习之后进行自我反馈。通过这一阶段的持续重复练习，学习者完成动作时的错误将减少，并快速地取得进步。在此阶段进行反馈时可使用更复杂或详细的提示，且训练者可根据动作技能的类型及学习者所取得的进步，使用不同的训练方式及让学习者在不同的情景中进行练习。

这一阶段是学习者开始将动作技能的执行与大脑中的印象相比较的一个过程，他们不一定做得很好，但他们知道如何做得更好，并逐渐将正确的运动反应在大脑中进行固化。因此，在平时训练患者完成作业相关的动作时，我们应该充分利用这一阶段，让患者练习并掌握正确的动作技巧，让正确的动作方法在患者脑中固化。

（三）熟练自如阶段

进入这一阶段后，学习者将不需刻意地记忆动作，关于动作技能的分解步骤的顺序和时间是自发的，不需学习者过多的注意力。学习者能完全正确地完成动作，动作的完成具有高水平的流畅性、有效性和准确性，且学习者能察觉动作细微的错误，并能预期动作的结果。在此阶段，学习者可通过注意细节、自我评价、脑中练习及自我动力来提高技能，通过在不同的环境下实践技能，使技能得到更深的发展，从而发展出以技能来适应不同情景的能力，并形成关于技能的长期记忆。

此阶段的技能会深入到学习者的潜意识中，并形成习惯，也很难纠正。一些人可能只有在很多年的练习之后才能达到这一阶段，但有些人可能永远也不能达到这一阶段。

我们平时在指导患者学习动作相关的作业活动时，要结合以上关于动作技能学习几个阶段的不同特点，根据患者的自身情况，制定最佳的学习方案，从而取得最高的学习成效。

四、主动与被动学习方式

关于动作技能学习的方式可分为被动与主动学习两种，即教导式训练和探索式训练。这两种学习或训练方式效果相当，但各有各的特点。

（一）教导式训练

教导式训练是一种被动学习方式，也是一种传统的训练方式。这种训练方式以训练者为主导，学习者依赖于训练者的指示。对于一些必须一步一步去遵循完成的动作技能，或对于执行动作的场景较为单纯，完成动作的过程中不可预测的因素较少的动作技能，较适合采取这种训练方式，如床椅转移及步行等简单的动作技能的学习。

（二）探索式训练

探索式训练是一种主动学习方式，相比教导式训练，主要以学习者为主导，而训练者的言语指示和反馈则比教导式训练更少。在探索式训练中，训练者会鼓励学习者主动地去尝试和探索相关动作技能的学习，这样学习者的学习积极性将提高，且不容易产生学习疲劳。通过自己的尝试和探索，学习者能较自主地做出决定，预计自己动作技能的成果。因此，对于一些较复杂的动作技能，或执行动作的场景较为复杂或不可预测因素较多时，较适合采取探索式训练方式。如，在引导患者进行泡茶这一活动的相关动作技能的学习时，因为太多因素无法提前预测，治疗师最好采取探索式训练来帮助患者进行学习，这样可以容许患者根据自身的习惯及相关动作的原本记忆，去探索式地完成活动，在完成过程中患者能主动积极地全身心投入，能更好地促使动作技能在其大脑中产生刺激并形成长期记忆，从而提高学习成效。

第十节　作业与作业意志

一、意志的形态与作业意志

（一）意志的形态

意志是一种心理状况。在重建生活为本理念中，意志是三元合一理念的一部分，被理解为提供能量。意志可以不同形式体现，可用不同名词表达，包括：动力、信心（自我效能感）、希望、决心、勇气、耐力、毅力、不挠精神等。

意志的应用有两个层面：一是作业层面，即推动参与作业活动的意志力；二是生活方式层面，指推动追求安排美好生活的意志力。

人遭遇严重疾病的打击，如脑卒中、身体能力大幅度下降，甚至变成完全依赖，在没有得到专业的指导下，不知道什么是该做或不该做，失去自主及行为的掌控能力，自信心及意志力备受打击，甚至完全消失。在重建患者生活能力的同时，要同步重建患者的意志，以产生行动及训练的动力。

重建生活意志是有可依的顺序的，先是重建自我掌控感，继而是自信心、希望、追求、以至建立新的生活目标。每个阶段都会产生不同的动力，以推动作业行为及重建生活。

（二）作业意志

成功的作业活动除了可用来提高人的生活能力外，更能提高人的生活意志，可提升人从事该活动的信心，甚至会产生更多更高的追求，对将来抱较大的希望。越是符合作业活动疗效八要求的活动，就越能提升人的意志。

意志与作业活动二者相互影响促进，呈螺旋式递增趋势效应。相反，失败的作业活动经历可打击自信，持续的失败会形成螺旋式退步、消磨意志。重建生活为本作业治疗采纳了MOHO 的开放式作业活动循环系统理念去分析理解患者在活动过程中每一步骤的经历，以便在每步骤作针对性的介入，进行作业行为意志的培养、改变与维持，促进生活能力及生活意志同步重建。

二、作业活动启动机制

（一）概　述

推动人日常生活作业活动的选择、执行及维持有两大机制：意志机制及习惯机制。

在康复过程中，患者常常出现有缺乏动力及积极性的情况，不愿意或不配合治疗。治疗师有时会归咎于患者的情绪、性格，甚至是人格问题。但事实上在大多数情况下，是兴趣、信心等意志相关问题引致缺乏动力。因此，治疗师要充分掌握有关意志及动力的科学知识，建立临床应用框架，以指导日常临床工作。

（1）意志机制：意志是推动人作业活动的重要心理能量。除日常活动以外，人日常生活会遇到很多新的、难的、能力范围外的活动，不能通过习惯机制自动引发及进行，要有意识地、费力地进行，需要较强意志力来推动。意志力在各个阶段都有十分重要的作用。

（2）习惯机制：健康人群日常大部分的作业行为都是由习惯机制推动的。不一定经过深度思考、有意识的选择或策划便可启动及维持。人的习惯是通过重复有效参与某活动而养成及维持的。习惯逐渐形成个人风格，继而建立社会角色及生活方式。习惯可分两个层次：社会角色层面和生活习惯层面。社会角色层面习惯机制界定人在特定环境时空下该有什么行为、做什么事。生活习惯层面机制界定人一贯做事作业的方式方法，是一些自动或惯性活动模式。

（二）意志机制

过去的大半个世纪，不同领域众多理论家提出了各种解释及描述人的行为动机及过程的理论及运作模型。这些理论对作业治疗十分重要，可指导作业治疗师如何提高患者主动参加治疗活动的积极性，鼓励患者把学到的方法及技巧转用在生活当中。重建生活为本康复理念综合了各家核心理论，构建了一套作业行为意志机制模型，协助治疗师分析、了解及提高人在从事作业活动时的意志水平。

作业行为意志机制把人从事新的或难的作业活动分为多个阶段，包括：酝酿行动意图、设计及评估行动计划、执行及维持计划三个阶段。每个阶段如顺利进行及完成，皆可产生动力，推动作业行为的选择、启动、执行及完成。相对三个阶段所产生的动力名为原发动力、继发动力及行动产生的动力（详见图3-6）。

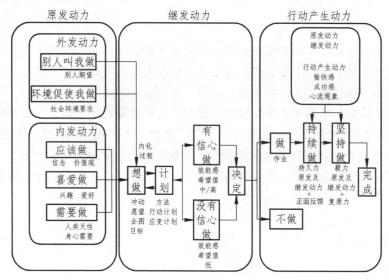

图 3-6　作业活动意志机制

1. 酝酿行动意图

当人被问及为何会做某一较难的事情时，一般有三类答案："别人让我做的""我自发要做的"及"别人让我做而我亦想做的"。这些原因反映了两类驱使人产生行动意图的动力，包括外在动力及内在动力。外在动力常被演绎为"某人叫我做的"及"环境促使我做的"，这反映了人对别人及社会环境对自己的期望的理解。内发动力是源于个人自身从内散发出来的动力，有三个主要来源，包括个人信念及价值观（我应该做的）、个人兴趣爱好（我喜欢做的），及人的身心需要（我需要做的）。绝大部分的行动意图都是不同比例的外发及内发动力共同驱动产生的。这可统称为原发动力，在还没有产生行动冲动、企图、愿望及目标前产生作用的。

在酝酿行动意图阶段中，意志是以动机形态出现。此时，治疗师可通过访谈，引导患者适当关注各动力源头，以加强行动动机，促使合适行动意图的产生。

2. 设计及评估行动计划

当行动意图（目标）产生后，下一个阶段是构建行动计划。人会根据行动目标、达标难度、知识经验、自身能力、外界协助等因素设计初步行动计划，再考虑计划成功的机会。如成功希望值及自我效能感较高、行动风险值较低，人便可轻易作行动的决定。反之，会再调整计划，再就新计划评估希望值及效能感。如多次调整计划都不足以有信心去决定行动，人可能会返回上一阶段，调整行动意图及目标，然后再做计划及再评估。如反复调整及再评估都不成功，人便会打消行动意图及决定放弃行动。

在构建行动计划过程中，除主要计划外，如能准备一个应变计划，人决定行动的信心及决心便会更高。

设计及评估行动计划是个艰难的过程，需要原发动力来推动及维持，原发动力越强，过程便越顺畅。此外，在设计行动计划过程中，也会产生一些动力，尤其是构思过程愉快，又想到较好的计划，便会在原发动力的基础上再产生更大的动力，可称为继发动力。治疗师在引导患者做计划过程中可关注继发动力的促进。

3．执行及维持计划

执行行动计划也需要有心理能量及动力支持，这些能量可来自原发动力及继发动力，此两种动力越强，执行力就越强。在行动过程中，如过程愉快或初见成果，也会产生动力，支持行动的进行。当行动时间较长，意志是以耐力或持久力形态出现。行动遇到困难挫折，意志便以毅力、不挠精神等形态出现。当行动因遇挫终止，计划需要调整后再启动，此时意志就以复原力形态展现。

在重建生活为本作业治疗理念中，治疗师可用两种方式促进意志的建立及强化：第一，是利用重建生活为本访谈，下文会做详细说明。第二，是利用个人或小组作业活动。图3-7显示人生意义、意志与作业循环的关系。

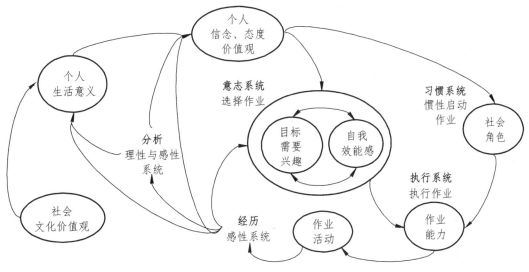

图 3-7 人生意义、意志与作业循环

三、作业习惯的机制

（一）习惯的含义

在教育学的心理学领域中，学者们频繁地使用这"习惯"这个词。英国唯物主义哲学家、现代实验科学的鼻祖培根说"习惯真是一种顽强而巨大的力量，它可以主宰人的一生，因此，人从幼年起就应该通过教育培养一种良好的习惯"。美国心理学家詹姆斯提出，习惯是属于物理学领域的问题，即各种较简单的物质彼此互相对应时所遵守的不可随意更改的自然规律。自然现象依据自然规律，心理现象则依据习惯进行，二者之间有相同之处。美国心理学家赫尔也对习惯作了较深刻的论述，他认为感受器官和反应器官的连接关系会经过强化过程建立并加强，而感受器和反应器的连接就是习惯，可以说习惯不是肉眼可观察到的具体行为变量，而是一种假设性的中介变量，它会随着强化的次数、时间等手段而改变。中国心理学专著里的解释，如认为习惯是"不需要特殊的练习，由于多次重复而形成的对于实现某种自动化动作的需要"；还有学者提出"习惯指与完成某种自动化动作的需要相联系的、并经过练习而获得的动作方式"；或"习惯是人在后天一定情境下自动化地进行某种动作的特殊倾向"。

习惯到底是一种"需要"、一种"模式"，还是一种"特殊倾向"呢？由于人们所依据的理论来源不同，对此尚有较大的分歧。站在行为科学的角度分析，习惯是一定情况下人们自动地进行某些活动的需要；根据心理学原理观察，习惯就是一种后天获得的趋于稳定的心理定势。简单而言，习惯是一种相对固定的行为模式。

综上所述，习惯是经过反复练习形成，并发展成为个体的一种需要的自动化的行为方式。习惯和个体需要有直接联系，需要得到满足会令人产生愉悦、兴奋，反之令人不舒服。

（二）习惯的生理机制

表面上看，习惯是一些非常明确的行为。但从神经科学的角度看，习惯是一系列行为的组合。习惯是人在探索世界、社会及自身内在感受过程中自然形成的。人在特定的情境下尝试不同的行为，那些受益大且代价低的行为，便会逐渐被采用，进而成为习惯。

（1）习惯回路。研究人员发现，许多大脑回路都参与了有意行为到习惯行为的转变过程。连接到新皮层（neocortex，被认为是哺乳动物大脑最重要的区域）与纹状体（striatum，位于基底神经节的位置，在大脑的核心区域）的多重回路或多或少都会参与到有意行为或习惯行为中。

（2）计划回路。出院纹状体的另一个区域还有一个计划回路，当人的行为不是自动做出，而是需要一番决策时，这一回路就会被激活。

（3）二者的关联关系。习惯形成初期，计划回路活跃；当行为完全习惯化以后，计划回路的活动会逐渐减弱，与习惯相关的回路得到增强。纹状体"习惯回路"在行为开始和结束时都会更加活跃。

（三）习惯的心理机制

行为习惯是经过在日常生活活动中反复练习，最后发展成为个体的一种需要的自动化行为方式。那么习惯形成的心理机制是什么？要经过哪些阶段才能形成习惯呢？

国外关于习惯的研究开始较早，也比较深入。行为主义者认为习惯形成的过程就是单纯的刺激与反应之间的联结过程，观察理论认为认知在习惯养成中发挥着重要的作用，习惯的获得要经历注意、保持、复现和动机四个阶段才能达到自动化。

计划行为理论是由 Icek Ajzen（1988，1991）提出的，认为人的行为是经过深思熟虑的计划的结果。借助前人研究及理论，本书将重点介绍计划行为理论。

计划行为理论指出人的行为习惯心理机制包括五要素：态度、主观规范、知觉行为控制、行为意向和行为。

（1）态度（Attitude）是指个人对该项行为所抱持的正面或负面的感觉，亦即指由个人对此特定行为的评价，经过概念化之后所形成的态度，所以态度的组成成分经常被视为个人对此行为结果的显著信念的函数。

（2）主观规范（Subjective Norm）是指个人对于是否采取某项特定行为所感受到的社会压力，亦即在预测他人的行为时，那些对个人的行为决策具有影响力的个人或团体（salient individuals or groups）对于个人是否采取某项特定行为所发挥的影响作用大小。

（3）知觉行为控制（Perceived Behavioral Control）是指反映个人过去的经验和预期的阻碍，当个人认为自己所掌握的资源与机会越多、所预期的阻碍越少，则对行为的知觉行为控制就越强。而其影响的方式有两种，一是对行为意向具有动机上的含意；二是其亦能直接预测行为。

（4）行为意向（Behavior Intention）是指个人对于采取某项特定行为的主观概率的判定，它反映了个人对于某一项特定行为的意愿。

（5）行为（Behavior）是指个人实际采取行动的行为。Ajzen 认为所有可能影响行为的因素都是经由行为意向来间接影响行为的表现。而行为意向受到三项相关因素的影响，其一是源自个人本身的"态度"，即对于采行某项特定行为所抱持的"态度"（Attitude）；其二是源自外在的"主观规范"，即会影响个人采取某项特定行为的"主观规范"（Subjective Norm）；最后是源自"知觉行为控制"（Perceived Behavioral Control）。一般而言，个人对于某项行为的态度越正向时，则个人的行为意向越强；对于某项行为的主观规范越正向时，同样个人的行为意向也会越强；而当态度与主观规范越正向且知觉行为控制越强的话，则个人的行为意向也会越强。反观，理性行动理论的基本假设，Ajzen 主张将个人对行为的意志控制力视为一个连续体，一端是完全在意志控制之下的行为，另一端则是完全不在意志控制之下的行为。而人类大部分的行为落于此两个极端之间的某一点。因此，要预测不完全在意志控制之下的行为，有必要增加行为知觉控制这个变项。不过当个人对行为的控制愈接近最强的程度，或是控制问题并非个人所考量的因素时，则计划行为理论的预测效果与理性行为理论是相近的。

他指出，非个人意志完全控制的行为不仅受行为意向的影响，还受执行行为的个人能力、机会以及资源等实际控制条件的制约，在实际控制条件充分的情况下，行为意向直接决定行为；个人以及社会文化等因素（如人格、智力、经验、年龄、性别、文化背景等）通过影响行为信念间接影响行为态度、主观规范和知觉行为控制，并最终影响行为意向和行为；行为态度、主观规范和知觉行为控制从概念上可完全区分开来，但有时它们可能拥有共同的信念基础，因此它们既彼此独立，又两两相关。

第十一节　作业与身心健康

随着作业治疗师越来越关注人们的社区健康和社区功能，独特的社区健康和健康促进方法对治疗师来说也变得重要。作业治疗的独特之处在于它以作业为中心去促进及维持健康和幸福。作业治疗理论与实践的基础之一是相信作业与健康和幸福之间存在关系。

人—环境—作业模式这一概念框架强调了几个因素（个人、作业、环境）之间的关系，以及它们对一个人的作业表现及其健康和幸福的影响。在一个人的内部，诸如年龄、性别、社会经济地位、遗传、自我效能和其他表现成分对作业表现有影响。此外，环境因素，包括社会、物理、文化和体制环境，与个人因素相互作用，可促进或阻碍角色和个人作业表现的发挥。影响作业表现、健康和幸福的第三个领域是作业活动，即人们每天执行的任务和活动。

人、作业和环境之间的关系不是线性的，而是一种动态的、不断互动的关系，它影响着人们执行日常任务和活动的方式。这种表现反过来又被认为会影响健康和幸福。

作业是人们从事的一切事情，包括照顾自己（自理）、享受生活（休闲），以及为他们社区的社会和经济结构做出贡献（生产性活动）等。健康是由人们在他们的日常生活环境中创造和生活出来的，在那里他们学习、工作、娱乐和爱。"健康是通过以下方面来创造的：关心自己和他人；能够做出决定和控制自己的生活环境；确保一个人生活的社会能创造条件，让所有成员都能获得健康。"健康是一个积极的概念，强调社会和个人资源以及躯体功能。

一、作业与健康生活方式

南加州大学（USC）作业科学与作业治疗系的教职工制定"老年人计划"是促进健康作业治疗实践中的重要事件。该计划的结果是发表在《美国医学会杂志》上的一篇里程碑式文章中。为老年人研究而发展的干预方案最终被称为"生活方式重新设计"。该生活方式重新设计计划的结果表明，"预防性作业治疗极大地提高了独立生活成年人的健康和生活质量"。

个人和家庭的健康与他们所居住、从事学习、工作和娱乐的社区的健康密不可分。社区健康不仅受到自然环境的影响，还受到文化、社会、精神、时间和虚拟环境的影响。健康是各种因素的不断相互作用，因此不是一成不变的，而是总是在变化的。健康和疾病（如功能障碍/残疾）不是相互排斥的类别。健康状况的重要决定因素包括个人的生物学和行为，社会和自然环境，政策和干预措施以及获得医疗保健的机会。可以将健康促进定义为"有益于个人，团体或社区健康的行为和生活条件的教育、政治、法规、环境和组织支持的任何计划的组合"。健康促进包括健康保护、疾病和残疾预防。健康保护策略针对人群，包括传染病的控制、免疫接种，职业病防护以及政府关于清洁空气和水，卫生设施以及食品和药品安全的法规。预防是指"为减少事件或状况发生或发展的可能性而采取的预期行动，或将事件或状况发生的可能性减至最小的预期行动"。健康是健康促进计划的结果。它被定义为"保持健康的状态，包括欣赏和享受健康。健康不仅仅是缺乏疾病症状；它是身心平衡和健康的状态"。作业治疗从业人员通过整体和以客户为中心的实践促进健康。

作业治疗在健康促进中的三个潜在作用包括：（1）促进患者，服务对象及其照顾者和家庭的健康生活方式；（2）通过纳入基于作业活动的干预措施，补充公共卫生专业人员提供的现有健康促进计划；（3）在个人、团体、组织、社区和政府各级设计和实施以作业活动为重点的健康促进计划。

预防中的作业治疗可以采取多种形式。例如，一级预防可以包括向工人提供有关其工作上受伤的个人危险因素（例如不良的身体机能）或改变环境以减少工作场所事故发生率的教育。作业治疗实践中的二级预防策略包括关节保护，节能和简化工作技术。二级预防的其他示例包括为体弱的老年客户提供的防跌倒计划和家庭安全评估。作业治疗师是三级预防的专家，因为他们提供的服务可以最大限度地发挥作用，并减少作业表现的障碍。在制定以作业活动为基础的健康促进和预防计划时，作业治疗师应认识到公共卫生方面的文献，并使用现有的最佳实践证据。

作业治疗师通过作业活动参与度的提高来促进活动的意义并帮助人们看到充满希望的未来。该重点将有助于促进残疾人的最佳健康。作业治疗师善于创造情境和基于作业活动的干预措施，以支持和促进被赋予权力的感觉。"要增强对自己的控制并改善自己的健康，不仅必须授权一个人这样做，而且还应该能够这样做。要想做到，就必须拥有必要的技能，资源和知识"。患有残障和残疾的人以及有残障和残疾风险的人可能了解改变有害于促进健康生活的健康行为的必要性（例如吸烟）；但是，他们可能缺乏实现最佳健康的技能和资源。"使能概念的基本假设是，人们有能力确定自己的需求，解决自己的问题并大胆地知道什么是最适合他们的。"为了有效地促进健康和福祉，作业治疗师应该相信人们能够识别需求并能够解决生活中的挑战。通过听取残疾人的叙述，并以客户为中心进行评估和干预，作业治疗师可以协助残疾人和慢性病患者最大限度地提高生活质量和参与社会。使有残障的人们将自己视为对社会有价值和贡献者。作业治疗师可以通过提高服务对象的意识，对患者的健康、健康习惯和常规进行教育，以及抵消不断增加的继发性疾病或其他残疾的策略，来帮助预防继发性疾病。

促进健康，预防继发性疾病，消除环境障碍以及提供医疗服务。对于残疾人来说，重要的是要解决可能加剧并因此威胁到总体福祉的恶化的并存疾病。例如，视力下降和听力下降会极大地损害行动能力、营养和健康状况，这些状况可能加剧并因此威胁到总体福祉。霍夫认为，需要从预防残疾到预防继发性疾病的范式转变。在无法预防原发性残疾之后，"可以在环境中减轻甚至预防继发性疾病的负面影响"。公共卫生机构经常将努力集中于一级预防。强调政策变化和对卫生专业人员进行残疾人健康促进教育可以帮助促进干预措施，以自我管理残疾人。

有必要鼓励健康的自我责任感，以促进残疾人生活中的健康和福祉，促进健康是通过预防继发性疾病来维持功能独立的一种手段。"残疾人对健康的关注和对继发疾病的敏感性增加。患有长期疾病会增加对促进医学、身体、社会、情感或社会健康的需求。"

二、作业活动与心理健康

有作业活动对健康影响的研究结果表明，作业活动的消失会导致压力增加、生理变化和健康下降。作业治疗师必须意识到健康是复杂的，并以多种方式来定义和衡量。治疗师要从每个患者身上了解什么作业对他或她的健康和幸福是重要的，以及当前的问题如何影响这些作业的表现。作业治疗侧重于与患者合作解决这些问题，因此需要将增强作业活动体验的因素融入作业治疗体验中。作业对健康影响的强弱取决于个人、环境和作业之间的关系，以及在自我照顾、生产力和休闲方面的个性化平衡。作业治疗师面临的挑战是找到拓宽我们的实践模式的方法，使那些在作业表现上有困难的人能够从事对他们的生活有意义的作业活动。

继发性疾病和作业活动障碍的发展可能与一个人的心理健康直接相关。身体残疾的社会心理方面对于识别和帮助改善作业活动参与的身体障碍同样重要。与没有活动限制的人相比，有活动限制的人主诉在上个月有更多的疼痛、抑郁、焦虑和失眠天数有活力天数更少。然而，情绪困扰的增加并非直接源于人的局限性。情绪困扰可能源于与环境障碍，这些障碍降低了个人参与生活活动的能力并破坏了身体和情绪健康。

在一个人的生活状况中探索一个人的残障，以及该残障对参与的身体和情感影响，这是致力于优化生活质量（QOL）的作业治疗实践的体现。

患者即使有一些长期功能障碍，但仍然拥有一定程度的能力，可根据自己的家庭条件及发病前的爱好和生活方式，重新建立一套愉快的、能维持身心健康的生活方式。身心健康的生活方式是因人而异的，但都有两个重要元素：第一，有比较充实的生活内容，有足够的活动，带来正面情绪、思想和感受。第二，有足够的机会，可以为家庭和社会做一些事情、做一些贡献。

三、作业与身心健康的临床实证

张女士现年 49 岁，结婚已有 27 年了，有三个孩子（已成年），其中两个住在外地。张女士有妊娠糖尿病病史，一直使用胰岛素来控制血糖。她熟悉糖尿病的饮食、运动和活动的需要，也非常了解如何调节胰岛素用量。她积极参与社区活动和单位工作以增加家庭的收入，平时喜欢打羽毛球，每个星期五晚上会约朋友打牌，日常喜欢编织和整理家务。

张女士出现了轻微脑卒中的症状，她的指尖和下肢感觉减退，双手力量变差。她已经治疗了青光眼和糖尿病神经病变数年。尽管她生活中一直都很积极，但糖尿病继发的心脏疾病使她身体状态较弱。张女士体重超重，自 18 岁起就每天抽一包烟。她的丈夫也经常吸烟。

思考问题：

（1）您将如何从促进健康的角度对此患者进行评估？

（2）除了标准的作业治疗服务外，您还可以与该患者和/或其家人一起使用哪些有益健康的干预措施？

对于张女士而言，需要评估以下内容：

（1）可能妨碍身体健康的作业活动、习惯和生活方式（例如吸烟、饮食习惯）；

（2）日常生活活动和充分参与作业活动的障碍之间的平衡；

（3）可能加剧心脏供血不足、加剧吸烟、影响进食，并造成胰岛素分泌失衡的压力和社会心理问题（使用压力和抑郁量表来评估这部分）；

（4）活动/久坐的水平以及产生这种活动方式的原因；

（5）引起与其躯体功能和既往病史相关的继发疾病发展的危险因素；

（6）包括当前的支持系统在内的作业活动环境。照顾者评估，尤其是对张女士的支持水平的评估，对其健康促进方案至关重要。

张女士的案例说明了如何实施针对功能障碍人士的健康促进程序。除了标准的作业治疗服务之外，患者和/或其家人可能还需要采用健康促进方法。下面介绍了可选的健康促进措施。

如果张女士的作业活动习惯、生活规律和生活方式不能互相适应，且对健康生活造成阻碍，则应对患者进行教育，培养健康习惯（包括教育其哪些习惯会引起进一步的并发症）。

作业活动和作业表现的不平衡会加剧压力、心脏疾病并影响胰岛素的分泌。增强患者对日常生活中的平衡需求的意识，包括工作、娱乐、休息、睡眠和休闲的平衡需求，可以帮助张女士创造一种新的生活方式并优化其生活质量。

压力、抑郁和其他社会心理因素会导致患者的现有状况恶化，并引起怠惰、自尊心丧失等问题，最终导致健康状况恶化。如果患者无法从事有意义的生活活动，可能会自觉无价值或无意义。由于张女士的躯体状况所限，她可能会遇到这些问题。探索压力、抑郁和其他因素对作业表现的影响，并为张女士制定新的作业活动策略，可以提高其作业表现，帮助她描绘出一个包括"预防性作业活动"的未来，从而防止抑郁出现或恶化，减轻她的心理压力。

在评估活动水平之后，张女士的案例主要是促进心脏健康，减少吸烟和暴饮暴食以及改善总体心理和身体健康的作业干预措施。让张女士意识到自己的能力，并根据自己的实际和感知的活动水平发展知识，作业治疗从业人员可以帮助她调整和适应其生活方式，以融入能够优化身心健康的活动。对于张女士而言，重要的是要在多种情况下针对当前和将来的作业表现优化健康状况。

干预措施必须包括防止继发疾病发展的措施。例如，张女士已表现出脑卒中的潜在预警信号（短暂性脑缺血发作）。预防性作业活动包括每周增加 5 分钟/天的户外行走，以达到每天最多 30 分钟的目标；与作业治疗师合作以帮助减少吸烟和暴饮暴食的饮食习惯，或制定压力管理计划。这些健康促进程序可以在急性期医疗和家庭护理环境中养成习惯，并让患者及其家人长期遵循。

照顾者的支持对于实施和坚持健康促进方案至关重要。对张女士而言，她需要强有力的支持，以帮助她识别和预防潜在的健康问题（例如提醒、环境和言语提示、持续的教育），帮助她戒烟，养成健康饮食（和烹饪）习惯，并增加对健康和美好未来的乐观期望。

第十二节　作业与生活质量

一、生活质量

（一）基本概念

生活质量（Quality of Life，QOL）又译作生存质量、生命质量，最早是在 1958 年由美国经济学家加尔布雷斯在其著作《富裕社会》提出的，指的是人的存在（being）质量，体现为人们所处的生存与发展状态以及人们对自身生存发展状态的主观体验。人的生命质量，指的是在特定社会中人们各种需要得以满足的程度和水平，体现了人的现实存在感以及自由发展的全面实现程度，包括客观生活质量和主观生活质量。

从医学角度来看，生活质量是一个以健康概念为基础，但范围更广泛，包含生物医学和社会、心理等内容的集合概念，世界卫生组织（WHO）提倡的健康新概念"人们在躯体上、精神上及社会生活中处于一种完好的状态，而不仅仅是没有患病和衰弱"的基础上构建的，是医学模式由单纯生物医学模式向生物—心理—社会综合医学模式转变的体现，能够更全面地反映健康状况。

生活质量是一个复杂的系统。人的生命质量与生存环境质量构成了生活质量的两大核心系统，两者相互影响和作用。

（二）客观生活质量

客观生活质量是指从经济角度看的质量，具有相对客观丰富的居住环境及客观福利状况，如个人可支配收入，预期寿命，居住环境等。客观生活质量包括五个维度：健康与基本生存质量、经济生活质量、生存环境质量、文化生活质量、社会生活质量。

（三）主观生活质量

主观生活质量是从主观感受评估的质量，是从个人生活经历角度看的质量，即满意程度，如人们对居住环境的满意程度、婚姻的满意程度、社会地位的满意程度等。发达国家的经济学家在研究生活质量时，比较注重主观生活质量，这是由发达国家的实际情况决定的。发达国家的人民生活质量可以说在客观方面已经达到了一个相当高的水平，人们对生活质量的主要感受就从客观方面转向主观方面。

幸福感是人们对自身生存发展条件的主观体验，是满意感、快乐感和价值感的有机统一。幸福感水平，可以视为体现主观生活质量的核心指标，也可以称之为幸福感指数。幸福指数与生活质量密不可分，生活质量是幸福指数的现实载体。

（1）质量生活。

质量生活是一个多维度的概念，取决于外在因素和主观指标，包括身体机能状态、社会满意度、健康感觉、医疗水平、生活能力、经济收入、所受教育水平、心理状态以及对外的贡献和个人内在产生的效果。

（2）高幸福感。

随着生活水平的提高，"幸福"一词逐渐进入人们视野。目前国内外的心理学家大多都认同 Diener 对于主观幸福感的定义，即"主观幸福感（Subjective Well-being，简称 SWB）是个体依据自定的标准对其生活质量所做的整体性评价"。这是从操作层面上对主观幸福感进行了界定，研究者认为幸福感是现实生活的主观反映，它既与人们生活的客观条件密切相关，又体现了人们的需求和价值。满意即"满意自己的生活状态，目标和现实相当接近"。人的主观幸福感正是由于这些因素共同作用而产生的个体对自身存在状况的一种积极心理体验。主观幸福感既是生活的一种存在形式，也是对自身状态存在的主观感受、评价和体验。

二、丰盛生活

（一）幸福的定义

重建生活为本作业治疗的愿景是要协助所有服务使用者，重建成功、幸福、愉快及有意义的生活方式。幸福生活是终极目标之一，治疗师必须对幸福概念有深入的认识。过去半个世纪，积极心理学家对幸福的生活做了大量的科学研究，把幸福概念说明得比较清楚。

幸福（happiness）、主观身心健康（subjective well-being）、生活质量（quality of life）、生活满足感（life satisfaction）等都是相关的概念。在学术角度严格来说，它们都有独特的含义，有一套完整的研究和实践体系。但从重建生活为本作业治疗的应用，它们都有着很多的共通点，都代表好的生活状况，都侧重人的主观感受，是透过某些具体的生活内容及生活经历而达至的。

幸福愉快有意义的生活方式是构建健康生活的一个核心。身心健康的生活方式是因人而异的，但都有两个重要元素：一是有比较充实的生活内容，有足够的活动，带来正面情绪、思想和感受；二是有足够的机会，可以为家庭和社会做一些事情，做出一些贡献。人能够顺应生命规律，依照自己的需求，构建与行为能力、社会角色相匹配的生活方式，可以促进个体发挥潜能，提升生活质量，创造和谐的健康幸福生活。

（二）幸福感元素及产生机制

1. 幸福感

所谓幸福感，即主观生活质量，是满意感、快乐感和价值感的有机统一。目前关于主观幸福感的研究很多，在不同的领域，人们使用了很多相似术语，如：快乐、高兴、幸福、自我实现、成就感等来概括主观幸福感。目前国内外的心理学家大多都认同 Diener 对于主观幸福感的定义，即"主观幸福感（Subjective Well-being，简称 SWB）是个体依据自定的标准对其生活质量所做的整体性评价"。这是从操作层面上对主观幸福感进行了界定，研究者认为幸福感是现实生活的主观反映，它既与人们生活的客观条件密切相关，又体现了人们的需求和价值。人的主观幸福感正是由于这些因素共同作用而产生的个体对自身存在状况的一种积极心理体验。主观幸福感既是生活的一种存在形式，也是对自身状态存在的主观感受、评价和体验。

通常概括起来，人们对幸福感的理解可以分为以下三种：（1）通过与外界对比来评定幸福感。这种观点认为幸福是建立在观察者的价值体系和标准之上，而不是被观察者的自我判断。（2）根据内在情绪体验为标准界定主观幸福感，认为幸福就是体验到较多的积极情感和较少的消极情感。（3）以个体的主观判断为标准界定的幸福感，即认为幸福感是评价者根据自己的标准对其生活质量进行的综合评价。这一观点得到了许多研究者的认同。

2. 产生机制

积极心理学家把主观身心健康定义为有很多正面情绪、很少负面情绪、很多正面思想的及比较持久稳定的状态。正面情绪可以是包罗万象，如快乐、兴趣、满足、爱等。负面情绪也有很多，如悲伤、惊恐、紧张、忧虑、挫败等。正面思想也是十分多的，如积极、乐观、面对、接受、开放、放下、希望、意义、感恩、知足、宽恕、交托等。

这些情绪及思想都是透过人生活的经历和体验而产生的。心理学 Joseph Sirgy 指出，人在日常生活所做的和经验的都会产生正面和/或负面情绪，人会对自己的感受进行分析，如在重要生活领域中产生正面感受，人会倍感快乐。但如在重要生活领域中产生负面感受，人会特别沮丧。人会分析自己达成目标的情况，也考虑过程中的感受，形成生活满意度。生活满意度，加上快乐及沮丧水平，便形成人的幸福感（见图 3-8）。

此幸福感模型不但帮助我们认识清楚产生幸福感的元素及机制，也为我们促进自我或他人幸福感时提供了理论框架及指引。治疗师可从指导患者选择合适活动，特别是在重要生活领域中多选择患者能够胜任又能产正面感受的活动。亦可协助患者用正面态度分析失败，在失败中吸取有用的经验，以中和负面情绪和减少负面思想。如患者在某一生活领域持续失败，治疗师可引导患者重新思考该生活领域的重要性，以降低负面情绪和思想。如患者在某一生活领域特别成功，便应尽量加以利用和发挥，以产生更多正面情绪、更大满足感及幸福感。亦要持续尝试，形成习惯，融入自己的生活方式之中。

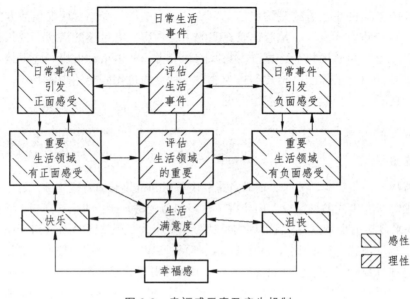

图 3-8　幸福感元素及产生机制

三、幸福方程式

幸福生活很大程度是取决于人们的生活内容，并不完全受限于客观身体状况及功能水平。积极心理学家 Martin Seligman 及 Sonja Lyubomirsky 提出了幸福方程，让我们明白自我调节设计自身生活内容以达至幸福生活的可能性及可行性（见图 3-9）。

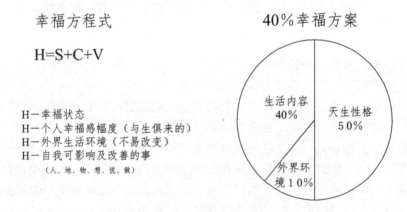

图 3-9　幸福方程式

Sonja Lyubomirsky（加利福尼亚大学心理学系教授）的研究团队发现，人的幸福感主要有三个因素决定：一是天生的性格，占 50% 的影响，是生物和基因遗传造成，是不易改变的；二是所居住的环境，占 10%，是受到生活环境和形势的影响，人也不易干预；其余 40% 是取决于个人的生活内容。生活内容是可以自主掌握和控制的，是否快乐是取决于生活当中有多少可产生正面情绪及正面思想的活动的。我们可选择何时、何地、与何人、用任何方式或方法、做自己想做及喜欢做的事。也可自我决定自己的说话、思想和态度，以创造愉快及幸福感受。

幸福方程式为治疗师及患者留有一个很大的空间，以共同探讨患者力所能及而创造幸福感的活动，使治疗师设计出真正能满足患者长远需要的训练目标及训练方法。

四、幸福生活策略

人们总在不断地对生活事件、生活环境和他们自己进行着评价，对事物进行好坏评价是人类的共性。也正是这些评价导致了人们愉快或不愉快的情绪反应。幸福是个体根据自己的标准对其生活质量评价满意时的愉快感觉。因此，一个人幸福与否，完全取决于自己主观上如何评价自己的生活，取决于自己的主观感觉。

促进幸福感归纳为以下五种策略：

（1）满意自己的生活（理性）。所谓满意，包含个体对某事件的期望目标和对现况的评估，与满足不同。满意是指所对应的理想目标、满足是对应的自身需求。个体对于生活领域的每一个作业活动，正面和负面感受都是同时存在的。

（2）感性策略。人可以透过调整目标和改变环境来增加正面感受，减少负面感受。在活动过程中可以找到解决减少自身引起负面感受的元素，从而尽可能多的增加正面感受。

（3）很多正面感受（感性）。治疗师应透过辅导或引导人参与产生不同形式正面感受的作业活动，使他们增加正能量。

（4）很少负面感受（感性）。协助个体在生活领域学习适应性技巧和解难方法，降低引起负面感受的事情。

（5）调节生活领域策略。积极心理学家 Joseph Sirgy 认为幸福感最终的来源是日常生活事件，所有活动都会引发一些感受，包括正面感受和负面感受。人会对这些日常生活事件做出理性的评价。感受是自然产生的，人可以做出好坏评价。在比较重要的生活领域产生的正面感受，分数会增高，快乐建立程度会有所增高，整体幸福感也会增高。反之，在比较重要的生活领域产生较多的负面感受，分数会减低，抑郁或沮丧程度便会有所增高，人的整体幸福感指数也会下降。

由此可见，在重要的领域产生正面感受更有利于提升人的幸福感。生活领域对人的重要性是可以调节的，针对个体自身认为重要的生活领域，协助引导他们尽可能创造更多的正面感受，减少负面感受。当自身能力或外界环境难以改变，引导个体转移重要领域，可以在其他领域投放资源，降低产生负面重要伤害领域对个体带来的过多影响，进一步增加产生正面感受的生活领域重要性。这与人的生活方式有关。

五、幸福感与作业活动

（一）幸福体验

美国著名犹太裔人本主义心理学家亚伯拉罕·马斯洛（Abraham Maslow）提出了人类需求层次理论，高层次的需要比低层次的需要具有更大价值，热情是由高层次的需要激发，人的最高需要即自我实现以最有效和最完整的方式体现个人的潜力，只有这样才能使人得到"心流"或"高峰"体验。

重建生活为本康复理念创立人梁国辉教授提出："幸福生活很大程度是取决于人的生活内容，并不完全受限于客观身体状况及功能水平。人的身心健康很大程度是通过自己的生活方式来维持的。能维持身心健康的生活方式可因人而异，人会顺着自己求生、求能力、求成长、好动、爱作业、和群体相依赖的天性，通过安排跟自身条件资源及环境机会相匹配的生活，安排合适足够的家庭、社交、娱乐、工作及宗教活动，创造成功经历，以产生正面思想情绪及意义，以满足天性的要求，维持身体及心理健康"。人通过参与正性的作业活动，能够累积正面情绪思想及愉快感受，促进精神健康、生活意志及应付日常挑战的心理能量逐渐呈正性递增趋势，促进建立平衡生活的良性循环。

（二）丰盛生活

Martin Seligman 用丰盛生活（Flourishing life）概念推广应用幸福生活方式。他总结了丰盛生活六大元素，包括健康身体、充实生活、愉快情绪、良好人际关系、有所成就和有意义的生活。这些元素都是可转化为日常生活活动，让人为自己创造幸福生活。

此外，他也强调要多利用个人天赋及能力，发挥所长，多于用尽办法补己之短，以免费时失事。这为治疗师及患者在重建幸福愉快生活方式时，提供了重要策略及方法（见图3-10）。

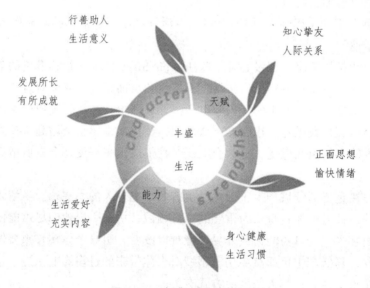

图 3-10　丰盛生活 6 大元素

（三）产生幸福感的作业活动

重建生活为本康复理念相信：人都有重建幸福愉快生活的本能欲望。我们可以通过引导服务对象学习新的生活技巧和方法，调节个人的期望，意识到自己的能力和进步，促进信心，累积追求生活的意志力。即使没有能力过从前的生活，也可以降低期望值，找寻另外的方法，还可以最大程度延续愉悦丰盛的生活状态。

SonjaLyubomirsky 积极心理学家提出追求幸福生活的五大纲领和十二攻略：

五大纲领包括追求维持正面情绪、平衡时间分散参与、建立人际支持网络、保持动力努力、决心身心力行、培养愉快生活习惯。

十二攻略包括学习接纳原谅宽恕、避免无谓忧虑攀比、发展解难应对策略、追求投入心流神驰、巩固友谊亲情联系、实践道德灵性生活、表达知足感恩谢意、培养乐观生活态度、坚持奋斗达成目标、增添愉快生活色彩、及时行善照顾助人、照顾身体心灵健康。

中国香港的梁国辉教授经过对多方面资料分析整合，列出了18类能创造较强烈正面情绪、生活化的活动（见表3-7），包含了日常生活可以产生正面的愉快感受的活动：动、练、赏、尝、娱、伴、亲、爱、学、创、干、导、献、忆、修、悟、拜、活。作业治疗师要引导个体重拾旧的活动或要学习新的活动。

表 3-7　快乐生活十八法门

1. 练	Exercising	练习、锻炼；保健运动：眼睛，心肺功能，心脑血管，肌肉关节
2. 动	Moving	走行、舞动、跳动、转动；追求更高、快、强；超越高度、速度、力度
3. 尝	Tasting	品尝：佳肴、美酒、茗茶、咖啡、甜品、糕点、汤水
4. 赏	Appreciation	欣赏、鉴赏、观看、观赏：视听艺术、美好美丽事物、大自然
5. 娱	Leisure	娱：娱乐、消遣、嗜好；闲：消闲、休闲；趣：兴趣、爱好
6. 亲	Sex	亲密、亲热、亲昵、性爱
7. 伴	Companion	同伴、陪伴、结伴、交际、交往、聚会、集会、团队、社团
8. 爱	Love	爱与被爱；亲情、友情、爱情、团队情、民族情、爱国情、乡土情、宗族情、省籍情
9. 干	Working	工作、责任
10. 献	Contributing	行善、助人、服务、贡献、照顾、养育、赡养
11. 导	Mentoring	教导、传授、教育
12. 学	Learning	学习、学问、求知、领会、体会
13. 创	Creation	创作、创造、创新、设计
14. 拜	Worshiping	敬拜、礼拜、崇拜
15. 修	Practicing	修养、修身、品格、人格；仁、义、慈、忠、孝、道、德、礼、属灵
16. 悟	Thinking	觉悟、领悟、感悟正面思想、态度：接受、面对、开放、放下、交托、宽恕、感恩、知足、积极、乐观、希望、意义
17. 忆	Momories	回忆、记忆、缅怀、回味、追忆、思忆、忆述
18. 活	Living	意愿：追求快乐的态度；行为：活动、说话、表情、姿势、衣着等；习惯：活出及表现快乐的模样

要体现重建生活为本作业治疗服务，治疗师须有能力提供多元化、生活化及系统化的作业治疗训练项目。表 3-8 总结了九类共三十六项训练项目供大家参考。九类训练项目包括：访谈及宣教、体位及张力控制、自理训练、任务/游戏形式训练、情景模拟训练、作业活动训练、认知训练、社区生活技巧训练、离院前准备及家居安置。

表 3-8　重建生活为本作业治疗三十六项目

• 重建生活为本康复面谈/小组 • 康复/作业治疗宣教小组	• 认知训练：基本功能（桌面活动） • 认知训练：基本功能（计算机辅助）
• 日间体位摆放指导/设备 • 肌张力控制运动	• 认知训练：情景模拟 • 认知训练：作业活动
• 自理训练（病房、床边） • 自理训练（模拟家居）	• 认知训练：社区活动
• 任务/游戏形式训练：上肢 • 任务/游戏形式训练：全身协调	• 社区生活技巧训练：电动楼梯 • 社区生活技巧训练：外出购物/超市 • 社区生活技巧训练：乘坐交通工具
• 情景模拟训练：坐位平衡 • 情景模拟训练：站立平衡 • 情景模拟训练：上肢（减重） • 情景模拟训练：上肢 • 情景模拟训练：全身协调	• 社区生活技巧训练：餐厅 • 社区生活技巧训练：郊游
	• 家居安置：出院前准备面谈小组 • 家居安置：家访（家居安全、改装评估） • 家居安置：家访（自理及家务训练）
• 作业活动训练：家务 • 作业活动训练：烹饪 • 作业活动训练：文康 • 作业活动训练：手工/工艺 • 八段锦/太极	• 家居安置：家访（家居康复指导） • 家居安置：周末回家安排 • 家居安置：生活重整面谈/小组
	• 家属宣教/辅导 • 康复团队重建生活为本康复评价会

正面情绪不会无缘无故产生，也不会单靠思想产生的。梁国辉教授提出："幸福生活很大程度是取决于人的生活内容，并不完全受限于客观身体状况及功能水平。人的身心健康很大程度是通过自己的生活方式来维持的。能维持身心健康的生活方式可因人而异，人会顺着自己求生、求能力、求成长、好动、爱作业和群体相依赖的天性，通过安排跟自身条件资源及环境机会相匹配的生活，安排合适足够的家庭、社交、娱乐、工作及宗教活动，创造成功经历，以产生正面思想情绪及意义，以满足天性的要求，维持身体及心理健康。"

治疗师应以"重建生活为本"为主线，引导个体参与一些可产生正面情绪的作业活动，是必要的治疗策略。在大多数情况下，是靠个体做一些喜爱做的事或成功完成一些重要的事酝酿出来的。但当人受到症状及功能障碍的影响，时常感觉什么事都不能做，所以，作为重建生活为本作业治疗师，必须能够鼓励和引导个体依据自己的身心状况和现有能力，有序参与各项作业活动，学会各种解难和适应方法，从简单到复杂，做到自己想做的事。在作业活动过程中，学会调整目标，改变现状。通过自我能力的增强，提升自我满意度，周而复始，累积正面情绪及愉快感受，促进精神健康、生活意志及应付日常挑战的心理能量，逐渐呈正性递增趋势，促进建立平衡生活的良性循环。

第四章

作业治疗理论模式

作业治疗实践工作需要大量特定的专业知识，许多由患者处反映而来的问题要求作业治疗师在理论知识的指引下进行分析解决，因此大量解决实践中问题的理念被提炼和创造，这便形成了各种不同的作业模式。

每个作业模式都有其独特的发展历程，一般都始于实践中技能和想法的提炼——对实践行为的观察并剔除错误实践经历——最终形成理论。它包含了一系列知识发展的动态过程。作业模式是一种反复认定、不断修改思考及实践的方式，提供在治疗过程中所涉及现象的解释和合理的治疗方法。模式必须是可实践的，包含足够被群众所期望的、能提供实践及高效服务的观念及工具。理论性及实践性阐述并存形成了作业模式独特的组织形式。不同的模式都对不同的现象做了各种解释，比如运动控制过程、感觉统合过程、作业活动表现的动态变化等等。

作业模式是作业治疗学中极其重要的理论基础。对作业模式的理解在很大程度上决定了作业治疗师的专业水平，而学会灵活使用并将不同的作业模式应用于治疗干预中体现了作业治疗师的专业技能。

第一节 ICF 模式

一、概 述

20 世纪 80 年代以前的疾病模式是：病因—病理—表现。1980 年世界贸易组织有关专家对多种疾病的过程做了大量调查研究后将其延伸为"疾病—残疾"，说明疾病的后果除了治愈与死亡之外，还有相当一部分遗留或伴随着残疾而存活。

1980 年发布的《国际病损、残疾、残障分类》将残疾划分为三个独立的类别，即病损、残疾、残障。这是根据疾病对个体生存主要能力的影响，进行不同侧面的分析，根据能力的丧失情况制定对策。将人们从"病因—病理—表现"的医学生物学模式引导出来，对各类医疗与康复工作人员起了重要的指导作用。

由于卫生与保健事业的不断发展，以及国际范围内对残疾认识的不断深入，残疾人活动领域的不断扩大，原有的国际残损、残疾与残障分类不能满足卫生与康复发展事业的需要，迫切需要根据形势的发展变化做出相应的调整。2001年世界卫生大会上通过《国际功能、残疾与健康分类》决议，并在全球实施，从而提供了一种新的理论模式ICF（International Classification of Functioning, Disability and Health）。ICF指出残疾是人类的一种经历，而不是区别一类人与另一类人的标志，其不仅适用于残疾人，也适用于病损者和健康人。作为一个重要的健康指标，ICF广泛用于卫生保健、预防、人口调查、保险、社会安全、劳动、教育、经济、社会政策和一般法律的制定等方面。

二、ICF主要内容

（一）ICF框架结构及主要内容

ICF包括身体功能和结构、活动和参与，以及背景性因素（个体因素和环境因素）两大部分。ICF模式认为健康取决于上述因素之间的交互作用，这种作用是双向的、非静态的，一种成分的变化会对其他成分产生作用，从而促进或者阻碍健康（参考图4-1 ICF框架结构）。

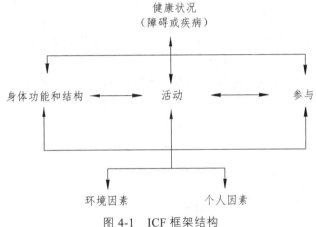

图4-1 ICF框架结构

1. 身体功能和结构、活动和参与是ICF的主体与核心

身体功能和结构、活动和参与占据了ICF框架模式的中心。ICF模式强调健康既可以受到疾病的影响，也可以受到环境和个体因素的影响，彼此作用。

（1）身体功能和身体结构：身体结构是指身体的解剖部位，如器官、肢体及其组成部分。身体功能是指身体系统的生理和心理功能等。结构的损伤可以包括解剖结构上的畸形、缺失或身体结构上的显著变异。但当存在某种损伤时，可能有身体功能或结构失常，也有可能与其他各种疾病、障碍或生理状态有关。它们分别具有各自的特征，是两个平行但又不同的部分。

（2）活动：活动是指个体执行一项任务或从事的行动。活动涉及的是与生活有关的所有个人活动，是一种综合应用身体功能的能力。这些活动从简单到复杂（走路、进食或从事多项任务），不包括个人对完成活动的态度、潜力、能力。身体功能和基本活动可以在个体活动水平上体现出来。活动受限指按正常方式进行的日常活动能力丧失和工作能力的受限，是从个体或整体完成任务、进行活动的水平上评定功能障碍的严重程度。活动受限是建立在残损基础上的，包括行为、交流、生活自理、运动、身体姿势和活动、技能活动和环境处理等方面的活动受限。

（3）参与：参与是指个体投入生活环境之中，是与个人各方面功能有关的社会状况，包括社会对个人功能水平的反应。这种社会反应既可促进，也可以阻碍个体参与各种社会活动，是个人健康、素质及其所生存的外在因素之间复杂关系的体现。参与和活动的不同在于影响前者的相关因素是在社会水平，而影响后者的因素是在个体水平。参与局限是指个体投入社会生活中可能会经历的困难，可从社会水平反映功能障碍的严重程度。常见的参与局限包括定向识别（时、地、人）、身体自主、行动、就业、社会活动、经济自主等受限。

2．背景性因素代表了个体生活和生存的全部背景

背景因素包括环境因素和个人因素。环境因素会对活动表现、活动能力以及身体功能与结构产生积极或消极的影响。

（1）环境因素：包含两个不同层面：① 个体所处的现实环境：包括如家庭、工作场所和学校等，包括环境的自然和物质特征以及直接接触人群，如家人、熟人、同行和陌生人等。② 个体所处的社会环境，如社会结构、服务机构和社区体制均会对个体产生影响。包括与工作环境有关的组织、服务机构、社区活动、政府机构、通讯和交通服务部门以及如法律、条例、正式或非正式的规定、态度和意识形态等。

（2）个人因素：包括性别、种族、年龄、其他健康状况、生活方式、习惯、教养、应对方式、社会背景、教育、职业、过去与现在的经历（过去的生活事件和现时的事件）、总的行为方式和性格类型、个人心理优势和其他特征等，所有这些因素或其中任何因素都可能在任何层次的残疾中发挥作用。

（二）ICF 的理论模式

ICF 的理论模式包括功能与残疾模式、医学和社会模式。

1．功能与残疾模式

ICF 将功能和残疾分类作为一种交互作用和演进的过程，提供了一种多角度方法，为了将当前有关各种构成成分间的交互作用以形象的方式展示出来。例如，患者可能有损伤而没有能力受限（如：麻风病可导致毁容但对个人的能力没有影响）；有活动表现和能力受限但没有显著的损伤（如：由于许多疾病可能降低日常活动表现）；有活动表现问题但没有损伤或能力受限（如：HIV 呈阳性的个体或患精神病后康复出院的患者可能在人际交往或工作时遭遇歧视）；在无辅助的情况下有能力受限，但在现实环境中活动表现没有问题（如：存在活动受限的个体可以通过社会提供的帮助技术而自由活动）。

2．医学和社会模式

医学模式认为残疾是有关个体的问题，是直接由疾病、创伤或其他健康状况造成的结果，对残疾的重点是治疗或个体的调适和行为改变。社会模式认为残疾主要是由社会引发的问题，而且基本上是个体充分融入社会的问题。残疾不仅是个体的属性，而且是多种条件的复

杂的集合，其中的许多问题是由社会环境所造成的。所以，控制这种问题需要社会行动，从大范围讲这是社会的集体责任，需要在一切社会生活领域为残疾人的充分参与对环境做出必要的调整，要求社会改变其态度或观念的问题，是一种人权问题。ICF建立在这两种相对模式认同的基础上，采用了"生物—心理—社会"的方法，建立一种综合性理论，从生物、个体和社会前景对健康提供一致的观点。

第二节　人—环境—作业模式

一、概　述

人—环境—作业模式（person-environment-occupation model，PEO）首见于1996年Mary Law在加拿大作业治疗杂志（*Canadian Journal of Occupational Therapy*）上发表的文章——《人—环境—作业模式：一种作业表现的交互性方式》。在此模式中，作业表现被认为是人、环境及作业活动动态而不间断的相互联系的产物。无法被分割的时间因素、物理环境及心理特征影响了个体行为。个体有一种探索、控制、改变自己及环境的天性，在日常生活中的活动被视为是人与环境的互动，这个互动过程是通过作业活动而进行的。这个过程是动态的，不断根据现实情况而改变，而三者互相影响（参考图4-2 作业活动的表现过程）。

因此该模式强调，作业治疗应关注的是现实生活中作业活动，作业活动本身所包含的不同层次的重要性。作业活动给个体、家庭或机构所带来的不同程度的满足感，以及进行作业活动时人和环境对作业活动的影响。

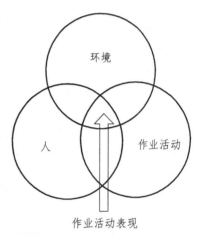

图4-2　作业活动的表现过程

二、人—环境—作业模式的因素

（一）人的因素

此处的人被认为是个体，甚至包括某些团体。每个个体都拥有身体、情感、精神等方面独特的属性。每个个体可以同时承担各种角色，比如：父母、工作者及朋友。角色随时间的长短、内容的重要程度而变化。

人的完整性包括心灵、情感、身体结构及认知力这四方面。心灵方面包括人寻找生存的意义及对生命的了解；情感包括人对人际交往及人与人个别关系的渴求；身体结构包括人的身体功能及精神健康；认知包括对日常生活能力的操控能力，例如沟通、情绪发展、动机的形成，寻找个人及工作目标等。

（二）环境的因素

环境被定义为在个体外界发生情况时，这一部分能够引出个体对其的反馈。环境常被狭义的认定为物理性特征，比如房屋楼宇、自然风景和污染的外界。然而，作业治疗师对环境的认识中将包括社会的、政策的、经济的、机构的、文化的内涵等更多内容。

环境的定义包括文化性、社会性、物理性及机构环境。环境不单包括非人类环境、文化、机构、个人的环境，还包括人在不同时代、年纪、发展阶段所处的情境。这个模式使作业治疗师在思考患者的日常活动经历时，不仅仅关注于他们即时所处的环境，还关注于所谓更大的环境影响的集合。环境提供了个人参与作业活动的背景，引导个人选择某一确定的方式体现出自己的行为。环境既可以促进作业表现，也可以构成障碍。

（三）作业活动因素

简而言之，作业活动就是人们所做的事。作业治疗师认为这些做事情的经历对个体的健康及社会的影响是十分重要的。人们基于个人的目的参与作业活动，同时也迎合了社会的要求和期待。作业治疗实践对于作业活动中的特定知识和技能的研究是独特的。

作业活动主要包括自我照顾、生产力（除了经济外还包括对社会的贡献）及休闲活动。有意义的活动是任务组成的单位，而作业就是人生中要处理的不同任务。为使人能够完成作业的目的关键在于使服务对象在其所处环境中选择自认为有意义、有作用的作业，即通过促进、引导、教育、激励、倾听、鼓励服务对象去掌握生活的手段和机会，并与他人协同完成作业活动。

作业活动是多元而复杂的，也是生活的基本功能。参与有意义的作业活动形成了个人对自身的定位及认同感。同时，人们也明晰了自身能力，测试了自己的技能。作业治疗师通过规范个体的活动及任务来帮助服务对象在目前的损伤水平及现有条件下获得成功。成功的经历将帮助个体获得动力继续投身到作业活动中去。任何个体的生活质量都是受其所处环境下所体现出的作业活动表现影响的，作业治疗便是遵循了这样的信念（参考图4-3 人、环境、作业的关系）。

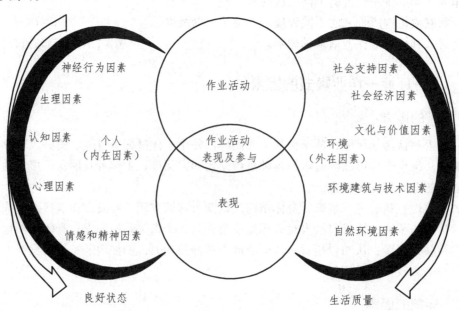

图 4-3　人、环境、作业的关系

三、人—环境—作业模式的动态变化

作业表现随着人生的不同阶段而改变，而这种改变是人、环境与作业活动相互影响的互动结果，这三者关系密切。PEO 模式对分析环境障碍及改造，分析文化对人的影响，分析社会环境对人的支持及残疾人士的参与有很大的指导作用。比如儿童自幼从游戏中学习，游戏便是一种作业活动。通过游戏，促进儿童身心和性格的发展，通过与环境的互动了解自己的能力及兴趣，培养各种信念及价值观，逐渐形成个体的成长目标。如果把儿童放在一个容易且简单的环境中，会导致其失去学习兴趣，不利于成长。但一个太困难及复杂的环境会带来太多失败，形成逃避心理，打击儿童自信心的建立，亦不利于有效的学习。比如脑卒中患者，可通过参与作业活动，即参与一个重新学习的过程，帮助其恢复肢体活动能力，重新掌握自理方法，尝试新的工作及休闲活动，建立新的生活方式。然而，这个过程不是自然发生的。很多脑卒中患者并没有重新建立新的生活方式，原因是没有适合的作业环境可以使其有效地重新学习。他们需要一套按照康复过程每一阶段的需要而安排的作业活动，配合精神、情感、身体结构及认知能力等方面的需求，最重要的是需要一个适合的环境对其进行辅助及改造，使其循序渐进地建立新的生活。

对于新生婴儿、孩童及学生，环境因素在 PEO 模式内占有最大的空间。他们处于学习及求学阶段，需要重塑新的环境及自己身处的空间，从而找到自己在这个环境下的作业模式。与之不同的是，环境因素对成人的影响较小，但人的因素（包括精神、情感、身体及认知）却渐渐扩大，作业能力因个人能力增加而增强。个体找寻自身事业、工作、兴趣、娱乐、伴侣、朋友及心灵的需要，从而进一步肯定自我在家庭及社会上的角色，或更认识及了解自身需求。而对于老年人而言，随着年龄日增，个人能力下降、作业活动角色减轻、重要性下降，个人因素将逐渐占有较小作用地位，环境再次成为主导作业活动水平的因素。退休、远离工作及经济收入减少使老年人需要亲属及照顾者的照看。在文化环境下寻找自我的根，回忆往事及达到社会认同感是这一年龄段作业活动的特点。

第三节　河流（KAWA）模式

一、概　述

河流（KAWA）模式发展于 2000 年，正式面世于 2006 年的书籍《河流模式：文化相关性的作业疗法》（*The Kawa Model：Culturally Relevant Occupational Therapy*）中。这本书展现了该模式的创立者 Michael Iwama 在模式研究中基于东方文化背景的探索。河流模式尝试解释在患者的特定的社会和文化背景下针对一个患者的客观环境的作业治疗策略，并阐明基本原理以及作业理论的基本运用。

Kawa（日语意义为河流）模型运用了对于一条河流的隐喻或者说是概念，实际上它重现了一种关于生命的象征性的描述。在框架范围内所有元素中，重点关注于自我，并将其运用于治疗中。其中的观点包括作业活动、成败、健康状况及功能障碍。周围的社会和物质环境，可以在很大程度上影响某个动作或现象的意义和价值，这些可以看作是构成身心的最优或不良状态的定义之一。因此，周围的背景在确定一个人的身心状态时被更多地考虑到。

　　生命是一个复杂的、深刻的旅程，像一条河流，流经时间和空间。一个人生命或河流的最佳状态，可以用一个形象的、强烈的、深沉的、畅通的流动比喻。环境的样子和一些显著的情况，无疑像是一条河流中的某些构造，可以控制和影响它的流动。岩石（生活环境）、河床和底部（自然环境）、浮木（资产和负债）是所有河流的不可分割的一部分，决定它的边界、形状和流动（参考图 4-4 河流模式）。

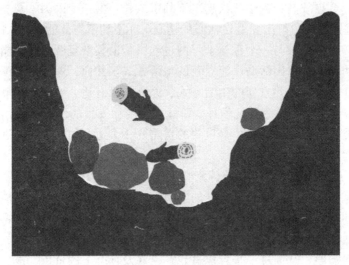

图 4-4　河流模式

二、河流模式各元素

　　正如人们的生命是有限制的并且适应他们周围的环境、周围的人和自然环境一样，河流中的水在流动时也会触及岩石和河岸以及所有其他因素组成的环境。河流模式中，河流不同时间的横截面就代表个体相应时间的生活状况，当生命能量或流动减弱时，作业治疗对象都可以被描述为不适，或在一个不和谐的状态，而周围社会的主体框架可以影响河流的整体流量（体积和速率）。例如和谐的人际关系，可以实现和补充生活的流动，流量的增加可以作用在困难的情况和问题下，就像水的力量可以移走通道中的岩石一样，甚至通过流动创造新的路线。相反，当其他元素占用通道空间时，流量的减少起到负面的影响。

　　河流模式运用原本具有象征性意义的河流观点，通过其潜在四个相关概念来表达，即河流、河岸床、岩石和浮木。借助河流截面进行分析，帮助个体解决相应时间点生活中出现的问题。

1．河　流

　　河流代表个体的生活状态和整体日常活动，可以是个体考虑到的过去、现在与未来的生活。个体的工作经历、患病历程、自我管理和休闲活动等都可以作为河流的一部分。河流也可以像是有许多支流流入的状态。在必要或适当的时候，个体人生中的重要他人（看护者、配偶等）的河流也应该被纳入考量。

2．河岸床

河岸床代表物质及社会环境/背景，一般指家庭，学校或工作的环境。社会环境能够由朋友、家人、同学、同事、爱人、宠物、亲属、熟人等任何个体组成，被认为是重要的社会支持组成。

3．岩　石

岩石代表障碍与挑战，阻挡生活状态的遭遇，造成个体的生活崩解/身体的伤残，可分为（但不限于）日常生活上的困难、害怕与担忧、在作业治疗服务范畴外的不便、身体缺陷或医疗相关问题等。如果个体的重要他人（如看护者、伴侣等）之岩石与个体的生命有直接的影响，就该被纳入评估与治疗的考虑中去。

4．浮　木

浮木代表影响因素，指个人性格特质或"态度"；特别技巧、技能及经验，如个人拥有良好的运动能力、接受过专门的训练或交流、与人有良好的沟通能力、社交能力良好、拥有一门手艺、具有艺术品位等；信念、价值观及原则；物质及（或）社会资本，如财富及开源途径，以及与拥有权力/影响力人士的社交关系。以上各项可能是好的影响因素，也可能是坏的影响因素，可对生活状态产生正面或负面的影响（漂流木可把岩石推出而滚动，或被岩石挡住去路）。

在河流模式的应用中，重要的是个体如何诠释组成其生命旅程的元素，而非作业治疗师是否认同个体所说的事物是否符合"岩石"或"浮木"的定义。个体用他自己的话，他自己的世界观、价值观、他习惯的用词来描述他的生活、遭遇、困难、心情和想法。重点是关于"个体的河流"，是关于他的经验。个体找出他们的问题及困扰，并解释他们的意义。

三、河流模式的意义

用一条河流的比喻描绘出个体的生命流程和情况的目的是使描述更清晰，注意力可以集中在岩石、浮木、河堤和底部之间的空间。在确定对患者适用和直接的作业治疗时，这些空间与河的其他元素同样重要。在河流模式中，空间是患者的生命能量（水）明显流动通过的点。水通过这些空间自然地奔驰，可以侵蚀岩石和河流的墙壁和底部，并随着时间的推移，把它们转化为能容纳生命流动的更大的通道。这种效应反映了自然特有的、不可分割的、潜在的愈合潜力。

自然设计、灵活和适应性强是河流模式的特点。在特定的时间和地点，每个服务对象的河流都有其重要的概念和配置。对于不同患者来说，在他们的世界里问题和情况的定义是广泛多样的。反过来看，这些关于个体特别的定义揭示了在特定的文化背景下广阔的视野和作业疗法的干涉范围。"这是什么作业？作业治疗师做些什么？"在一些文化中，患者可能会理解和解释说："作业是生命流动，而作业治疗师是人的生命流动的推动者"。作业治疗师帮助患者着眼于河流中的阻塞，寻求更大的拓展空间，最大限度地加强并提高患者生命的流动。

第四节　加拿大作业表现模式

一、概　述

加拿大作业表现模式（The Canadian Model of Occupational Performance，CMOP）首次出现于 1986 年，由加拿大国家健康福利部和加拿大作业治疗师协会出版的文章：《以客户为中心的作业治疗指南》（*Guidelines of Client-Centered Practice of Occupational Therapy*）中。该理论包含了两个关键特性：以客户为中心的理论以及作业表现的概念。CMOP 模式最关注的是治疗对象及作业治疗师之间连续的相关联系。与其相关的三个方面为：以客户为中心的理论及其资源，影响作业活动表现这一因素的概念体系和在实践中实施以客户为中心及作业活动表现理论的具体过程。

二、加拿大作业表现模式的组织结构

加拿大作业表现模式（CMOP）基于 Reed 和 Sanderson 在 1980 年创建的作业表现模式（The Model of Occupational Performance）完成了自己的组织结构。1980 年的作业表现模式将个体作业活动的三大领域——自理活动、生产性活动及休闲活动作为治疗干预的专注点。个体的作业表现被认为是最核心的内容。作业表现中的精神、物理、社会文化及道德的部分使得个体呈现独特的光彩。因此有必要在作业表现中得到足够关注并值得讨论。一个健康并具有功能的个体的本质便是经过以上四部分的协调整合展现出良好的整体。

随着理论的不断探索和发展，CMOP 有了不断的更新。在原先模式的基础上，当今的 CMOP 模式涵盖了更多新的系统性的价值和信念、作业活动表现概念及影响作业活动表现的各因素，并创造出了更进一步的模式图。

首先，CMOP 模式将价值和信念与作业活动、个体、环境、健康及以客户为中心的实践观相联系。比如，关于作业活动的价值被认为是：给予生活意义；对健康和良好状态至关重要；组织行为、发展并使时间发生改变；塑造环境或被环境所塑造；具有治疗价值；等等。

其次，CMOP 模式包括作业活动表现概念和它与以客户为中心实践观之间的关系。模式中的主要认识有：个体与环境紧密联系，个体是环境中的一部分而不是将环境置身于个体以外；作业活动是个体与环境间相互作用的产物；在个体—环境—作业活动中，任何一方条件的改变都会影响到其他两者，并左右作业活动表现；个体是以客户为中心的实践观中至关重要的部分；精神（spirituality）是个体的核心，它被环境所塑造同时也带给作业活动以意义。

（一）作业活动由自理活动、生产性活动及休闲活动组成

1. 自理性活动

在 CMOP 模式中，自理性活动被定义为了照顾自我而进行的作业活动。自理活动比自我料理蕴涵更多意义。比如，一个因为车祸而不得不与轮椅为伴的服务对象必须学习怎样调整时间来适应路程上的改变。她也必须思考环境中可能改变的部分，以适应新的出行方式，得到或者重新得到个人的满足感。

2．生产性活动

生产性活动是对社会或者经济做出贡献或者提供经济保证的作业活动。生产性活动不仅仅是有经济回报的职业活动，也包括个体有生产性感受的活动，可以是在家中或者社区进行的义务性活动。比如，有一位在一生中都作为护理助手的单身女性在 56 岁时退休无事可做，而她选择去从事没有报酬的义工工作并从中得到与以往相似的生产性感受。这其中的挑战便是选择适当的活动以使其投入其中，并获得满足。

3．休闲活动

休闲活动是为了快乐而进行的作业活动。这个定义包含了许多作业治疗师所关心的领域，伴随疾病及障碍生活的服务对象有必要获得家人共度家庭生活的指导。

（二）CMOP 模式的划分

CMOP 模式将 1980 年的作业表现模式中的精神、身体、社会文化及道德四个作业表现内容转换为情感（affective）、身体（physical）、认知（cognitive）三部分（参考图 4-5 早期 CMOP 的组织结构）。

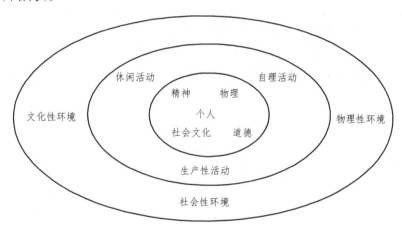

图 4-5　早期 CMOP 的组织结构

（1）情感包括所有个体外在及个体内在因素的社会情感功能。

（2）身体包括所有感觉、运动、本体运动功能。

（3）认知包括所有知觉、注意力、记忆力、理解力、判断力及循因的心理过程及功能。

除以上三部分之外，CMOP 模式还创造了精神（spirituality）这个定义。精神代表了个体的核心，被认为是一种到处释放的生命力量、对自我提出更高的要求、意愿及自我野心之源；一种在所处的环境下个体经历世事的目的和意义。CMOP 模式认为治疗师应该关注帮助服务对象保持自我功能并勇于面对逆境及挑战的内在力量。对这种内在力量即精神的研究有助于对服务对象的信念——能量与制衡及生活意义的理解。

（三）在 CMOP 模式中环境的定义

在 CMOP 模式中，环境是指在个体之外所发生的景象及情况，并引起个体对其的反应，分为文化性、物理性、社会性及机构性环境。

（1）文化性：基于特定人群社会思潮及价值系统，与民族、种族、仪式、规范相关的实践。

（2）物理性：组成楼房、道路、园艺、交通、基础设施、天气及其他事物的自然及人为结构。

（3）社会性：人们居住于特定社会环境下，作为有相似兴趣、价值观、态度及信仰的社会群体所反映出的所有社会性特征。

（4）机构性：所有社会经济、法律法规等政府性机构及实践，包括政策、质量控制及其他组织性实践。

值得注意的是，在 CMOP 模式中有许多关于一个核心内容的不同解释，在不同治疗师和学者的立场上，这些解释不同。同时，模式中也随着这些解释不断发展发扬。

三、加拿大作业表现模式的评估量表

加拿大作业表现模式评估量表（the Canadian occupational performance measure，COPM）是基于 CMOP 模式而设计的，体现了以客户为中心的作业实践特点的实用性量表。它是一个半结构化的面谈过程，在过程中帮助患者与作业治疗师一起了解自身在自理活动、生产性活动及休闲活动中的表现及对自己的满意程度，共同思考造成患者生活不便的原因。这种半结构性的面谈，能真实了解患者对自身需求的感知，建立正确的作业活动表现目标，在特定的作业活动类型及范围内做出客观有效的治疗干预（参考表 4-1 加拿大作业表现模式测量表）。

表 4-1　加拿大作业表现测量表

作者：Mary Law 等　　翻译：林国徽

本测量表是为作业治疗师而设计的，用于测量随着时间的推移，个体对自己作业表现方面问题自我评价的变化。

姓名：　　　　　年龄：　　　　　性别：　　　　　陈述者（如非本人）：

检查日期：　　　　　　　　　治疗师：

预约复查日期：

复查日期：　　　　　　　　　治疗师：

步骤一：确定作业表现方面的问题	步骤二：重要程度
与顾客见面，鼓励其想象日常生活中有代表性的一天，询问关于自理、生产和休闲活动方面的问题。让顾客确定想做、需要做或期望去做的活动。然后要求他们确定哪些活动的完成情况难以令其满意，并把这些活动方面的问题记录在步骤 1A，1B 或 1C 中。	用评分标准,让顾客对每一个活动的重要性进行打分,分数从 1 到 10,并把得分填在相应步骤 1A,1B 或 1C 的宽空格里。
步骤 1A：自理 个人自理 （例如：穿衣、洗澡、进食、个人卫生）　　————————　——	重要性 —————————

功能性行走 （例如：转移、室 内外行走）	＿＿＿＿＿＿ ＿＿＿＿＿＿	＿＿＿＿＿＿ ＿＿＿＿＿＿
社区生活 （例如：交通工具 使用、购物、理财）	＿＿＿＿＿＿ ＿＿＿＿＿＿	＿＿＿＿＿＿ ＿＿＿＿＿＿
步骤1B：生产活动		
有薪/无薪工作 （例如：找工作/维 持工作，义工）	＿＿＿＿＿＿ ＿＿＿＿＿＿ ＿＿＿＿＿＿	＿＿＿＿＿＿ ＿＿＿＿＿＿ ＿＿＿＿＿＿
家务活动 （例如：清洁、洗衣 烹饪）	＿＿＿＿＿＿ ＿＿＿＿＿＿ ＿＿＿＿＿＿	＿＿＿＿＿＿ ＿＿＿＿＿＿ ＿＿＿＿＿＿
玩耍/上学 （例如：玩耍技 巧，家庭作业）	＿＿＿＿＿＿ ＿＿＿＿＿＿ ＿＿＿＿＿＿	＿＿＿＿＿＿ ＿＿＿＿＿＿ ＿＿＿＿＿＿
步骤1C：休闲活动		
表态娱乐 （例如：爱好、手 工艺、阅读）	＿＿＿＿＿＿ ＿＿＿＿＿＿ ＿＿＿＿＿＿	＿＿＿＿＿＿ ＿＿＿＿＿＿ ＿＿＿＿＿＿
动态娱乐 （例如：体育活 动、郊游、旅行）	＿＿＿＿＿＿ ＿＿＿＿＿＿ ＿＿＿＿＿＿	＿＿＿＿＿＿ ＿＿＿＿＿＿ ＿＿＿＿＿＿
社交活动 （例如：探亲访友、 电话联络、聚会、 通信）	＿＿＿＿＿＿ ＿＿＿＿＿＿ ＿＿＿＿＿＿	＿＿＿＿＿＿ ＿＿＿＿＿＿ ＿＿＿＿＿＿

步骤三和四：评分—初次评估和再评估

让顾客确定5个重要的有问题的活动并记录在下面的表格中，用评分标准让顾客就每个问题对自己的表现和满意度进行打分，然后计算总分。总分的计算是把所有问题的表现分或满意度分累加然后除以问题的总数。再评估的分数以同样的方法计算，同时计算两次评估的分数差值。

初次评估：			再评估：	
作业表现的问题：	表现1	满意度1	表现2	满意度2
1.＿＿＿＿＿＿＿＿	＿＿＿＿	＿＿＿＿	＿＿＿＿	＿＿＿＿
2.＿＿＿＿＿＿＿＿	＿＿＿＿	＿＿＿＿	＿＿＿＿	＿＿＿＿
3.＿＿＿＿＿＿＿＿	＿＿＿＿	＿＿＿＿	＿＿＿＿	＿＿＿＿

4. _____	_____	_____	_____	_____
5. _____	_____	_____	_____	_____
评分:	表现 总分 1	满意度 总分 1	表现 总分 2	满意度 总分 2
总分＝表现或满意度总分/问题数	_____	_____	_____	_____

表现总分差值＝表现总分 2_____ － 表现总分 1_____ ＝ _____

满意度总分差值＝满意度总分 2_____ － 满意度总分 1_____ ＝ _____

附加记录和背景资料:

初次评估:

再次评估:

COPM 量表的设计是基于对客户为中心的作业实践的认识，认为：要找出对象真正想要的，必须询问他本人。该量表的原则有：个体化，以客户为中心；考虑客户的社会角色及对其角色的期待值；考虑客户的生活环境；通用型评估，而非限制年龄及诊断；考虑作业活动的重要性、满足感及表现；并可以评估多种效果。该量表设计将作业治疗师、患者及其照顾者几方聚拢在一起，按照五个步骤循序渐进地进行半结构化的面谈过程。

（一）定义"问题"

在这一步骤中，作业治疗师约见患者及其照顾者，并决定服务对象是否存在作业活动表现上的问题。量表中设定了作业活动的范围（包括自理活动、生产性活动及休闲活动），及每个范围内大致的内容（比如，自理活动包括个人自理活动，功能性转移及社区性管理）。作业治疗师需要做的便是给出患者有关作业活动范围的相关提示，并询问患者是否"需要"、"想要"及"期待"参与某些作业活动。如果这三种问法中的任意一个得到了肯定的答案，那就进一步询问患者"是否能做"，"现在正在做"及"是否对表现满意"。如果患者有完成某一作业活动的需求，但是对自己参与这个作业活动的完成度感到不满意，那么这部分作业活动表现便定义为一个"问题"。从这一步骤可以帮助作业治疗师找到患者个人化的日常活动中特定的有困难的作业活动。反之，如果患者没有表现出对完成某一作业活动有需求，或对完成这个作业活动感到满意，这部分的作业活动表现便不需要列入考虑的范畴。

（二）决定"问题"的重要程度

一旦特定的问题被定义并筛选出来，继续询问患者对于其自身而言，这些"问题"有多重要，重要程度用 1～10 分的量化自评分表示，10 分为极其重要，1 分为不重要。重要程度评分是衡量患者作业活动表现及对这一活动的满意度的一个指标。

（三）作业表现和满意度评分

基于对所有"问题"重要程度的自我评分，患者将被询问选出自身目前最迫切需要解决的五个问题，并对这五部分进行深入的评分，评价自己的作业活动表现如何（1～10分，10分为表现极其好，1分为表现极其不好）和对自己所做的活动的满意程度（1～10分，10分为极其满意，1分为极其不满意）。

据此，作业治疗师及患者必须决定出治疗目标。如果这一目标使得功能保持或增长，那么患者在作业活动表现及满意度的自我评分应有所增加；反之，则对作业活动表现及满意度评分无影响。

（四）再评估

紧随着治疗干预的进行，在初次评估之后选择适当时机来实施。作业治疗师针对第一步骤中的"问题"，再次询问患者及其照顾者有关作业活动表现及满意度的自我评分。这些重复评价的得分与相应的原始得分一起总结、比较，便能显示出患者在这一段时间内的改变，以帮助患者及作业治疗师了解治疗过程中的确实效益。

（五）后续工作

最后为了延续治疗计划，判断是继续治疗还是合理转归，就需要使用一份新的 COPM 量表，作业治疗师询问患者及其照顾者和第一步骤中相同的问题（即是否"需要""想要"及"期待"参与某些作业活动；"是否能做""现在正在做"及"是否对表现满意"）以查看是否有新的作业活动表现方面的"问题"出现或者原来的"问题"依然存在。

第五节　人类作业模式

一、概　述

人类作业模式（The Model of Human Occupation，MOHO）由 Gary Kielhofner 创立，该理论 1980 年首次出现于《美国作业治疗学杂志》（*American Journal of Occupational Therapy*），并在 2008 年 Gary Kielhofner 的著作《人类作业模式：理论与应用》的第 4 版中有更完整的描述。

MOHO 是一种以客户为中心的理论模式，也是当今作业治疗领域应用最多的基于作业的模式。它专注于理解服务对象个体的价值、兴趣及能力，思考服务对象的角色定位和习惯，在环境里分析服务对象的与作业表现相关的经历。它强调服务对象的信仰、立场、生活方式、经历以及背景的重要性，认为每一个人独特的特性决定了康复目标和治疗策略，认为每个服务对象的作业行为（如：他/她的行动、思考和感受）都是康复治疗的动态的中心。

二、人的系统（human system）

每个个体在选择去做什么样的事情时，都有驱动自己的动力。MOHO 是通过一个普遍的途径去理解和解释人是如何选择、组织和实施他/她的作业活动的。在 MOHO 中，人通常被定义为是由三个相关的部分所组成的系统：

（一）意　愿

人类拥有复杂的神经系统，它提供意图和持续性的对活动的需求。同时，个体拥有具备活动能力的身体和去"做"事情的潜力的认识。这些因素导致了潜在的、渴望去完成某种作业活动的动力。

意愿是人类关于作业活动深刻思考和感受的过程，被过往的经历影响并与未来相关联。每个人都对作业活动有不同的思考和感受，因此意愿是最为基础的。这些思考和感受与以下问题有关：是否擅长这个活动？是否值得去做？是否喜欢这个活动？因而，意愿过程中的思考和感受可以归纳为以下三点：个人能力及所能达到的效果、有重要或者值得去尝试的理由及在活动中体会欢愉和满足感。这三点指向三个基本概念：

（1）个人因素。个人因素意味着个体对自我能力的认识和对在活动中能够达到的结果的预想。它受个人的背景和层次所影响，也被连续发展中不断变化着的对能力的要求所影响。个人因素联系着个人能力、个人表现以及对结果的思考和感受，这种思考和感受的过程是动态的、延续性的。

（2）价值。价值是社会文化背景下个体对世界的理解。价值决定了什么值得去做、个人应该怎样去表现、什么目标和心愿值得去承诺。这些对价值的观念来自各自不同的文化背景。带有文化的信息引领个体处于不同的生活方式，并对所处的生活有共同的感受和理解。因此，价值是承载了个体进行相应活动的强大的信仰力量。重要的是，价值在个体在进行特定的活动时对决定自我价值有所影响。当个人处于无法与价值观保持一致的行为时，会产生失望悔恨、挫败感及对自身的不满足。以此可以体现出价值观对个人行为的矫正作用。

（3）兴趣。兴趣是人类在进行作业活动时感受到欢愉或者满足感的过程。因此，兴趣不仅表现为在进行作业活动时的欢愉感，也表现为做特定事情时不同于他人的偏爱。对某种作业活动"有兴趣"，意味着个体感受到了投身此次积极经历的某种吸引力。这种吸引力可能来自参与其中对自我能力的体现、心身的自我挑战、伙伴间的合作关系等各方面的积极感受。同时，对感觉经历的拓展、审美品位的提升、技能的增强等方面也是欢愉感的来源。许多作业活动产出成果及产品后，满足感便从产出和创造中释放而来。某个作业活动对个人特定的吸引力代表了个体化差异及社会多样化潜在的形成基础。

个体需要一套复杂的神经系统以应对来自活动的持之以恒的需求。同时，个体也对身体活动的能力有所要求。另外，人类对自身可做之事有潜在的自我意识。这些因素集合在一起导致了作业活动潜在的动力，这是一种对于活动的需求。对活动的渴望通过作业活动和主导的动力得以表现出来。

每个人都拥有对所做的事直观的思考及感受，这些都是意愿的基础。意愿的思考及感受渗透在参与、选择、经历作业活动的循环中。某些作业活动对于个体的吸引、对于能力的信念及对于表现的信仰影响了人类如何在世界立足、得到机会满足各种作业活动的需求。意愿同样影响到个体参与作业活动及如何经历及协调作业活动。个体参与、选择、经历作业活动及对自己所做的有所认识都基于每个人独特的意愿和自主力。

（二）习　惯

许多人所做的事都是一种以任务为导向的日常生活路径。大部分人每天重复了许多相同的事，比如起床、洗漱、前往学习或工作的地点等，每个工作日的早晨大概都是如此。同时，人们在行走、骑自行车、开车时走过一样的路线或是上同一班火车、地铁或者公共汽车时都没有仔细地去想在这个过程中都做了些什么。但是处于这样的状况，我们便开始用以往多次参与作业活动的某种方式投入其中，并清晰地理解这些事是和以前一样的。这些作业活动是被个体以条件反射的方式来完成的，在经历这些事时，个人感觉熟悉平常，在日常的以任务为导向的生活中找到自身的定位。

"习惯"将这些作业活动以一种特定的形式编入每日常规的活动路径。这些形式使个体融入现有的、物理的、社会的、时间及空间的世界中去，并符合其特有的节奏和容量。同时，习惯化也依靠并运用环境中的一些规律指导活动的进程，使个人意识到空间和时间的框架，比如日期及周数的规律性；他人活动的形式，比如学习、工作、娱乐；稳定的物理环境因素，比如家庭周围环境、工作场地、学校及社区；社会风俗及产生文化的形式，比如圣诞节、中国春节。个体的角色及习惯决定了习惯化的形式，这两者也提供了关于个体做什么、如何做的规律、特征及要求。

通过重复性的经历，个体在相似的环境下得到了提升和表现的机会。习惯是在作业活动中自我生发的，一旦所需的集中注意力变为自动化的过程，习惯便产生了。这其中与习惯相关的有两点：人必须进行有效而重复的活动以建立某种形式；持续的环境性的因素必须存在。

活动的方式同样反映了内在化的角色。个人定义及表现出不同的方式都与特定的社会地位及认同感有关。个体展现出与某个角色相应的行为，这体现了内在化的态度及方式。一旦被内在化，角色便提供了个体看待世界及采取活动的框架。角色的建立可通过个体的衣着、谈吐风度及行为内涵反映出来。

（三）表现能力

在 MOHO 中，表现能力被定义为在进行作业活动时提供潜在客观性的物理心理元素及对应的主观经历的能力。个体蕴含的所有可供客观性描述的能力和局限都是其正在经历的，关注个体怎样形成表现的经历能够丰富和补充对表现能力的客观性认识。

三、环境系统

在 MOHO 模式中，环境被认为是提供机会、资源、需求和约束的系统。环境如何影响每个个体取决于个人的价值观、兴趣、个人因素、角色及表现能力。环境系统包括物理性及社会性环境。

物理性环境是指自然及人为的空间及在此空间内的所有事物。社会性环境包括由个体形成的团体及个体所在其中时的作业活动形式。团体塑造成员的社会角色并为这些角色按照团体的性质、气氛及规范，发挥自身作用提供空间。作业活动形式是为了追求某个目标、保持统一的知识、文化认同及定义的有规则约束的序列。简而言之，作业活动形式是在任何社会背景下都可以去做的事。

四、作业活动系统

在 MOHO 模式中，作业活动被定义为三个层面：参与、表现和技巧。

（一）参 与

作业活动参与是指参与到体现个体文化社会背景，并对保持其良好身心状态必不可少的工作、娱乐或者日常活动中。这里的参与不仅包含表现，更蕴含主观性经历。因此，作业活动参与对于做事情的个体及社会有很大的重要性。每个方面的作业活动参与涵盖了所做事情的相关性集合。比如，保持个体的生活空间可以包括付房租、修理家具、装饰并清理家居环境和每月定期参加业主会议，等等。

（二）作业活动表现

作业活动表现是指完成某个作业活动的形式。既然大部分的作业活动表现都包含了日常活动轨迹，习惯化便成为影响作业活动表现的重要因素之一。作业活动表现也常常被环境所影响。环境因素在损伤是否影响或怎样影响作业活动表现方面至关重要。

（三）技 巧

在一个作业活动表现中，许多具有目的性的行动可以被逐一剥离并分辨出来。这些组成作业活动的行动与技巧有关。技巧是个体在作业活动表现中所需要使用的以明确任务为导向的行动。作业表现能力多指潜在的能力，而技巧更偏向于在完成某个作业活动形式中具体所呈现的行动。人类系统（包括意愿、习惯化及表现能力）与环境相关联都是影响技巧的因素。技巧可分为三种：运动性技巧、过程性技巧及沟通合作性技巧。许多评定量表基于以上三种技巧分类而制定。

（1）运动性技巧：指身体完成任务性运动的能力，包括稳定或者移动身体和完成事物的操作、升降及转移的动作。

（2）过程性技巧：使行动呈逻辑性的序列，选择或者使用适当的工具和材料，当遭遇问题时采取适应性的作业表现。

（3）交流合作性技巧：传递自己的意图和需求，与他人通过联系共同完成社会性行动，包括打手势、通过肢体语言与人交流、交谈、与他人合作和为自己辩解。

（四）作业活动的适应

在作业治疗学领域，适应一般指通过所经历的作业活动，个体得以发展，并在面对新的挑战时转变应对策略，取得好的结果和状态。在早期的 MOHO 模式中，作业活动的适应是在有原因可循的环境期待下通过作业活动迎合个人的需求和渴望。但在 1998 年的一份关于生活历史的研究中展现的证据认为个人的适应是由两个不同的概念组成：作业活动认同感及作业活动能力。

（1）作业活动认同感：个体对自己的完整定义，包括角色及各类关系、价值、自我定义、个人的追求和渴望。参与作业活动有助于创造认同感。现在的作业活动认同感被定义为产生于个体作业活动的参与史中的，个体对自身的定义。在动态的人类系统中，一个人的意愿、兴趣及经历都是作业活动认同感的一部分。

（2）作业活动能力：对作业活动的参与度的维持，一旦通过作业活动的参与，创造了对其的认同感，不断参与此作业活动的稳态维持便成了影响作业活动参与度的因素之一。

第六节　重建生活为本作业治疗理念的应用

一、发展背景

（一）起　源

中国内地康复医学在 20 世纪中后期开始发展，至今已经比较成熟，达到一定的水平，在国际上也得到一定的认同。有人说，中国内地康复医学在发展较好的地区，已经进入平台期，要找寻新的发展、新的出路。现在中国康复医学有两块短板：第一是患者的生活能力，第二是作业治疗服务。这两块短板需要尽快补上，否则会影响进一步发展。

中国康复医学发展早期，作业治疗被定位为一种疗法，与其他医疗及康复疗法配合，主要利用简单作业活动来促进患者功能恢复。随着国内康复医学的迅猛发展，近年来，作业治疗专业也有了长足的进步。如今，全国各地略有规模的医院康复科都有提供作业治疗服务，无论在治疗师人数、专业普及程度，还是服务质量上都比 20 世纪末的情况大有改观。

超过半世纪的发展，作业治疗渐渐被认定是一种专业，大专院校已经有专门培养作业治疗方向或作业治疗专业的课程，很多较大型的康复中心亦把治疗师分工，专门设立作业治疗师队伍，队伍也日益拓大，康复团队也渐渐开始清晰作业治疗的关注范围及独特贡献。

纵使如此，作业治疗服务仍存在服务范围比较狭窄、只侧重上肢功能训练、治疗方式比较单调、整体疗效也不太显著的情况。很多治疗师反映，尽管我们把促进患者最大程度的功能恢复放在首位，但总有很多患者的功能得不到完全恢复。作业治疗效果仍有待改善、服务的理念和内涵还有待拓展和提升。

在内地作业治疗专业孕育及发展的同时，一批香港的作业治疗师（在香港称为职业治疗师）组成一个专业志愿者组织，称为香港职业治疗学院，协助推动内地康复及作业治疗的发展。自 2002 年成立以来，香港职业治疗学院与多家内地医院合作，尝试推动一系列针对提高患者生活能力的作业治疗项目，侧重把身体基本功能转化为生活能力，这些作业治疗项目包括：床旁自理训练、家务训练、烹饪训练、文娱工艺训练、情景模拟训练及认知训练、社区生活技巧训练、出院前准备、家居探访及家居安置服务等。我们把很多作业治疗教科书里所描述的治疗活动成功地在内地医院实施，更创作业治疗、物理治疗、医生和护士的重建生活为本协作模式，共同提升患者生活能力。这些新服务效果显著，病人、家属及医疗团队都十分接受和认同，社会效益及经济效益齐备。

2015 年，香港职业治疗学院梁国辉老师用了"重建生活为本作业治疗模式"，这个名词总结了可在内地成功实践的康复及作业治疗理念及运作模式。自此，"重建生活为本作业治疗"理念的命名正式诞生及面世。

作业治疗自身及相关学科知识内容渊博，治疗师在接受专业培训的过程中会学到广泛的知识及技巧。专业的治疗师在临床实践时必须自行整理出一套体系，在芸芸知识、理论、技巧中选取与服务对象、内涵、场所及政策等现实情况相匹配的内容，整理成体系、形成运作模式（practicing model）以指导日常临床工作。建立有科学及理论基础的运作模式不是一件容易的事情，重建生活为本作业治疗运作模式经多年的酝酿、沉淀、实践、补充及优化，已经成为一套能在内地康复机构指导作业治疗有效运作的模式。

梁老师及其团队提倡内地作业治疗应重新定位，回归作业活动本位，以作业表现为主要关注，以作业能力为治疗目标，以作业活动为治疗手段。患者即便有长期功能障碍，他们也是有重建幸福、愉快生活的本能欲望的，也许这些本能欲望被病后失败的经历打击受到压抑，但仍可以透过引导及作业活动上的成功感受，重新点燃。要注重患者的生活能力及生活意志，提供有针对性的作业治疗服务，逆转失能、无助、沮丧、绝望的恶性循环，促使患者产生正面情绪的思想，有助于建立探索、尝试、成功、自信、希望的良性循环，促进功能障碍的适应和新社会角色的重建。患者可以学习各种的生活技巧、适应方法，调节个人期望及改变生活及人际环境，去克服功能障碍，减轻残疾带来的影响，促进患者重建成功愉快的生活方式。这是作业治疗师最终的工作目标。

几年以来，重建生活为本作业治疗广受接纳，在各地医院开展，逐渐也形成了一支热心推广该理念的团队，继续加强、细化及推广重建生活为本作业治疗理论及内涵。团队希望可透过集体的努力，融会国际作业治疗哲学与理论，依据内地康复人员学习与思考习惯，采用普及简明中文言词与表达方式，重新演绎作业治疗专业理想与理念。让广大作业治疗师及作业治疗服务回归作业治疗核心关注与手段，按照科学预定的路径，强调访谈、作业活动与环境调适综合运用，同步促进生活能力与意志。我们也要结合相应内地政策制度与医院实际情况，建立作业治疗在医疗与养老康复有效运作模式，推动集体学习与实践，重新定位定义内地作业治疗，壮大作业治疗专业人员队伍，拓宽作业治疗的服务范围与贡献，助推内地康复发展、实现康复终极理想与目标、造福广大民众。

（二）性　质

"重建生活为本作业治疗"是一套作业治疗理念，也是一套指向重建患者生活能力为目标的运作模式，是一种处于高层次的、方向性的整体康复理念，含多维内容，是在促进身体基本功能、认知及言语功能的基础上，增加更贴近生活的训练方法，把基本功能转化成生活能力，以建立能维持身心健康的生活方式。

理念是基于"生物—心理—社会"现代医学模式的原始精神，与作业治疗基础理论中的"人—环境—作业模型"（Person-environment-occupation model，PEO）完全一致，亦与人类作业模型（Model of human occupation，MOHO）的系统构成部分吻合，可称谓是一套符合内地本土化的作业治疗普适性理论。

（三）愿景与信念

在重建生活为本作业治疗理念指导下，作业治疗的最终目标已超越协助患者功能恢复，也超越促进独立生活，而是指向一个更高的层次，要协助所有服务使用者，重建成功、幸福、愉快及有意义的生活方式。这也是重建生活为本作业治疗模式与其他模式的主要分别之一。

我们相信，人天生具备求生存、求能力、求成长的本能，并有追求成功、愉快、幸福及有意义生活的欲望。患者即使是面对长期功能障碍，维持幸福、愉快生活的本能的欲望是仍然存在的。这些本能欲望可能因受到症状和病后失败的经历打击，而受到压抑，但是可通过引导及成功的经历重新点燃，可通过学习新的生活技巧、调节个人期望及生活环境，以减轻功能障碍对生活的影响。

患者即使有一些长期功能障碍，但仍然拥有一定程度的能力，可根据自己的家庭条件及发病前的爱好和生活方式，重新建立一套愉快的、能维持身心健康的生活方式。身心健康生活方式是因人而异的，但都有两个重要元素：第一，有比较充实的生活内容，有足够的活动，带来正面情绪、思想和感受。第二，有足够的机会，可以为家庭和社会做一些事情、做一些贡献。

（四）使　命

协助服务使用者重建成功、幸福、愉快及有意义的生活方式并不是一个梦想，也不是一个口号，而是一个实在的终极目标。是以科学为基础，有条有序的，在患者重建生活的每一个步骤，提供具体的、针对性的作业治疗服务而达至的目标。重建生活为本作业治疗运作模式及内涵的服务使命总结下来："引导患者发掘自身长线、隐性、真实的需求，按照科学的预定路径，利用生活化的训练活动及场景，提升生活能力及生活意志，调节人际及生活环境，重建成功、幸福、愉快及有意义的生活方式，以维持身体及精神健康。"

使命中的六句话，总括了重建生活为本作业治疗模式的步骤、内涵及理论基础。也概括了服务的短、中、长期服务目标。每一句都以动词为首，彰显以行动为出发点，以达至重建成功、幸福、愉快及有意义的生活方式，以维持身体及精神健康的最终目标。

二、主要理论

（一）三元合一重建生活理论

三元合一重建生活理论是重建生活为本作业治疗理念中最重要内容之一。理论是基于Gary Kielhofner 人类作业模型（MOHO）中的意志系统、习惯系统及表现系统并加以修正、扩展及应用。特别是细化了三个系统的重建步骤，提供重建路线图。理论指出在重建生活过程中，重建生活能力、重建生活意志及重建生活方式同样重要，是相辅相成的，要同步进行的。

重建能力、意志及生活方式都有一定的次序，形成清晰的路线图（见图 4-6）。总结了重建的路线图，是要评估好患者所处重建阶段，配以合适的治疗与训练。

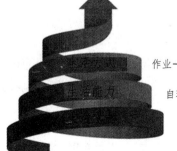

重建成功、愉快、幸福、有意义生活方式
以促进身体及精神健康

作业→习惯→风格→社会角色→生活方式

自理→家务→娱乐→社交→社区→工作

自控→自信→希望→追求→新生活目标

图 4-6　三元合一生活重建生活路线图

三元合一理念也可应用于治疗活动的设计，治疗师应选择接近患者发病前习惯活动或病愈后要参与的活动作为治疗活动。亦要再加入训练能力及意志的元素，同时促进生活能力及生活意志的重建。

（二）重建生活能力

从第三章第二节介绍的能力阶梯理论可以看出，下层功能支撑上层技能，上层能力要综合应用下层技能，加上学习特定方法，在特定场所应用，以满足生活、环境及社会要求。

治疗师可应用不同的作业治疗手段，针对每一能力层次，进行训练及促进。

重建健康愉快生活是一个过程，是涉及身体、情绪、思想、行为及环境因素互动的过程。对因病引起长期症状或长期功能障碍的人来说，这可以是一个漫长的过程，甚至是永远都达不到目标的过程。有些人意志力及抗逆能力较强，可以靠自身力量适应症状及功能障碍，但大部分患者是需要专业的协助，功能障碍越大对专业协助的需求就越大，才能更快更顺利地重建生活。

重建生活为本理念用了"重建健康幸福生活六部曲"来描述重建生活的六个阶段（参考图 4-7 重建生活六部曲）：

（1）患者首先要配合康复人员的指导，积极参与各种促进基本身体功能恢复的治疗活动；

（2）尽量利用受限的功能，最大程度独立自理及完成力所能及的生活作业；

（3）在生活不同领域中学习适应性或代偿性生活技巧；

（4）在不能完全恢复的情况下，调节个人生活目标及别人对自己的期望，建立新的社会角色；

（5）再就个人喜好及客观条件，编排活动优次，形成新的生活方式；

（6）最终逐渐安排充足合适生活内容，重建成功、愉快、幸福及有意义的生活方式，以维持身体及心理健康。

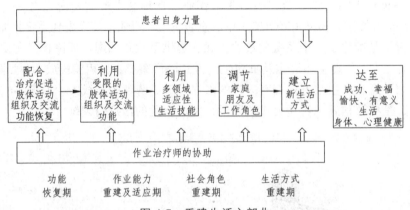

图 4-7　重建生活六部曲

简单而言，六部曲描述重建生活过程中六种要做的事情，包括："配合治疗""利用受限功能""学习适应技巧""调节自己及别人期望""形成新的生活方式"及"构建幸福及有意义的生活"。

六部之间虽然是有先后次序，但不是指六个步骤，先完成了第一部，才再走第二步部，走完第六部就到达终点，而是指"一部一故事"，每部会独立发展，采取螺旋演变模式，在该部里逐渐进步重建。但部与部之间亦有承前启后的关系，前面一部的演变会支撑后面一部的发展，慢慢向"构建幸福及有意义的生活"迈进。康复初期，作业治疗多注重前面几部，但对后面几部亦要有所兼顾。康复中后期，治疗计划便要侧重后面儿部。在整个作业治疗服务过程中，治疗师要分配好时间，提供六种相应的治疗与学习机会，促进患者重建生活。

能力阶梯及六部曲为治疗师及患者提供了一个比较清晰的"重建生活路线图"，及一个笼统的"重建生活时间表"。治疗师根据患者个人进展及环境情况，协助患者按部就班，逐渐重建新的愉快生活方式。

（三）重建生活意志

详见第三章第十节（二、作业活动启动机制）。

（四）重建生活方式

在重建生活为本作业治疗理念中，重建生活方式也是有一定的顺序的。人要把重新掌握的作业活动重复练习，形成习惯，可按个人性格爱好建立作业风格，再根据能力、环境要求及机会，重新担当原来的或建立新的社会角色，继而组织多种生活角色、排列角色优次、安排时间、组织生活内容、建立新的生活方式。

1．生活习惯

治疗师常常留意到患者虽然已经掌握某些日常活动的能力，但在病房或家中却没有好好使用那些能力完成自理及其他活动。有时治疗师会归咎患者、家属或病房护理人员不力，没有做好该做的工作。

在重建生活为本作业治疗理念中，治疗师的责任不止于患者已能完成某作业任务（如洗脸、刷牙），而必须确保患者把任务能力转化成为完整作业活动能力（如照顾好自己的仪容），继而在不同生活领域应用，并养成习惯。因此，治疗师不能只留在治疗室为患者做训练，必须按需要走进病房、社区、患者家庭、甚至工作间，协助患者排除环境及人为障碍，培养患者在不同场合运用能力的信心，经过反复练习及实践，逐渐融入生活习惯当中。

2．生活角色

详见第三章第五节。

3．生活方式

人会有意或无意地编排各方面的生活角色、排列角色优次、安排时间、组织生活内容、形成生活方式，以满足个人及社会对自己的期望、成功地过自己想过（能过）的生活，为生命创造最大价值、满足感及幸福感。

人的身心健康很大程度是通过自己的生活方式来维持的。能维持身心健康的生活方式可因人而异，人会顺着自己求生、求能力、求成长、好动、爱作业、和群体相依赖的天性，通过安排跟自身条件资源及环境机会相匹配的生活，安排合适足够的家庭、社交、娱乐、工作及宗教活动，创造成功经历，以产生正面思想情绪及意义，以满足天性的要求，维持身体及心理健康。

有长期功能障碍的患者，当他们在生活各个领域都已经掌握一定的适应技巧，就要刻意地学习为自己安排合适生活内容，进一步学习利用有限的能力，选择及组织能够为自己创造最大限度的正面感受及有意义的生活内容。治疗师的角色是提醒患者可自主选择，指导学习平衡时间资源，安排患者相互参考，鼓励尝试练习，培养患者积极重建符合自身情况、最为理想的生活方式。治疗师可通过个别或小组访谈，出院前准备小组，出院后的生活重整小组等作业治疗方式协助患者重建生活方式。

人不一定自觉自己的生活方式，但每个人却是活在某种独特的生活方式中。在协助患者重建生活方式的过程中，虽然患者不自觉自己的生活方式，治疗师要引导患者关注留意，特别是让患者理解自己可能处于生活方式失衡状态，及如何通过调节以达至更幸福愉快及有意义的生活。

生活方式失衡是指人在个别或多个生活领域中的活动内容达不到平衡，可有两种常见的表现，第一，是在一个或多个领域缺乏内容，例如因疼痛症状，长期停止所有的娱乐及人际 往来，长时间缺乏正面情绪及愉快感受，导致精神健康、生活意志及应付日常挑战的心理能量逐步下降。第二，是在某一两个生活领域内容太多，间接影响其他领域生活内容的数量与质量，使受影响的领域可用时间不足，生活力不从心，不能在那些领域维持成功和愉快的状态，长期下来，坏的影响会逐步扩展生活所有领域，影响整个人的生活感受。

失衡状况及平衡状况是一种概念，没有绝对客观的标准，会是因人而异，甚至同一人在不同的人生阶段及健康状况下，平衡状态背后的生活内容比例都可以有所不同，可受个人天生情格、唤醒水平、活动机会及环境资源等因素影响。近年，作业治疗学界也尝试给作业平衡加以定义及设计评估方法。在评估方面，有两种方式，第一是评估作业平衡的结果，作者列出作业平衡会出现的结果，并加以评估，以反映平衡状态水平。第二种是列出生活中需要平衡的各个方面，直接邀请被评定者自我评估各方面的平衡状况。无论用什么方式进行评估，治疗师总要就患者的生活平衡状况有所了解及掌握，以策略长期治疗目标，特别是在康复的中、后期，了解患者当时的平衡状态，是提供重建生活为本作业治疗的关键元素，是绝不可少，不容忽视的。

三、临床应用和实践

（一）作业治疗训练形式与手段

1．作业活动

作业活动指日常生活的活动，例如：自理、做饭、照顾孩子起居饮食、安排家庭旅行、上街购物、上班工作、参加朋友聚会、参加宗教活动等。这些活动须在某特定环境、应用由系列作业技能组成的生活能力而完成。

（1）作业活动形式训练。

作业活动形式训练利用日常作业活动作为训练方法，目的是要促进患者在不同生活领域重建生活能力、生活意志及生活方式。这些训练活动可在医院的模拟环境进行，也可在患者家居或实际生活环境进行。治疗师可引导患者主动参与整项作业活动，以促进生活能力的学习。作业活动对学习生活能力以及生活意志等高层次能力有很大的促进作用。

所有作业活动都有潜在的疗效。潜在的意思是可以产生疗效，但也可以没有疗效，关键在于治疗师如何设计及患者如何体验训练活动。治疗师的工作是与患者认定短期训练目标及共同选择训练方式、设计好训练活动、调节好训练难度、安排好训练工具材料场地、控制好训练时的人际环境、训练期间监督好训练活动过程、适时做出调节，以达预期的训练效果。这些工作就是作业治疗师专业的核心技能，要求治疗师对患者的功能水平、生活能力及生活意志要有深入的掌握，也要有设计安排作业活动的能力。

① 作业活动疗效八要素。

为使日常作业活动对患者在不同康复阶段产生确切疗效，治疗师要设计符合"作业活动疗效八要素"的作业活动训练。八个要素包括：患者认为活动是重要的、有兴趣或有意义的；有难度及有挑战性的；可学习正常活动模式或方式的；可学习代偿性或适应性方法的；过程是愉快的；经努力可成功的；完成后感觉良好的；容易体会成功及进步的。

作业活动疗效八要素不是针对某作业活动而言的，也不只是针对个别患者一般情况而说的，而是针对患者参与某项作业活动过程的经历而说的。八要素是要患者能主观体现到这训练活动是重要、有兴趣的或是应该参与的，从而产生参与训练的内发动力；是要患者感受到活动是有难度及挑战的；也要确保活动过程中可以学到正常活动模式或适应性方法的；可感受到过程是愉快的；通过努力是可以成功并产生正面感受的。由此可见，八要素着重患者的体验多于活动的本身。因此，治疗师的工作是要确保患者参与训练活动时可有预期的活动体验，从而产生预期的治疗效果。因此，要体现作业活动疗效八要素，既要事先与患者进行足够沟通，设计、准备好活动，又要临场弹性调节，务求参与者能体验到有疗效的训练过程，这对治疗师的专业技巧要求非常高，这也是作业治疗专业能力核心所在之一。

作业活动训练是可为不同的训练目标而设计的，可以针对促进生活能力，更重要的是可针对患者的生活意志。治疗师一般会同时关心患者的生活能力及生活意志，可利用同一作业活动，把促进能力及意志的元素加入其中，以达一石二鸟的效果。

在生活能力方面，训练着重促进患者利用自身的功能、包括未受病疾病影响及经康复得以恢复的功能、学习从事某项作业活动的方法，把功能转化为能力，以加强独立生活能力与信心。治疗师可按重建生活能力路线图的次序，引导患者从生活自理以至家居生活技巧、社区生活技巧、人际交往技巧、业余生活技巧，乃至工作技巧，逐步训练，全面学习及恢复生活能力。

在重建生活为本作业理念中，促进生活意志是治疗师首要的任务。我们相信身心可互相促进，但很多时候，都是采取先心而后身（能力）的策略。作业活动形式训练是可产生强烈提升意志的效果的。生活意志主要是透过成功的经历培养出来的，当成功学会掌握比较重要的日常作业活动事时，人所产生的信心、意志及成功感会特别强烈。培养生活意志也是要跟着重建生活意志路线图，先促进患者对自己生活的掌控感，继而是培养信心、希望，再推动追求更美好的生活，最终制定新的生活目标。这些重建步骤都是要通过作业活动而完成的。

② 作业活动设计。

作业活动形式训练是作业治疗三大核心手段之一，如配合访谈及环境调适，可产生更大疗效。加上按照疗效八要素来设计及安排作业活动，必达预期治疗效果。设计作业活动训练有多个步骤，包括：活动前访谈，活动设计及准备，活动过程指导、监察及调节，活动后病人总结及活动后治疗师总结。

活动前访谈对保障活动疗效极为重要，治疗师透过访谈让患者明白训练目标，选择训练活动，调动动机，加强患者参与训练的积极性。

作业活动可以个人或小组形式进行。治疗师可以单对单形式，利用作业任务（作业活动的某个环节）以促进基本功能的恢复或作业技能的学习。可以小组形式、利用完整作业活动促进人际互动及生活意志的重建。

重建生活为本作业治疗强调患者参与活动的自主性及积极性，治疗师应选用患者熟识的活动，采取习惯的用具及方法，这有利患者激活肢体及认知记忆，更易诱发正常及习惯活动模式。

在活动设计及安排方面，一定要确保在训练目标领域内，活动对患者是有些难度的，但也要把难度调控好，让患者经过努力及学习是可以成功的。治疗师一方面要准确评估患者能力，也要细致分析活动要求，又要有效主持和组织活动，按个别患者的能力及性格，做针对性的指导，适时提供协助，控制好活动气氛，既要轻松愉快，也要认真确保安全，确保成功完成任务，以达到患者的治疗目标。

作业活动训练完毕后，需要与患者及陪同参与活动的家属一起做总结。总结可以单对单或小组形式进行，每人为时 10~15 分钟，最好是活动结束后及时进行。在总结期间治疗师要以欣赏和认可的态度，听取患者对自己表现的评价，包括过程是否愉快、是否达到预期的目标、有何学习与突破、有何心得与体会。治疗师可顺势通过成功正面经历带来的能量，引导患者选择下一个作业活动训练、制定下一个突破目标。

无论活动是由一位或多位工作人员负责安排，活动后都要做总结，归纳每人对患者表现的观察，以调节后续训练策略，及时做适当记录。也要总结活动成功和需要改善的地方，以利于后续借鉴之用。

（2）作业任务形式训练。

上面所介绍的是利用一项完整的作业活动进行训练。治疗师亦可安排患者参加一些作业任务，即作业活动的某些步骤，作为训练的方式。作业任务是完整作业活动的组成部分，是作业活动的某一两个环节。以做饭为例，做饭是一项完整的作业活动，其中包含多个作业任务（步骤），如洗菜、切菜、炒菜、盛菜、上菜等任务。治疗师可选择当中某一两项任务作为训练活动。

作业任务可有两种治疗目标。第一，是为学习完整作业活动做准备。治疗师可选对患者挑战较大的任务先做训练，当患者掌握了各作业任务后，再尝试参与完整作业活动，以确保成功。第二，通过作业任务来促进功能恢复。一般来说，作业任务比较容易提高患者参与训练的积极性，更有效促使患者重复多次练习，加强训练效果。利用作业任务来促进功能恢复时要应用相关的理论及技巧，例如在脑卒中康复中，利用切菜这项作业任务，可融入神经发育及运动再学习原理，训练患者上肢分离运动；或用冲茶这个作业任务，训练患手的正常活动模式及前臂肌肉张力控制，以达最佳疗效。

重建生活为本作业治疗理念采用了美国作业治疗权威 Anne Fisher 提倡的 Occupational therapy intervention model（OTIPM）中的生活技能（作业技能）分类及描述方法，用一套三维技能理念说明从事任何一项作业技能都要有机组合三类作业技能包括：肢体活动技能、作业组织技能及人际互动技能（见图 4-8、表 4-2）。

这套三维技能理念，让作业治疗师可从多方面分析某一作业活动对作业技能的要求，亦可为治疗师提供一套直接描述作业技能的词汇。基于这套理念，治疗师可发展相应的作业活动分析方法，以分析某项作业活动的三个技能维度的要求。亦可发展相应的作业技能评估系统，评估病人参与作业活动过程中的作业技能水平，并利用预制表格记录、观察及评估结果。

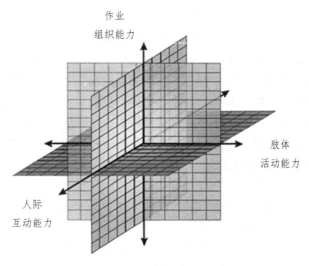

图 4-8　三维作业技能分类

表 4-2　三维作业技能标准词汇

肢体活动能力	体位安排能力 坐站平衡、坐正站正、肢体坐位摆放
	对象操作能力 伸手取物（健或患手均可）、弯腰扭腰、捏抓对象、把弄对象、肢体协调活动
	自身及对象移动能力 步行、推拉对象、提举对象、提运对象、调节操作力度速度、操作物流畅度
	维持操作能力（体能相关能力） 维持不间断操作、维持合适步伐节奏
活动组织能力	维持活动能力（认知及方法相关能力） 专注集中活动、适当速度节奏、依从指示按章完成工作
	知识应用能力 适当选择工具、依从指定方式完成活动、正确使用工具材料、安全操作工具材料、适当发问
	时间安排能力 适当启动活动、采用合理次序、维持活动进行、适时终止活动
活动组织能力	场地及物品安排能力 寻找寻出物品、取用集中物品、合理摆放物品、避免碰撞物品、适当收拾场地物品
	解决困难能力 发现问题、调节工作环境、调节工作方法、预防问题重复出现
	进行互动能力 言语表达、言语流畅度、姿势表达
	肢体言语能力 面向对象、望着对象、保持合适身体距离、合适身体接触、约束不合适行动
	互动内容能力 适时发问合适问题、适时提供合适问题、适当方式披露适量信息意见、适当方式表达情绪、适当方式表达不同意见、适当语言方式表达谢意
	互动流程管理能力 转变话题、及时响应、适当发言时间长度、轮流表达
	语言能力 合适声调语气言词、澄清确定信息正确、鼓励对方继续说话、表示明白对方感受
	解决互动困难能力 按预定目标方式完成互动过程、调整互动方式方法、预防互动障碍重复出现

（3）准备性训练。

除完整的作业活动及作业任务外，作业治疗师可采取各式准备性训练去促进患者有效参与作业活动训练，包括：动作任务形式训练、运动形式训练和手法治疗等。

动作任务指要求患者应用多种器官基本功能去完成包含几个步骤的任务。例如：床上翻身坐起，坐站转移，伸手取物，抓放、推拉、搬移、投掷对象，行走、上下楼梯，用简单言语回答问题或表达自己等。这些任务并非完整作务的大个步骤，没有实际的作用，只让患者锻炼个别肢体动作。作业治疗常用的滚筒、木钉和磨沙板皆属于动作任务形式训练。

运动指患者主动运动单一肢体部位（如个别关节或肌肉）或单一身体功能（如基本认知功能，心肺功能等）。

手法指治疗师徒手活动患者肢体，以达促进主动活动能力的产生，如关节松动，肌肉牵拉，关键点控制（key point control）等。

上述各类不同的训练方式，由复杂的作业活动至简单的肢体运动是针对能力阶梯不同层次能力的，治疗师要谨慎选择训练方式，以达致最佳训练效果（见图4-9）。

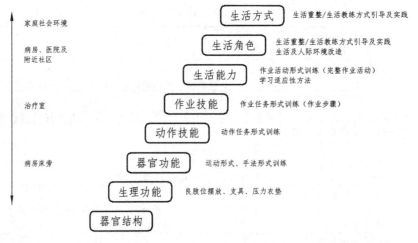

图4-9　能力阶梯及对应训练方式

2．重建生活为本访谈

访谈（interview）是一种有目的性的谈话方式，由一人主问、以收集特定的资料，另一人主答、以提供问题相关的资料。广泛不同的专业都视访谈为重要专业手段，如医疗、新闻、娱乐、法律、保安等都利用访谈以达专业的目标。不同专业的访谈着重收集不同内容，以满足该专业的需要，当中会运用很多共通的访谈技巧、也有专业特定的理念与手法。

（1）生活教练形式访谈。

访谈是作业治疗的重要手段。在作业治疗主流专业文献中，被描述是众多收集资料的方式方法之一，被认定是治疗的基础。

作业治疗经常会采用生活教练形式访谈，以协助各类型康复者重建生活。生活教练对以下情况的康复者特别有帮助：第一，正处于疾病过渡时期，即已经进入重返社会阶段的人；第二，病后生活太单调、缺乏内容的人；第三，觉得自己在某些方面停滞不前的人；第四，在奋斗过程中面对较大困难的人。生活教练相信，患者就算面对长期功能障碍，都是有重建幸福、愉快生活的本能欲望的。这些本能欲望因病后失败经历的打击而受到压抑，但可透过引导及成功的经历重新燃点；是可通过学习新的生活技巧、调节个人期望及生活坏境，去减轻功能障碍对生活的影响的。

患者就算有一些长期功能障碍，他们仍然是会拥有一定程度的能力，可根据自己的家庭条件及病发前的生活方式及爱好，重新建立一套愉快的、能维持身心健康的生活方式。身心健康生活方式可以因人而异，但有两个重要元素：第一，有比较充实的生活内容，有足够的活动，带来正面情绪、思想和感受；第二，有足够的机会，可以为家庭和社会做一些事情、做一些贡献。

生活教练会协助被访者由现在的生活状态改变到想达至的、较理想的状态。会协助他们掌握科学及真实的资料，去面对及接受有关身体状况的现实，又会与他们一起审视现在的生活，发掘自己真正的愿望，认定改变的方向，总结自己拥有的能力及资源，建立短中长期生活目标。然后协助被访者制定行动计划、加强信念、找寻动力，并且将计划付诸实行。生活教练也会引导康复者回顾自己所付出过的努力及已达成的效果，累积正面能量，从而再建立下一个短期目标，继续向长期目标进发。

生活教练一般会建议采取先易后难方式，先重建娱乐及社交生活，继而重建家庭岗位，最终重返工作。

生活教练的工作并非要纠正错误、修正缺憾，而是协助患者去创造新的、愉快的生活。教练会帮助人更彻底地探索梦想，发掘潜能，应用智能和创造力，想出办法，克服障碍，扩大在生活中的可能性。

生活教练不会抱有批判的态度，会创造安全舒适的空间，按照被访者自己的步伐，建立自信，去达到目标。

生活教练不同于专业顾问。专业顾问是某特定范畴的专家，他们能为客人提供该范畴内的专业意见，让客人做得更好。而生活教练会向人提问一些有启发性的问题，让人全面思考，梳理思路，更清晰地察觉到目标，更容易地想出解决问题的方案，更准确地制定实际可行的实践计划。

生活教练跟心理治疗师亦有所差异。心理治疗师着重探讨人的过去，会尝试了解治疗对象童年时期的梦想、过去的创伤，了解这些事情如何影响现在的生活。生活教练则着重了解被访者的现在和引导患者走向所期待的未来。

接受生活教练指导的人需要有改变的意愿。改变会带来不安，所以接受生活教练服务的人要有心理准备，下定改变的决心，向自己负责，也要向自己承诺，要冲破改变带来的不安，扩大适应能力。这些承诺有助患者一路向前，实践目标，达到理想。

治疗师可按被访者的背景及被访时心理状况，采用不同访谈风格，可以是严肃或轻松、幽默或权威、正式或闲谈等。治疗师要注意自己的坐位、坐姿及距离，说话的音量、语速、节奏、时间及内容等。虽然需要按访谈阶段及主题主导访谈过程，但不必固定问题次序，要随机而谈，维持好奇心，表现同理心。

治疗师要听取被访者说话背后的多层次意思，即"弦外之音"，包括：表面信息、相关情绪、背后想法、延伸事件。实时思考被访者说话的完整性、合理性及一致性。

"问"与"听"是生活教练访谈的两大主要技巧。治疗师透过"问"让被访者思考，透过"听"感受被访者经历，引导访谈方向、节奏及转折。

透过引导性、有启发性的问题，治疗师引领被访者重温经历，梳理思路，弄清期望，界定底线，分析现况，估计结局，建立目标，探讨方法，选择方案，计划行动及决心执行。

在访谈中，治疗师会听取特定信息，包括：愿望方向、意图目标、过往努力、成功经验、解决方案、自身能力、可用资源及支持系统。并向患者反馈，使患者更明白自己的状况，加强行动的意志。

生活教练会在访谈结束前，确保被访者制定好目标及制定实际可行的实践计划，以逐步达至长远目标。

生活教练理念和重建生活为本理念对人的关注及尊重是一致的，都是侧重人正面的内涵，着重建立人的能力，跟作业治疗理想相辅相成。

（2）重建生活为本访谈。

重建生活为本访谈是重建生活为本作业治疗运作模式中一个标志性的技巧与手段。它与主流作业治疗文献中所说的访谈有质的区别，不在同一个高度，起着十分重要的治疗作用。因此被视为重建生活为本作业治疗三大核心治疗方法之一，与作业活动、环境调适合称新"OT三宝"，访谈有着举足轻重、必不可少的地位。

在重建生活为本访谈有两层意义：第一层意义是一般的访谈。用作收集患者的身心状况及各种背景资料，作为设计治疗计划的基础，与作业治疗主流文献中所描述的访谈是一致的。第二层意义是指特定的重建生活为本访谈。

① 特质。

重建生活为本访谈有三大特质：治疗师通过访谈、灌输重建生活为康复理念，科学与真实的资讯；采用生活教练访谈技巧，通过有力的问题，促进患者了解及接受现实，认真思考、梳理思路；从而制定生活目标及行动计划。

从另一角度去理解，重建生活为本访谈是治疗师运用一般的访谈技巧，向患者及家属灌输重建生活为本康复理念，说明相关的科学与真实的资讯；又利用生活教练访谈技巧、促进患者了解及接受现实，以制定与重建生活为本康复理念相适应的治疗目标与训练计划；启发患者原发及继发动力、提升生活意志，加强实施行动计划及积极参与治疗训练的动力。

重建生活为本访谈是结合了生活教练与重建生活为本作业治疗理念的一种访谈方式。利用生活教练访谈理念与技巧，以发挥重建生活为本康复理念的内涵，应用在重建生活为本作业治疗过程中。

② 目标。

重建生活为本访谈对促进生活意志可发挥非常积极和重要的作用，可在促进患者尝试参与有挑战性的作业活动的不同阶段中应用。在酝酿行动意图及确定目标阶段中，治疗师可透过访谈向患者提供科学及真实的资料，灌输重建生活为本康复理念，提供外发作业动力，激活内发作业动力，引导建立重建生活的短、中、长期目标。在制定行动计划阶段中，治疗师可引导患者制定短期行动，权衡利益轻重，选择符合自己能力及信心水平的方法，甚至制定应变计划，以增加成功机会。在行动阶段中，鼓动患者勇气和决心，启动行动计划，在过程中激励耐力与毅力，在遇到困难时激发不屈不挠精神，再接再厉，以完成行动，成功达标。

总括而言，重建生活为本访谈目的包括：提供科学及真实的资料；灌输重建生活为本康复理念，包括：学习生活能力，建立生活意志及重建愉快的生活方式；强调重建生活比完全治愈更重要、更实际、更能自我掌控及更容易达到；培养、建立和提升患者生活意志；引导建立重建生活的短、中、长期目标；就短期训练目标及具体治疗项目达成共识、建立行动计划；支持患者执行及完成行动计划；

③ 主题。

在重建生活为本作业治疗理念中，访谈是作为引导患者参与配合重建生活为本作业治疗的重要手段，也是协助患者强化或重建生活意志的手段。访谈是作业治疗的一种形式，应是一种作业治疗正式项目，是要专门安排时间及场地进行的。访谈应在安静、舒适、免干扰环境进行。可以单人或小组形式访谈，首次时间较长，约 30～60 分钟，阶段性访谈时间在 20～40 分钟。

在访谈过程中，治疗师有三种角色，包括：以康复专家身份，提供权威信息；以生活教练角色，利用问和听的技巧引导行动计划；以治疗师身份，为患者安排后续的治疗。三种身份角色要有机有效地转换，以达访谈目的。

在不同康复阶段，可有不同访谈主题，包括：

入院访谈：医患双方共识可达到的中、长期重建生活目标；

进度访谈：回顾进展、调整治疗计划；

重建意志访谈：为意志消沉长期病人重建生活目标；

生活重整访谈：重建回家生活内容及探讨解决困难的方法；

治疗性访谈：降低担心疑虑、加强信心、培养希望；

④ 步骤。

每次访谈都有一定的套路及步骤，治疗师要合理分配时间，完成各个主要步骤，最终协助患者建立长期目标及短期行动计划。访谈过程大致分为下列步骤：掌握科学及真实的资料；了解、面对及接受愈后状况的现实；回顾自己所付出的努力及已有的成果；关注自己还具有的能力及资源；发掘自己心底的愿望底线；建立（大概）中长期生活化目标；找寻（具体）短期目标及达至目标的方法；利用治疗师可提供的、有助达成目标的训练及方法；激发推动实施计划的动力。

⑤ 应用。

重建生活意志是三元合一生活重建的重要环节，与重建生活能力及生活方式同时进行及发生。然而，生活意志的重建很容易被繁忙的治疗师忽略，因此降低了生活能力重建的成效。作业治疗师必须谨记，促进患者意志是康复团队各成员都认同的康复目标，作业治疗师在这方面可应用独特的方法，发挥独特的作用，为团队创造更大、更深更长远的康复效果。

3．环境调适

在所有主要作业治疗理论中，包括 PEO、MOHO、河川理论等，"环境"都在作业治疗的关注范围内，是作业治疗的目标，亦是作业治疗的手段。在重建生活为本作业治疗理念中，环境调适更是作业治疗三大核心手段之一。与作业活动及访谈相辅相成，促进疗效。治疗师亦会设计合适的治疗环境，充分利用各种环境因素，加强疗效，达到治疗目的。另一方面通过调适患者在医院及回家后的生活环境，以促进安全成功有效的生活。

作业治疗师可通过直接及间接方法，为患者创造合适的生活环境，有利患者安全独立的生活。生活环境，包括家居环境、工作环境、社交及闲暇生活环境。病人在医院期间，治疗师要关注患者所处的病房环境，患者出院前后，治疗师就应关注患者出院后的生活环境了，进行评估及干预。

环境包含多个元素，影响着人的作业选择及表现。作业治疗师可从三方面分析及利用这些环境元素，包括：物理性元素、人际社交元素及活动元素。这些元素都可以影响患者的安全及独立，亦可促进患者的表现。

（1）环境的分类。

① 物理环境。

物理性环境包括光线、空间、间隔、墙壁、地板、家具、陈设、工具、材料、辅助器具及各式安全装置，如扶手、围栏等。在治疗训练过程中，家具的高低大小、工具的安排摆放，都可影响患者的表现、促进训练活动的成功。

② 人际环境。

除物理环境外，人际环境也可影响及促进人的行为表现，是环境中的重要部分。生活环境中的人，包括身份、人数、角色，人际关系的性质、亲疏，人际互动方式、态度，不同人物对患者的期望与要求，都会影响患者的作业选择及表现，影响治疗的动力及效果。

③ 作业活动环境。

作业活动环境指特定环境中可选择的活动。环境的预设功能，物理元素，装潢陈设会界定当中的活动。在厨房做饭、在餐桌前吃饭、在健身房运动，在教室上课等，都反映不同生活环境中该有的活动，引导及限制了人活动的选择及进行。

活动场所的物理性元素、人际关系元素及作业活动元素结合，可产生不同的环境氛围及规则，形成对当中的人的行为准则及要求。如治疗师能懂得清楚分析及合成各种环境元素，必定可以为患者设计有利疗效的训练环境，促进疗效。又可为患者建立合适生活及人际环境，有利成功、安全和独立生活的重建。

（2）人际环境调适。

人际环境是环境三大元素当中容易被忽略的一环。如能适当评估及利用，可产生很大疗效，亦可促进其他作业治疗项目的效果。

治疗师应关注医院治疗场所及患者家居生活中的人际环境，在这些场所中的人构成场所的人际环境，对患者产生多种不同效果，包括：要求患者做或不做及如何做某些事情，又会直接或间接提出活动的行为准则，提供询问及学习对象，提供支持、协助、认同和尊重等。这些对患者治疗及生活内容的选择，参与训练及活动的动力和参与治疗及训练的效果都可产生正面或负面的影响。

在服务过程中，治疗师可从三个方面评估及调适人际环境，包括：治疗师与患者间的治疗关系、院内人际环境及家居生活人际环境。

① 治疗师与患者间的治疗关系。

一直以来，作业治疗强调利用治疗师与患者的关系去促进作业治疗的疗效。在很多作业治疗文献中都见到"Therapeutic use of self"一词，意思是利用治疗师本人作治疗媒介，为促进患者成功有效参与各种治疗和训练活动，治疗师可在不同治疗场景、就不同治疗和训练活动，以不同角色身份，与患者互动，以促疗效。常用的身份角色有：

在医疗环境中，治疗师最常采用的身份角色是传统的医生/治疗师。治疗师的任务是评估患者身体状况、向患者告知诊断及评估结果，开具处方及制定治疗计划及执行治疗。治疗师根据各式康复原理或临床路径，开具处方及提供治疗。这种"处方"性质的医患关系，有利在康复早期，促进身体结构愈合、器官功能恢复及动作技能的训练。在处理一些生物因素较强，个人差异较少，患者主动积极参与的要求较低的治疗领域比较适用，可标准化治疗内容及流程，又可增加治疗效率。

在大部分情况下，作业治疗都要求患者主动积极参与，包括在功能评估过程中认真配合，反映真正最高的能力水平；在设计治疗计划时，特别是牵涉到利用作业形式训练时，配合选择合适作业活动；在进行训练时，积极参与配合训练。要患者配合，首先是要患者明白。所以，在作业治疗过程中，宣教是一项重要的内容。宣教可以单独、小组或课堂形式进行，都是要传递科学真实的数据。在传递过程中，如治疗师能扮演好专家角色，可增加说服力，加强患者接受程度。专家是要有专家风范的，通过言词、语气、声调、眼神、肢体等表现出来。当然专家本身必须要有真正及丰富的内涵，充分掌握宣教的内容，才可投射信心，协助患者明白、吸收、依从，以至配合。

大部分作业治疗都是一种"教与学"的过程。一些作业治疗文献把"教与学"定位是作业治疗主要手段之一。在重建生活为本作业治疗理念中，"教与学"是配合作业形式训练的重要技巧。"治疗师—病人"关系跟"老师—学生"关系是有所差异的。前者多是一种"处方—接受"的关系，后者更多是"引导—启发"的关系。可以说是两种不同的人际关系。治疗师会教授知识、技术与态度。教授不同内容有不同教学技巧，包含了说话、演示、教化的技巧。要成为一名成功的作业治疗师，必须要认真学习及磨炼教授技巧，充分利用演好老师的角色，创造有利的人际环境，让患者迅速正确学习掌握要学的内容。

生活教练（coaching）已渐被认定是作业治疗的一种新兴手段，世界各地作业治疗师都有在合适的情况下应用生活教练的理念与技巧，以协助患者达成理想重建生活。在重建生活为本作业治疗理念中，访谈是作业治疗三个核心手段之一。访谈本身就可以产生一定的疗效。访谈配合作业形式治疗可更大发挥作业活动的疗效。要扮演好生活教练角色并不是件容易的事情，治疗师要接受专门的培训，经过长期的实践，才能充分掌握如何应用"教练—学员"这种人际关系去协助患者重建生活。

有时候，治疗师可扮演患者亲属朋友的角色。在医院一些集体文娱康乐活动中，例如节日晚会，郊游旅行等活动，治疗师可以朋友身份，邀请或陪同患者参加，以促进社交及娱乐生活的重建。患者时常都可能遇到烦恼挫折，是作业治疗师职责或能力范围以外的事，治疗师没有能力帮患者解决，但可扮演亲友角色，以同理心真诚聆听，做适当的疏导，这对患者也会起积极的作用。

② 院内人际环境调适。

医院病房及康复治疗场所内的人际环境对患者的康复是会构成直接及明显影响的。在这些场所，医疗人员、病人、家属及护工都各自构成独特的人际环境，影响着患者主动参与各种治疗项目。

康复团队协作：康复团队构成医院及病房主要人际环境。团队的协作精神、合作方式、专业水平、员工士气、精神面貌及内部管理等都会对患者及家属产生正面或负面作用，患者亦会有相应的行为反应。一个专业、团结、协作的团队，容易就患者的愈后、治疗目标、治疗计划等方面达成共识。相反则会令患者及家属难以适应配合。

作业治疗文化：治疗师及病人构成康复治疗室的人际环境。当中，治疗师对构建这些人际环境起至关重要的作用。治疗师通过场地负责人的身份，向病人及亲属传递治疗室的功能、活动、安排和行为准则，又主导治疗室的氛围、文化、观念与价值观。有些治疗师团队由主管带领下认真思考、设计及维持特定的人际环境，以促进疗效及服务效率。但很多情况下治疗师团队不自觉地任由这些人际环境因素自然酝酿产生，没有主动调适利用。甚至有些团队成员对这些人际环境因素有不同倾向，向患者传递矛盾信息，令患者无所适从，甚至让部分患者及家属有机可乘，从中挑拨是非。

在作业治疗理念指导下，治疗师团队可尽力构建有利患者认真积极参与治疗训练的人际环境，具体可参考下面建设：

A. 制定人际环境目标。治疗师主管带领团队认真思考、设计及维持治疗室特定的人际环境，以促进疗效及服务效率。强调团队每一成员都要清楚明白及尽职尽责传递及维持。

B. 制定清晰明确地治疗时间表，以控制人流、节奏，提升治疗效率。

C. 坚持治疗室的功能。治疗师不做康复治疗以外的事，以营造认真及专注的治疗环境。

D. 限制治疗师人员和不必要人士进入治疗室，以保护患者隐私，减少干扰。

E. 营造自助自理氛围。鼓励患者自助自理，减少依赖，加强独立意识。有时表面上影响活动及训练进度，但对患者重建能力及自信有莫大帮助。

F. 营造接纳氛围。尊重个人差异，认同个人选择，培养患者自尊自信，促进对康复的责任感。

G. 表扬进步与成就。多留意患者的进步，表扬患者的努力，营造重视奋斗促进突破、多于重视障碍与不足的氛围。

H. 多注重生活能力。康复中后期，治疗师多注重生活能力的重建，适当减少对基本功能缺欠的强调。

I. 强调意志与能力同样重要。重建生活能力及重建生活意志是相辅相成的，要营造有利重建信心及意志的人际环境。

J. 鼓励多谈未来生活。有些患者不愿面对现实，回避谈及长远生活。营造鼓励分享未来目标与行动计划的人际环境。

K. 营造正面价值观。有技巧地让患者及家属明白预后功能水平，共识预后生活目标，传递即使有某程度功能障碍，也可成功生活的信息。营造追求重建成功愉快生活方式的价值观。

③ 康复科室病房管理文化。

治疗师都希望患者在家中运用好在治疗室学到的生活技巧。但往往发现患者回家后仍然依赖家人，没有运用好学到的技能。康复团队应好好利用病房这个中转站，让患者把在治疗室学到的技能先在病房应用，并养成习惯，有利患者成功过渡。

科室及病房环境，特别是人际及文化环境，本身就可以利用为一种治疗及训练的媒体。康复科室及病房管理有很多规章、制度和流程，这些背后要有一套科室上下人员公认遵守的价值观，规章制度才会有真正的意义与价值，可真正发挥促进患者养成习惯的疗效。

透过多年的累积和沉淀，重建生活为本康复理念体系亦已经发展为一种康复文化，建立了文化价值观。所谓"核心文化价值"，是指在多元价值体系中，相对重建生活为本康复理念，是居于比较核心的地位，起主导作用，可作为科室运作的理念基础及精神支持。

重建生活为本康复核心价值观可概括在16字价值内涵里，包括：尊重包容、科学理性、乐观豁达、适应赋能、充实多元、独立自强、自信希望、突破超越。鼓励康复人员大家在发展重建生活为本服务及硬件的同时，亦要同步发展相应的科室文化价值，把这些文化及价值融入日常服务中，为治疗注入生命，为训练赋予灵魂。

尊重与包容的含义是敬重、平等，理解和接受，是人与人之问和谐共处之道。可应用在医患之问、患者之问、患者自身等各种人际关系。我们应尊重和包容社会不同阶层患者的思想、行为、和价值观念。尊重他们的选择，包容他们的局限。在备受尊重的环境，患者会显得更积极主动，便于发挥与突破。尊重与包容是一种智慧、一种学问、一门精深的艺术，更是一种境界，要在科室酝酿和推广。

科学与理性是人们在长期科学实践活动中形成的共同信念、价值标准和行为规范。在医疗领域以循证医疗概念作表达。理性有两个方面，一是要自己思考，即不能迷信权威；二是要站在别人的立场上思考。通过思考才做重要决定。重建生活为本作业治疗以科学为基础，引导患者走科学的、理性的和预定的康复道路。

乐观与豁达是一种快然而自足的持久性心境，是一种最为积极的性格，也是一种向阳的人生态度，是人生中最高境界之一。在康复领域中，多见患者不能完全恢复健康与功能，在面对长期功能障碍的情况下，乐观与豁达是必须要有的心理状态，指要性格开朗，心胸开阔，积极向前，坦然面对和接受现实。这是学习适应和重建新生活的基础。具备此种心态，不仅能保障健康，而且本身就是心理健康的标志。

适应是生物在环境中经过生存竞争而形成一种适合环境条件的生存特性。在康复领域所讲的"适应"是指患者与环境成功互动的一种生活状态，是包括患者身体及心理能力、目标与抱负、可支配的人际及物质资源、人际与社会环境要求及环境所提供的机会多方面互动的成功结果。康复专业人员应和患者之间不盲目长久追求完全恢复，协助他们接受现实，学习适应，把握各种机会，提升生活能力，加强生活意志，以面对及适应症状，达最高层次的适应。这是作业治疗的最终目标，是长久维持身体及精神健康必要过程。赋能是一个当代新创概念。人通过别人的言行与态度，环境给予的支持与机会，学习知识与技能，备受激励鼓舞，产生自觉自主、自发自力的能量，再自我提升、主动争取、面对挑选。康复科要创造支持赋能的氛围，促进患者积极主动地重建生活。

充实与多元是指丰富多彩的治疗和训练活动。作业治疗要提供多层次、多领域、多样性的训练活动及场景，供患者选择及利用，以达个人化的康复目标。充实多元的作业活动可以帮助人产生正面的、积极的、愉悦幸福的感受，可以促发正性情绪和能量，增强持久的训练动力，激发对生活的追求欲望。

独立与自强是指不依靠依赖他人的力量和协助下而自理自立，包括思想、生活和经济等。这是建立在自爱、自信的基础上，充分认识自己的有利因素，努力学习、活出尊严、活出价值的一种追求和价值观。独立与自强是一种良好的品质和可贵的精神，有利患者健康成长，重建生活，需要在科室运作每环节尽量体现。

自信与希望皆是属于"意志"的范畴的素质，是心理健康的重要标志之一，也是一个人取得成功必须要具备的一项心理特质。自信是指人对自己的个性心理与社会角色进行的一种积极评价的结果。希望，是一种推动人尝试与行动、美好的精神生活动力，也是促进接受的一种能量。信心多源自优势认定、信念、敢于挑战、坚持不懈等。作业治疗提供活动与机会，让患者经历成功，重燃希望。科室与病房也应创造环境，鼓励尝试，让患者在多方面累积成功经验。提升患者自信与希望，以产生更强动力，进入与持续重建生活的良性循环。

突破与超越指挑战局限，跨越及超过现在的能力水平及所处的境界，以满足人的高层次心理需要。人遭遇疾病后，通常习惯被人照顾，失去了自我，长期沉湎于病患角色，需要有突破及努力追求的心，才会容易重建生活。突破比进步更能产生动力和成功感，作业治疗要营造患者天天突破的文化气氛，营造突破的机会，鼓励突破的尝试，表扬每次突破的成功。超越是一种心态，也是一种目标，是期望经过疾病的特殊经历，可重新思考个人的生活及目标，借机会追求比发病前更有意义的生活，勇闯生命更高的境界。在作业治疗过程中或在病房的环境里，康复人员要提供合适的机会和创造有利的环境，让患者重新深度思考，让每一位患者都能够敢于面对挑战，勇于突破、追求超越，重建成功、愉快及更有意义的生活方式。

④ 亲属及陪护态度。

亲属及陪护每天接触患者的时间比任何医疗人员都长，构成十分有影响力的人际环境。有时医疗人员抱怨家属不配合，但归根结底，家属是不知道或不明白该怎样配合，多与医疗人员背道而驰。家属可为治疗造成障碍，亦可为治疗提供极大的帮助。一些康复人员质疑在繁忙工作中，应否花时间在家属及陪护身上。但对作业治疗师而言，这是毫无疑问的，是理所当然的。人际环境调适是作业治疗核心治疗手段之一，是确保作业治疗疗效的重要方式。所以在设计治疗计划时，必须适当加入家属访谈、陪护训练等内容，以创造配合治疗目标的亲属人际环境。

⑤ 家居人际环境调适。

患者回家后，医疗人员能够发挥的影响力大大减少，在各方面都要依赖家人的协助及支持。患者所处的人际环境跟在医院的有很大差别，那些多在医院陪伴患者的家庭成员可能已经明白接受治疗师的指导，有足够的知识和技术理念，知道如何配合患者在家中继续重建生活。但家庭里其他成员从没接触过现代康复理念，形成一个新的人际环境。在大多情况下，这个新环境未必会构成很多负面影响，但治疗师仍可透过多种渠道评估及干预患者在家中的人际环境。原则是要确保家属对患者一方面可提供适度的协助，另一方面亦不过分照顾，以促使患者最大化发挥生活能力，并养成安全独立生活的习惯。此外要指导家属留意对患者的言辞态度，多鼓励、少批评，协助患者重建信心，重建生活追求及意志。

家居人际环境调适措施很多，可单独或配合其他服务一并提供。

A. 常规电话随访制度。有些重视患者出院后生活状况的医院或康复科室，设有正式或非正式的电话随访制度，了解患者回家后的生活情况及进展。在电话随访过程中，除常规资料搜集外，也应关心及探讨患者家中及生活环境中的人际环境，如发现患者正处于不利的人际环境，便可适当介入，促进患者成功回归。

B. 出院后常规门诊康复服务。在康复服务较发达的国家或地区，很大比例的康复服务都是以门诊形式提供。虽然现时内地医疗体制仍未有大规模开展常规门诊康复，但门诊康复乃大势所趋，终将会普及。门诊康复是医院康复与回归家庭之间的桥梁，患者一方面已回家居住，尝试独立生活；另一方面仍然定时接受治疗师的督导与支持。

门诊康复作业治疗可延续部分医院康复期中的训练项目，但更重要的是提供直接服务协助患者有效融入新的生活。治疗师可利用门诊的宣教活动、单独或小组访谈，或者系统的生活重整小组训练，了解个别患者在重新融入家庭社会时遇到的障碍及挑战，引导患者认定新的目标，寻求方法，当中包括排除不利人际障碍，建立有利人际支持系统，更好地重建生活。

C. 出院前后家居康复服务。外展及家居康复是现代康复的重要手段，在康复服务较发达地区，针对特定病人群组，包括家居意外高危老人、中度脑卒中病人等，出院前后家访服务已是常规服务，以促进患者安全有效回归家庭。作业治疗师在家访时，除评估患者家中安全隐患、促进独立生活外，也应评估患者家中人际环境，做适当的指导及介入。

⑥ 病人互助组织。

病人互助组织一般是由医务社工组织成立的，但作业治疗师也应适当参加，充分利用这些平台，协助患者重建生活。病人互助组织可提供十分有效的人际环境，在患者成功回归家庭后、在重建社交生活时发挥作用。如患者因种种原因，如能力限制、自卑心态、缺乏动力等，不能在自己生活环境中重建社交生活，可鼓励患者在家属陪同下参与病人互助组织的活动。参与这些活动的人主要都是患者及家属，在这样的人际环境中，对参与者各方面的要求及期望都比较适度，容易产生成功经历与感受，加强患者的信心。当患者渐渐重建社交生活后，他亦可在互助组织活动中协助新加入的成员，产生助人自助的效果。

病人互助组织的目标及作用可总结成为重建生活为本病人宣言：我们愿意接受慢性症状及功能障碍的事实，排除思想、情绪、人际及环境障碍，充分利用自己拥有的能力及可掌握的人际、经济和社会资源，学习及实践适应性生活策略及方法、并养成习惯，培养新的生活态度及目标，增加愉快及有意义的生活内容，重建成功及快乐的生活方式。

4. 核心治疗手段互动关系

上文描述了作业治疗的介入手段：作业活动、重建生活为本访谈及环境调适。在应用时，三类手段可单独考虑及提供，亦可协调互动，产生更大的疗效。但无论如何作业活动是核心中的核心，是产生强大疗效的主要因素。

下面尝试以中国古代的"君、臣、佐、使"理念，解释一下各种作业治疗手段之间的关系。"君、臣、佐、使"指君主、臣僚、僚佐、使者四种人，在国家分别起着不同的作用。君主是一国之君，臣僚指文武百官，佐僚指副职和辅助吏员，而使者指受命出使的人。

中医利用"君、臣、佐、使"理念描述一个方剂里各种药物的作用。在同一药方中可有多种药物，每种药物可针对不同症状，发挥不同作用。君药是在处方中对处方的主证或主病起主要治疗作用的药物，它体现了处方的主攻方向，其药力居方中之首，是组方中不可缺少的药物。臣药是辅助君药加强治疗主病和主证的药物。佐药是为佐助药，用于治疗次要兼证的药物，或用以消除或减缓君药、臣药的毒性或烈性的药物。使药是指经药，引方剂中各药直达病所的药物。

在重建生活能力及重建生活意志过程中，作业治疗计划可相比中医的药方，针对某个训练目标，治疗师利用多种训练手段，协助患者提升能力与意志，以达训练目标。作业治疗也可借用君、臣、佐、使理念去理解各种治疗手段的作用（参考图4-10）。

"君"代表作业活动，在作业治疗计划中起主要训练（疗效）作用，用来促进作业能力、表现及意志。

"臣"有文官及武官两种。文官代表治疗相关的理论，武官代表辅助性训练，包括：动作技能训练和运动形式训练。目的是促进基本功能的恢复及为学习作业技能及生活能力做准备的。

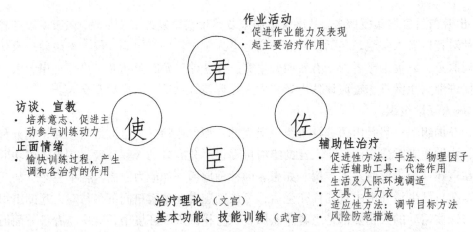

作业活动
- 促进作业能力及表现
- 起主要治疗作用

访谈、宣教
- 培养意志、促进主动参与训练动力

正面情绪
- 愉快训练过程，产生调和各治疗的作用

君
使
臣
佐

辅助性治疗
- 促进性方法：手法、物理因子
- 生活辅助工具：代偿作用
- 生活及人际环境调适
- 支具、压力衣
- 适应性方法：调节目标方法
- 风险防范措施

治疗理论（文官）
基本功能、技能训练（武官）

图 4-10 作业治疗的"君、臣、佐、使"

"佐"代表一系列的辅助性手段、方法及措施。包括：促进性方法，如手法、物理因子治疗，起代偿作用生活辅助工具，生活环境及人际环境调适，支具、压力衣，适应性方法，各种风险防范措施等。

"使"代表促进其他作业治疗手段的方法，起穿针引线、融会贯通的作用。包括：起促进作用的访谈与宣教，及产生正面情绪的愉快训练过程。

在一个治疗计划中，最主要针对训练目标的手段是作业活动，是治疗计划中"君"的部分，是重中之重，必须要有的。"臣"当中的文官、即治疗相关理论，包括普适性的作业治疗理论及疾病相关的治疗理论也是必不可少的。"臣"当中武官，即动作技能及运动方式训练，要视乎治疗阶段决定是否需要这些训练，一般在康复早、中期，可以加入这些训练，但在康复中、后期就可以不加考虑了。"佐"部分也是可按需要考虑的。而"使"的部分是治疗计划中必需的内容。

（二）作业治疗训练计划

1. 特色

重建生活为本作业治疗计划的特色是要体现重建生活为本康复信念、愿景、使命、核心价值及宣言，融会贯通及应用重建生活为本康复5大主要理论及策略：按能力阶梯理论适时采用从下而上及从上至下的治疗策略；按重建生活六部曲理论设计阶段化治疗计划；按三元合一生活重建理论设计科学化、个人化三元并重治疗计划；能融合、协调及应用重建生活为本访谈、作业活动及环境改造；把疗效8要素融入组织、策划、执行各个作业治疗项目。

此外，要顾及患者整体的身心需要，关注患者多领域的作业表现：家庭、娱乐、社交与工作，考虑患者的特定生活及人际环境，采纳人与环境系统互动方式，平衡短、中、长期；以及家庭、娱乐、社交与工，作角色需要，设计阶段性、个人化治疗/训练目标，按照神经发育及重建生活路线图等预定路径，利用多元化治疗及训练方法，适当利用作业活动、访谈及环境调适等训练项目，以达至重建成功、幸福、愉快及有意义生活方式的治疗目的。

2. 生活化训练目标

作业治疗之所以是一个独立的专业，是因为有独特的关注范围、服务目标及治疗手段。

作业治疗是以（服务使用者的）作业表现为主要关注，以作业能力为治疗目标，以作业活动为治疗手段。这就是作业治疗的本位。

要体现作业治疗的本位，治疗师制定服务目标时，必须把目标定位于人的作业能力，即生活能力，也可理解为人在不同生活领活中相应健康状况、个人期望及环境条件，扮演各种生活角色的能力。因此，作业治疗师在与患者讨论治疗的长远目标是要协助患者明白接受愈后的功能情况，就患者的期望及条件，描绘最佳可能的生活方式，以此作为康复的长期目标。有了长期目标，再制定短及中期目标，逐步向最佳长期目标进发。

具体来说，治疗师可引导患者在五个重要生活领域中（包括家庭、家庭经济、人际、娱乐及工作领域），利用个别生活角色光谱，即家庭照顾者角色、家庭经济支柱角色、人际关系角色、业余生活角色、生产者角色光谱，清楚认定长期康复目标。

例如，可针对一名中度功能障碍患者，透过与患者及家属访谈，共同制定下列长期目标：家庭照顾者角色（6级）——个人家务完全独立、有固定家务职责；家庭经济支柱角色（3级）——做些兼职，个人收入能维持自己部分开支；人际关系角色（8级）——积极促进家人交流及互相帮助、产生更强烈的亲情；业余生活角色（7级）——组织及参与多种娱乐活动以产生有多种正面感受；生产者角色（5级）——做一些非技术性的兼职，也参与固定的义务工作。

重建生活为本作业治疗使命的第一条是"引导患者发掘自身长线、隐性、真实的需求"。我们相信患者即使是面对长期功能障碍，维持幸福、愉快生活的本能的欲望是仍然存在的，这些本能欲望可能因受到症状和病后失败的经历打击，而受到压抑，但是可通过引导及成功的经历重新点燃的。治疗师可透过认真的访谈，协助患者重新进追求幸福、愉快的生活，就患者的期望及条件，制定康复长期目标。

长期康复目标一般是要比较乐观，但也要实际，是可经过患者家属及治疗师努力，有机会达到的。长期康复目标可产生能量，促进制定短期目标，选择训练活动，推动患者努力参与训练。

制定长期目标后，治疗师便要与患者共同制定短期目标及选择训练活动。短期目标也须是生活化的，可针对作业技能，也可针对生活能力或意志。针对作业技能的目标比较简单，在康复早期可多制定几项，希望1~2周内完成。例如：打开患手、拿起水杯、送到口部；或用患手拿起剪刀剪纸；或用双手协调包饺子；或用患手拿刀子切水果等。

短期目标也可针对生活能力，即完成一项完整作业的能力。目标不能太多，可兼顾数个领域，每个领域可定一两个目标，一般希望1~3周内完成。针对个别目标，可选几项训练活动。有时，一项训练活动可满足多于一期目标的要求。例如：可以独立穿脱里外的衣服；只需别人准备好环境工具、可独立完成淋浴；可为自己准备简单的午餐；在家人陪同下坐地铁等。制定目标后，治疗师便要与患者一起选择训练活动。

3．阶段性治疗计划

重建生活为本作业治疗强调为患者提供阶段性的治疗计划。可根据患者住院阶段，在入院初期、住院中期、出院前准备期和出院后跟进期提供有不同侧重的治疗计划。住院初期及中期可多着重独立自理、功能恢复及作业技能。住院中、后期侧着重各个生活领域生活能力及意志的重建。出院前准备期要为患者排除家中环境及人际障碍，促使患者能在家中利用好已经能够掌握的能力，安全独立地在家中及社区生活。

　　当患者入院时已经接受过一段时间的康复训练，治疗师可考虑患者的复原阶段，设计阶段性治疗计划。以脑卒中康复为例，复原阶段可分为：神经性恢复期，主要促进大脑功能自然恢复；功能性恢复期，着重主动锻炼、以期重塑大脑功能；生活能力适应期，着重学习原来或新的生活方法、重建更复杂的大脑神经网络；家庭角色重建期，着重认定新的家庭角色，利用剩余能力尽量贡献家庭；社会角色重建期，着重重建工作及公民角色及相应能力。

　　重建生活为本作业治疗使命第二句是"按照科学的预定路径……"。作为一个医疗相关的学科，作业治疗要符合循证医疗的原则，按照科学的、有规律的方式提供服务。脑卒中康复过程中，治疗师可参考图 4-11 所示的脑卒中康复路线图，在患者恢复的不同阶段，提供针对性的治疗和服务。

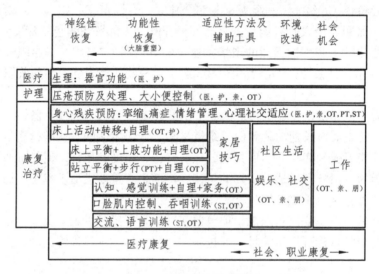

图 4-11　脑卒中康复路线图

　　如我们把阶段性治疗计划套入能力阶梯理论，在发病后住院的早及中期，或神经性或功能性恢复期，我们采取的是由下而上的治疗策略。先横向地评估各个功能领域中有哪些功能受损，然后按治疗原理及恢复的顺序，逐一训练，务求最大限度恢复所有基本功能的恢复，再向上把功能组成技能及生活能力。治疗计划普适性较强，相同阶段患者的训练大致相同。（参考图 3-3 阶梯理论及康复策略）。

　　但在康复的后期，功能恢复可能已经渐渐进入平台期，或患者因种种原因要短期内出院，我们便要采取由上而下的训练策略。先再次检视原来定的长远计划，可透过访谈进行修订，使计划更为具体，更加实际。再考虑患者仍缺什么能力，环境有何障碍，然后做针对性的训练及干预。此时，应多考虑适应性的作业方法，学习使用辅助工具，甚至家居及人际环境调适。同时要特别留意患者回归家庭的信心和意志，然后做全面的出院前训练计划。从上而下策略只针对患者的出院生活目标，找出患者欠缺的能力并加以训练及补充，在每一重要生活领域，相对该领域的目标，作纵向评估及针对性的训练。不同患者所需的出院前准备差异较大，治疗计划会相对独特及个人化。

4．多元化训练项目

重建生活为本作业治疗使命强调了作业治疗的主要手段是"利用生活化的训练活动及场景，提升生活能力及生活意志，调节人际及生活环境……"。要体现重建生活为本作业治疗服务，治疗师须有能力提供多元化、生活化及系统化的作业治疗训练项目。

作业治疗手段繁多，有主有次，各有特定作用。针对神经康复，总结了重建生活为本作业治疗九类共三十六治疗训练项目，包括：访谈及宣教、体位及张力控制、自理训练、任务/游戏形式训练、情景模拟训练、作业活动训练、认知训练、社区生活技巧训练、离院前准备及家居安置。

要开展重建生活为本作业治疗，要培训治疗师具体提供作业治疗三十六项目的能力，安排相关场地及设备，为耗材预留经费，也要制定相关政策支持在院内院外各种场景进行训练。

读者可以留意到大部分项目都是以作业活动形式列出，有少部分是作业步骤，没有列出准备性训练及辅助性措施，治疗师在使用个别作业活动进行训练前后，可适度选用合适的准备性训练及辅助性措施，以加强作业活动的训练效果。

治疗师可利用多种训练活动以达至不同的训练目标，有些活动可以每天进行，有些可隔天或一周进行一次。因此，作业治疗计划应以一周为单位，可利用一周治疗计划表，把治疗目标、训练活动、辅助措施清楚列出，以便执行（参考表4-3）。

表4-3　重建生活为本作业治疗一周治疗计划表

作业治疗项目	治疗/训练时间（分钟）							备　注
	周一	周二	周三	周四	周五	周六	周日	
1．重建生活为本康复面谈/小组								
2．康复/作业治疗宣教小组								
3．日间体位摆放指导/设备								
4．肌张力控制运动								
5．自理训练（病房、床边）								
6．自理训练（模拟家居）								
7．任务/游戏形式训练：上肢								
8．任务/游戏形式训练：全身协调								
9．情景模拟训练：坐位平衡								
10．情景模拟训练：站立平衡								
11．情景模拟训练：上肢（减重）								
12．情景模拟训练：上肢								
13．情景模拟训练：全身协调								
14．作业活动训练：家务								
15．作业活动训练：烹饪								
16．作业活动训练：文康								
17．作业活动训练：手工/工艺								

第五章

作业治疗理论参考框架

第一节　神经发育原理

一、概　述

（一）中枢神经系统发育与神经可塑性

1．中枢神经发育机制

（1）神经诱导。神经诱导（neural induction）包括形成神经板的原发诱导和早期脑与脊髓的次发诱导。原发诱导的关键是中胚层向外胚层释放神经化因子（neuralizing factor），使神经组织具有特异性；次发诱导是中胚层向外胚层释放中胚层化因子（mesodermalizing factor），此因子在神经外胚层各部的浓度差决定着脑区域分化的差别，中胚层的前部与外胚层相互作用诱导出前脑，中胚层中部与外胚层相互作用诱导出中脑和后脑，中胚层的最后部与外胚层相互作用诱导出脊髓。

（2）神经细胞的分化。由一个前体细胞转变成终末细胞的多步骤过程称为神经细胞的分化（differentiation）。神经细胞的分化与其他过程是重叠的，如在神经上皮不断增殖的过程中，细胞就进行迁移和分化。依照两栖动物胚胎的实验研究，虽然神经谱系在卵裂球时便已确定，但环境因素可在神经细胞分化过程中的不同阶段起作用。发育的神经细胞处于复杂的环境中，包括机械张力、生化的多样性以及电流等，对于每个细胞来说，这些不断变化着的时空信息构型，既有神经细胞本身的化学因素，又有驱动分化过程的环境因素。

（3）中枢神经元的连接。同一类神经元发出的纤维聚集成走向相同的神经束，即同类神经元聚集成密集的集团。神经元复杂而有条不紊的连接，是神经系统整合功能的基础。其发生的机制为：某一特定神经纤维选定的最终路线，是根据各种不同先遣丝探索前面的环境和每一先遣丝所遇到的多种元素间的亲和性差异所做出的一系列决定。

（4）神经细胞的迁移。神经系统发育过程中一个独特的现象是神经细胞的迁移（migration），其可能原因一是由于神经细胞的发生区与最终的定居区不同，二是神经元的纤维迁移均有其特定的靶细胞，为达到靶部位，神经细胞在发育过程中需要不断的迁移。细胞迁移的因素有细胞及突起的积极移动，沿着胶质细胞爬行，受多种化学因子局部浓度梯度的影响。放射状胶质细胞在引导神经细胞迁移的过程中起着决定作用；层粘连蛋白可以促进细胞迁移，而有些蛋白聚糖则可限制细胞的迁移。细胞的迁移运动多呈阿米巴样运动。

（5）神经细胞的程序性死亡。在神经系统的发育过程中，细胞在生长分化的同时也发生大量的死亡，发育中出现的这种由细胞内特定基因程序表达介导的细胞死亡称程序性细胞死亡（programmed cell death）或称凋亡（apoptosis）。程序性细胞死亡是多细胞动物生命活动必不可少的过程，与细胞增殖同样重要。这种生与死的动态平衡保证了细胞向特定组织、器官的表型分化，构筑成熟的机体，维持正常的生理功能，使神经系统的发育达到了结构的高度精细和功能的完美。机体对细胞凋亡的控制包括促进和抑制两个方面，只有这两个过程相互平衡，神经系统的发育才能正常。

2．中枢神经的可塑性

为了主动适应和反应外界环境各种变化，神经系统发生结构和功能的改变，并维持一定时间，这种变化就是神经的可塑性（plasticity）或可修饰性（modifiability）。神经系统的可塑性决定了机体对内外环境刺激发生行为改变的能力和功能的代偿，包括后天的差异、损伤、环境及经验对神经系统的影响。

脑的可塑性是指大脑可以被环境和经验所影响，具有在外界环境和经验的作用下塑造大脑结构和功能的能力，分为结构可塑和功能可塑。脑的结构可塑是指大脑内部的突触、神经元之间的连接，可以由于学习和经验的影响建立出新的连接，从而提高大脑对信息的处理能力和影响个体的行为，它包括轴突和树突发芽，突触数量增多。脑的功能可塑性主要表现为脑功能的重组、潜伏神经通路的启用及神经联系效率的增强。

目前，对于大脑损伤后功能恢复的机制尚不十分清楚，可能与下列因素有关：① 兴奋和抑制的平衡被打破，抑制被解除；② 神经元的联系远大于大脑的实际功能联系；③ 原有的功能联系加强或减弱；④ 神经元的兴奋性改变，新的轴突末梢发芽和新的突触形成。

（二）神经发育原理治疗的理论基础

在 20 世纪 40 年代以来，国际上先后出现的一些治疗脑损伤后运动功能障碍的技术与方法，其典型代表有英国物理治疗师 Berta Bobath 创立的 Bobath 技术、美国物理治疗师和作业治疗师 Margaret 创立的 Rood 技术、瑞典物理治疗师 Signe Brunnstrom 创立的 Brunnstrom技术、澳大利亚物理治疗师 J. H. Carr 和 R. B. Shepherd 创立的运动再学习疗法（motor relearning programme，MRP）、美国 Taub 和 Wolf 创立的限制性使用运动治疗（constrained-induce movement therapy，CIMT）等，随着国际交流的日益方便，这些技术得到了不同国家的认可，同时也得到了不断的发展，逐渐形成了一个治疗体系，称为神经发育疗法（neurodevelopment treatment，NDT），或称为神经发育促进技术（neurodevelopment facilitation）。

神经发育疗法的理论核心是运动发育的控制理论。根据 Horak 的运动控制理论，"正常运动控制是指中枢神经系统运用现有及以往的信息将神经能转化为动能并使之完成有效的功能活动"。运动发育控制理论包括三种学说：反射运动控制学说、层次运动控制学说和系统运动控制学说。

（1）反射运动控制学说（Reflex Model of Motor Control）。

1906 年由 Charles Sherrington 提出。

Sherrington 认为，反射是一切运动的基础，神经系统通过整合一连串的反射来协调复杂的动作。控制运动的主要因素有：① 周边感觉刺激；② 反射弧；③ 反馈控制以修正动作。在进行运动治疗时，利用感觉刺激来诱发有利的反射，控制不利的反射，就是一个典型的例子。又例如，通过感觉刺激来降低痉挛，或者通过触摸式轻拍增强牵张反射来诱发动作。但该学说也有其不足之处：试验发现，即使缺乏感觉刺激仍可有动作产生；在动作执行前，中枢神经可修正即将执行的动作，这就是前瞻性或预期性的动作修正；有些动作一旦执行后，就没有修正的机会。

（2）层次运动控制学说（Hierarchical Control Theory）。

1940 年由 Rodol Magnus 提出，该学说认为运动的控制是由包括下位水平（脊髓）、中位水平（脑干）和上位水平（大脑皮层）的三个层次协同完成。同年，Arnold Gesell 提出了正常动作发展源自中枢神经系统的逐渐皮层化（corticalization）概念，就是有关动作发展的神经成熟理论。如果上位水平受到损伤，则下位水平的运动控制占优势，从而出现原始反射及病理性协同运动，这种由于失去上位水平中枢控制而表现出来的运动模式称为"阳性体征"，如巴宾斯基征等。该理论还认为，对运动控制的典型表现是对肌张力和平衡的控制。脑损伤会破坏皮层的控制系统，同时出现异常反射，造成不正常姿势和动作困难。

1978 年，Bobath 在此基础上提出了神经发育理论运动模式、异常的肌张力和异常协同方式来促使正常运动模式的出现。如临床上，通过控制张力性颈反射来诱导平衡反射，促进对平衡的控制。在训练脑损伤患者时，可依照正常动作发展的顺序，即翻身、坐、爬、跪、站、走、跑这一过程进行动作控制的训练。

（3）系统运动控制学说（Systems Theory of Motor Control）

1967 年由 Bernsten 提出，Bernsten 认为运动的控制问题就其周围环境状况而言，因人而异，而且还要根据个体要求、环境和目标而不断改变。所以，感觉、认知和活动三者之间相互作用。在这个模式中，中枢神经系统并不发出直接的指令，而是各部分一起整体互动，系统地进行整合。该学说的主要观点是：① 动作控制要以达成动作功能为目标；② 确认身体其他系统对动作控制的影响；③ 动作控制需要考虑外在环境因素的影响，如地心引力、支撑面等；④ 动作本身也遵循力学规律，相互影响。在临床实践中，系统运动控制学说强调的是训练应用功能性动作为目的。

（三）神经发育原理治疗方法的共同特点

各种神经发育原理治疗方法，虽然来自不同的时期、不同的国家，存在着一定的分歧和差异，但经过几十年来的不断发展完善，已具有更多的共同之处，其共同点包括以下几个方面：

（1）治疗原则相同。都把神经发育学、神经生理学的基本原则应用到脑损伤和周围神经损伤后运动障碍的康复治疗中。

（2）治疗对象相同。都以神经系统作为治疗的重点对象，按照个体发育的正常顺序，通过外周（躯干和肢体）的良性刺激，抑制异常的病理反射和病理运动模式，引出并促进正常的反射和建立正常的运动模式。

（3）治疗目的相同。主张把治疗与功能活动特别是日常生活活动（ADL）结合起来，在治疗环境中学习动作，在实际环境中使用已经掌握的动作并进一步发展技巧性动作。

（4）治疗顺序相同。按照头—尾，近端—远端的顺序治疗，将治疗变成学习和控制动作的过程。在治疗中强调先做等长练习（如保持静态姿势），后做等张练习（如在某一姿势上做运动）；先练习离心运动（如离开姿势的运动），再练习向心性控制（如向着姿势的运动）；先掌握对称性的运动模式，后掌握不对称性的运动模式。

（5）治疗方法各有侧重点。在治疗过程中应用多种感觉刺激，包括躯体、言语、视觉等，并认为重复强化训练对动作的掌握、运动的控制及协调具有十分重要的作用。

（6）工作方式相同。强调早期治疗、综合治疗以及各相关专业或人员的全力配合；重视家属配合、患者主动参与，这是治疗成功与否的关键因素。

二、Brunnstrom 技术

Brunnstrom 技术是瑞典物理治疗师 Signe Brunnstrom（1898—1988）在广泛阅读文献资料的基础上，结合临床观察和应用，创立的一套治疗脑损伤后运动功能障碍的方法。Brunnstrom 认为脑损伤后中枢神经系统失去了对正常运动的控制能力，重新出现了在发育初期才具有的运动模式，如肢体的共同运动、姿势反射以及联合反应，并出现一些原始反射和病理反射，如紧张性颈反射、紧张性迷路反射，而深肌腱反射等正常反射则被加强。联合反应和异常协同动作是脑损伤后，运动功能正常恢复顺序中的一部分，应予以利用而不是加以抑制。在偏瘫的恢复初期，由于中枢神经系统功能障碍，使高级中枢对动作的修正受到影响，及肢体的原始反射重新出现，乃至出现联合反应和协同动作。Brunnstrom 认为这些作用和反射可用来引起肌肉反应，然后将其与主观努力相结合而产生一种有被加强的半自主运动。因此，在无随意运动时，应充分利用本体感觉和体外皮肤刺激诱发协同动作，以及利用联合反应引起患侧的肌肉收缩，当已确立了某种程度的协同动作后，则用各种方法抑制协同成分，使其分离为较单一的动作，再进行分别训练。Brunnstrom 同时认为偏瘫不仅仅是运动功能障碍，更重要的是感觉上的障碍，运动障碍是由感觉障碍所引起，所以，意识和感觉在偏瘫功能恢复中起到重要作用。因此，在功能恢复中必须强调注意集中，充分利用感觉和视听觉的反馈，同时强调主动参与。

（一）理论基础

1. 原始反射

原始反射（Primitive reflexes）是指一类婴儿能够表现出来的、由中枢神经系统产生的正常生理反射行为，其反应类型能够响应特定的刺激。这些反射会随着儿童的额叶发育过程进程而受到抑制，直至消失。当大脑受损后，这些反射又会再次出现，成为病理反射。脑损伤后常见的原始反射包括以下几种：

（1）同侧伸屈反射。同侧伸屈反射是同侧肢体的单侧性反射，如刺激上肢近端伸肌产生的冲动能引起同侧下肢伸肌收缩，或者刺激上肢近端屈肌可以引起同侧下肢屈曲反射。

（2）交叉伸屈反射。当肢体近端伸肌受到刺激时，会产生该肢体伸肌和对侧肢体伸肌同时收缩；反之，刺激屈肌会引起同侧和对侧肢体的屈肌收缩。当屈肌协同抑制不足时，刺激髋或膝的屈肌不仅可以使身体同侧屈肌收缩加强，也能使对侧髋、膝屈肌收缩加强。

（3）屈曲回缩反射。屈曲回缩反射即远端屈肌的协同收缩，表现为下肢刺激伸趾肌可引起伸趾肌、踝背伸肌、屈膝肌以及髋的屈肌、外展肌和外旋肌出现协同收缩。上肢刺激屈指、屈腕肌时不仅能引起屈指肌和屈腕肌的收缩，也可以使屈肘肌甚至肩后伸肌反射性收缩。屈肌收缩能牵拉拮抗肌（伸肌），引起对抗性伸肌反射。在病理状态下，由于正常的抑制作用减弱，这些相互对抗的反射会引起交替的主动肌、拮抗肌肌张力亢进。

（4）伤害性屈曲反射。当肢体远端收到伤害性刺激时，肢体出现屈肌收缩和伸肌抑制。其反应的强度与刺激强度成正比。如在仰卧位下肢伸直时轻触足底前部，会出现足趾屈曲和轻微的踝跖屈。随着刺激强度增加，反射逐渐向近端关节的肌肉扩展，除了足趾和踝屈曲外，还可以出现屈膝、屈髋，屈曲的速度也加快，甚至会出现对侧肢体的伸展。

（5）张力性颈反射。由于颈部关节和肌肉受到牵拉所引起的一种本体反射，包括对称性和非对称性两种。引起反射的感觉末梢位于枕骨、寰椎、枢椎之间关节周围韧带下方。感觉纤维经第 1、2、3 颈髓后跟进入中枢神经系统，止于上 2 个颈节和延髓下部网状结构内的中枢。最后通过神经元增加受刺激肌肉肌梭的兴奋性而引起反射活动。

对称性张力性颈反射（symmetrical tonic neck reflex，STNR）：表现为当颈后伸（抬头）时，双上肢伸展，双下肢屈曲；当颈前屈（低头）时，双上肢屈曲，双下肢伸展。即颈前屈能使上肢屈肌张力和握力增加，使伸肌张力降低，并能降低骶棘肌的活动，同时还能使下肢伸肌活动增加，屈肌活动降低。相反，颈后伸能增加上肢和躯干伸肌的活动，降低上肢屈肌张力和握力，同时能增加下肢屈肌张力，降低下肢伸肌张力。在个体正常发育过程中，对称性张力性颈反射和张力性迷路反射是婴儿学会爬行的基础，而在成年人则有助于维持身体平衡和保持头部正常位置。对脑损伤所致的偏瘫患者来说，不能控制的对称性张力性颈反射可以限制患者的正常活动及功能改善。

非对称性张力性颈反射（asymmetrical tonic neck reflex，ASTNR）：指当身体不动，头部左右转动时，头部转向一侧的伸肌张力增高，肢体容易伸展，另一侧的屈肌张力增加，肢体容易屈曲，如同拉弓箭一样，故又称拉弓反射。在个体正常发育过程中，这一反射是婴儿学会翻身的必要条件，也是伸手抓物时视觉固定的基础。但对于脑损伤所致的偏瘫患者来说，这一反射常常成为限制患者功能恢复的因素之一。

（6）张力性迷路反射（tonic labyrithine reflex）。迷路反射又称前庭反射，是由于头部在空间位置的变化所引起的一种反射，表现为仰卧位时伸肌张力增加，四肢容易伸展；俯卧位时屈肌张力增加，四肢容易屈曲。根据体位可分为静态张力性迷路反射和动态张力性迷路反射两种。

静态张力性迷路反射是由重力作用于内耳卵圆窝感受器引起，有助于增加上肢屈肌张力，使肩外展 90° 并伴外旋，肘部和手指屈曲，双手能上举于头部两侧。如将人体直立位悬吊起来，则其髋、膝不完全伸直，但如让其双脚紧贴地面，髋、膝就会完全伸直。静态张力性迷路反射通过强化下肢、腰背及颈部的伸肌而有助于保持直立位。在伸肌收缩力弱时，让患者保持头部直立可以加强下肢伸直。反之，如果抑制性控制不足，过强的静态张力性迷路反射会使双下肢伸直而影响正常行走。

动态张力性迷路反射由头部的角加速度运动刺激半规管的加速度运动而引起，出现四肢反应，临床上称为保护性伸展反应。

（7）正、负支持反射。正支持反射（positive supporting reflex）又称磁反射，是指在足趾部加以适当的压力时，如果将施加压力的手缓慢收回，受刺激的下肢在伸肌反射的作用下会随着收回的手产生运动，如受到磁铁的吸引一样。负支持反射（negative supporting refle）是指当牵拉伸趾肌时能有效地引起伸趾、伸踝、屈膝以及髋屈曲、外展、外旋。在个体正常发育过程中，正支持反射是婴儿站立和行走的先决条件，该反射使下肢能承受体重，从而允许另一侧下肢屈曲，屈曲下肢的反应称负支持反射。

2．共同运动

共同运动（synergy）是脑损伤后常见的一种肢体异常活动表现。是指当患者活动患侧上肢或下肢的某一个关节时，相邻关节甚至整个肢体出现的一种不可控制的运动，并形成一种特有的活动模式，这种模式性运动就称为共同运动，在上肢和下肢均可表现为屈曲模式或伸展模式。患者一般在用力或紧张时共同运动表现得特别明显。

（1）上肢共同运动。一般上肢是屈肌活动占优势，因此，屈曲共同运动早出现，也明显，但上肢的伸展共同运动同样存在。

上肢屈曲共同运动：表现为肩胛骨内收、上提，肩关节后伸、外展、外旋，肘关节屈曲，前臂旋后，腕和手指屈曲。

上肢伸展共同运动：表现为肩胛骨前伸，肩关节内收、内旋，肘关节伸展，前臂旋前，伸腕和屈指。

（2）下肢共同运动。下肢由于伸肌收缩占优势，因此，主要为伸展的共同运动模式，尤其在站立位或行走时特别明显，在下肢屈曲的共同运动也可出现，特别是在卧位下肢完成屈曲动作时。

下肢伸展共同运动：表现为髋关节伸展、内收、内旋，膝关节伸展，踝跖屈，足内翻。

下肢屈曲共同运动：表现为髋关节屈曲、外展、外旋，膝关节屈曲，踝跖屈，足内翻。

3．联合运动与联合反应

（1）联合运动（associated movement）。联合运动见于健康人，是两侧肢体完全相同或相似的运动，通常在需要加强身体其他部位的运动或用力时才出现。如打羽毛球、网球时非握拍手的运动。

（2）联合反应（associated reaction）。联合反应为病理性表现，是脑损伤后在某些环境下出现的一种双侧肢体非随意运动或反射性肌张力增高的表现。如脑损伤患者在进行健侧肢体抗阻练习时，可以不同程度地增加患侧肢体的肌张力或患侧肢体出现相应的动作，这种反应就称为联合反应。根据两侧肢体的运动是否相同分为对称性和不对称性两种。

上肢联合反应：在对脑损伤患者的健侧上肢进行外展抗阻活动时，当阻力达到一定强度后，患侧上肢可以出现外展动作；对健侧肘关节抗阻力屈曲或伸展时，患侧肘关节也可以出现类似的动作。

下肢联合反应：仰卧位时，在对健侧下肢进行抗阻力外展或内收时，患侧下肢可出现相同的动作，下肢的这种反应又称为 Raimiste 现象。

（二）Brunnstrom 运动功能恢复分期

Brunnstrom 将偏瘫肢体功能的恢复过程根据肌张力的变化和运动功能情况分为六个阶段来判定脑损伤后运动功能的恢复过程（见表 5-1）。

表 5-1　Brunnstrom 运动功能恢复分期

分期	运动特点	上　肢	手	下　肢
1	无随意运动	弛缓，无任何运动	弛缓，无任何运动	弛缓，无任何运动
2	引出联合反应、共同运动	开始出现痉挛以及共同运动模式	仅有细微的手指屈曲	出现极少的随意运动
3	随意出现的共同运动	可随意发起协同运动	可做勾状抓握，但不可伸指	在坐和站位上，有髋、膝、踝的协同性屈曲
4	共同运动模式打破，开始出现分离运动	出现脱离协同运动的活动： 1. 肩 0°，肘屈 90°，前臂可旋前旋后； 2. 在肘伸直的情况下肩可前屈 90°； 3. 手背可触及腰骶部	能侧方抓握及松开拇指，手指可随意做小范围伸展	1. 坐位时可屈膝 90° 以上，使脚向后滑动； 2. 坐位时踝关节背屈； 3. 仰卧位髋屈曲，膝伸展
5	肌张力逐渐恢复，有分离精细运动	出现相对独立于协同运动的活动： 1. 肘伸直的肩可外展 90°； 2. 在肘伸直，肩前屈 30°～90° 的情况下，前臂可旋前旋后； 3. 肘伸直、前臂中立位，臂可上举过头	能抓握圆柱状或球状物体，手指可一起伸开，但不能做单个手指伸开	1. 坐位膝关节伸展，踝关节背屈； 2. 坐位，髋内旋； 3. 立位，踝背屈
6	运动接近正常水平	运动协调近于正常，手指指鼻无明显辨距不良，但速度比健侧慢（≤5 s）	能进行各种抓握动作，但速度和准确性稍差	1. 在站立位可使髋外展到超出抬起该侧骨盆所能达到的范围； 2. 在坐立位时，伸直膝的情况下可内外旋髋，合并足的内外翻

（三）临床应用

Brunnstrom 技术最基本的治疗方法是早期充分利用一切方法引出肢体的运动反应，并利用各种运动模式，如共同运动、联合反应，再从异常模式中引导、分离出正常的运动成分，最终脱离异常的运动模式，逐渐向正常、功能性模式过渡。下面简要介绍 Brunnstrom 技术在脑损伤后功能恢复中的应用。

1. Ⅰ～Ⅱ期

治疗目的为诱发肢体活动。通过姿势反射或对健侧肢体的活动施加阻力引出患侧肢体的联合反应或共同运动，同时多应用视觉和本体感觉刺激。如叩击三角肌，牵拉前臂肌群可引起伸肌的共同运动；通过张力性颈反射或张力性迷路反射来改变四肢的肌张力。

在早期偏瘫患者的偏侧肢体肌张力低下时，将患者所需的日常用品放于患者健侧，由于患者的需要经常将头转向健侧，从而诱发非对称性张力性颈反射，使偏瘫侧上肢屈肌张力增加。当患者肌张力增高后，改为将患者所需的日常用品放于患者患侧，让患者经常注意力和头转向自己的患侧，从而减弱非对称性张力性颈反射对上肢屈肌张力的影响，达到降低肌张力的目的。

2．Ⅲ期

（1）肩和肘。治疗目的是学会随意控制屈、伸共同运动，促进伸肘，将屈、伸共同运动与功能活动和日常生活活动相结合。如：

① 学会随意控制屈、伸共同运动：颈向患侧屈曲，并对头肩加以分开的阻力，加强屈颈肌群和斜方肌、上提肩胛肌的收缩，以促进肩胛带上提运动；单侧肩胛上举不能主动进行时，可以通过叩击或刺激斜方肌来促进；也可利用类似与下肢的 Raimiste 想象，将患者健侧上臂外展 45° 后让其将上臂向中线内收，在健侧上臂近端内侧加以阻力，诱发患侧胸大肌收缩。

② 促进伸肘反应：利用张力性迷路反射，在仰卧位促进伸肌群收缩；利用非对称性张力性颈反射使头转向患侧，降低屈肌群张力，增加伸肌群张力；前臂旋前促进伸肘，旋后促进屈肘；利用紧张性腰反射，及躯干相对于骨盆或骨盆相对于躯干的旋转将改变肢体的伸肌和屈肌张力，表现为类似与网球发球的姿势；通过叩击、刷擦、刺激促进肌肉收缩。

③ 将共同运动与功能活动和 ADL 相结合：屈曲共同运动如患手拿物品、提东西等；伸展共同运动如用患手拿衣服让健手穿入、将东西放到远处等；联合交替共同运动如擦桌子、进食、洗脸、熨烫衣服、编织等。

（2）手。治疗目的是对抗异常的屈腕、屈指，诱发手指的抓握。利用近端牵引反射、抓握反射和牵引内收肩胛肌等促进伸腕和手指抓握。

（3）下肢。治疗目的是促进髋、膝、踝的协同性屈曲。如抗阻力伸展健侧下肢，通过联动促进患侧下肢屈曲；坐位下前屈躯干促进髋关节屈曲；拮抗躯干前屈来促进髋、膝关节屈曲。

3．Ⅳ期

（1）肩和肘。治疗目的是促进上肢共同运动模式打破形成分离运动和随意运动。训练方法如：

① 训练患手放到后腰部：被动移动手触及骶部，并逐渐后移，或者利用患侧手取物后经后背传递给健侧手。

② 训练肩前屈 90° 并伸直肘关节：先刺激患者前中三角肌促进肩前屈动作；再被动活动肩关节前屈至 90° 时，让患者尽力保持，同时刺激前中三角肌，当患者能够保持前屈 90° 位置时，让患者缓慢放下后在做肩关节前屈动作，直到屈曲充分；然后在接近前屈 90° 的位置上小幅度继续前屈和大幅度下降后再前屈；最后在肩关节前屈位后刺激肱三头肌以促进肘关节伸展。

③ 训练屈肘 90° 时前臂旋前/旋后：如屈肘 90° 时翻转卡片或者扑克牌等，取时前臂旋前，翻时前臂旋后。

（2）手。治疗目的为手的功能活动、屈、伸、抓握及其放松。训练手指抓握时，不能做任何肌张力增高的动作，一旦张力增高应训练患者如何抑制张力增高，如使用分指板，被动屈肌牵拉。训练手指松开时，应控制屈肌的张力，同时刺激伸肌以完成松开的动作。

（3）下肢。治疗目的是促进下肢共同运动模式打破形成分离运动和随意运动。可进行坐位时脚前后滑动以促进膝关节屈伸运动或座位下脚跟着地，脚尖抬离地面以促进踝关节背伸；仰卧位肢体抬高以训练伸膝下屈髋的分离运动。

4．Ⅴ期

治疗目的为脱离共同运动，分离精细运动，增强肢体功能。如用类似于Ⅳ期中旋前/旋后的训练方法，训练肩前屈 30~90° 时伸肘并旋转前臂，相当于做倒水的动作。训练手的抓握能力及手指的对指训练，患者可用患手拿水果或块状的食物吃。

5．Ⅵ期

主要在于恢复肢体的独立运动。此时应按照正常的活动方式来完成各种日常生活活动，加强肢体的协调性、灵活性及耐力练习，以及肢体精细动作的练习。

三、运动再学习疗法

运动再学习疗法（motor relearning programme，MRP）又称 Carr-Shepherd 技术，是由澳大利亚物理治疗师 J. H. Carr 和 R. B. Shepherd 教授根据多年的临床研究并与其他神经发育疗法相比较而总结出来的。20 世纪 80 年代形成该治疗方法并在澳大利亚应用，90 年代开始受到其他国家康复治疗人员的注意并逐渐推广应用。J. H. Carr 和 R. B. Shepherd 教授认为，异化技术的主要不足是结合患者的实际需要训练其日常生活的基本功能不够，分析运动问题不够，理论上仍只从神经生理学考虑，忽略了运动科学、生物力学、行为科学、认知心理学等理论成果，因此，提出了将侧重点从异化技术转向运动再学习的观点，从经验主义转向应用运动科学。该方法把中枢神经系统损伤后运动功能恢复训练视为一种再学习或再训练的过程。其主要以运动科学、生物力学、行为科学、神经科学、认知心理学等为理论基础，以作业或功能为导向，在强调患者主观参与和认知重要性的前提下，按照科学的运动学习方法对患者进行教育、训练以恢复其运动功能。该方法认为康复应该是对患者有意义的、现实生活活动的再学习，重点是特殊运动作业训练、可控制的肌肉活动练习和控制作业活动中的各个运动成分。其关于运动控制的主要设想为：① 重获运动的能力是一个学习的过程；② 以预期的和变化的两种形式进行运动控制训练，把姿势调整和患肢运动结合起来；③ 特殊的运动控制最好通过练习该运动来获得，同时需要在各种环境中练习；④ 与运动有关的感觉输入有助于动作的调节。

MRP 的指导思想是强调早期获得主动运动，治疗、训练及创造环境要在患者发展和学习代偿方法前开始。

在运动再学习模式中，大多数熟练的运动不是依靠计划好的神经对肌肉输出的模式，而是依靠反复学习而在大脑形成的运动程序。在学习的过程中必须考虑变化多端的环境，在复杂的环境中完成运动作业需要预先控制的方式来安排，不只是一个反应问题，姿势的控制也不能依靠反射，感觉对运动只在规律性和适应性方面发挥作用。患者对于技巧的获得是根据认知心理学，采取主动学习的态度，反复改善技术，不断解决出现的问题。患者是运动解决的主要参与者，治疗人员应该根据患者的功能情况，通过一系列合适的作业活动让患者功能得到改善。

（一）基本原理

运动再学习疗法的基本原理包括脑损伤后功能恢复的机制和学习技巧的基本要素。

1. 以多学科知识为理论基础

运动再学习疗法把中枢神经系统损伤后运动功能的恢复视为一种再学习或再训练的过程，以神经生理学、运动科学、生物力学、行为科学等为理论基础，在强调患者主动参与和认知重要性的前提下，按照科学的运动方法帮助患者恢复运动功能。

2. 以脑损伤后的可塑性和功能重组为理论依据

根据现代脑损伤后功能恢复的研究理论，运动再学习疗法将脑的可塑性和功能重组学说融入其中，认为实现功能重组的主要条件是需要进行针对性的练习活动，练习得越多，功能重组就越有效，尤其是早期练习有关的运动。缺少练习则有可能产生继发性的神经萎缩或形成不正常的神经突触。

3. 上运动神经元损害综合征

Carr 等学者根据临床研究的进展提出，上运动神经元损伤后除了出现阳性特征（positive features）、阴性特征（negative features）外，还有适应性特征（adaptive features）。神经系统、肌肉和其他软组织的适应性改变和适应性运动行为可能是构成一些临床体征的基础。

上运动神经元损害综合征的表现为：

（1）阳性特征（positive features）。

阳性特征（positive features）主要指所有夸大的正常现象或释放现象及增强的本体感觉和皮肤的反射（痉挛状态）。其出现的原因是来自椎体外系，并可能与继发的功能紊乱有关。Carr 等通过综合大量有关的实验和临床研究后指出：痉挛状态和张力过高不只是由于神经机制原因，也与肌肉和肌腱的物理特性改变有关，即可由非中枢神经系统的因素如制动和废用引起。

（2）阴性特征（negative features）。

阴性特征（negative features）主要指急性期的"休克"，肌肉无力，缺乏运动控制，肌肉激活缓慢，丧失灵巧性等。主要由于对脊髓运动神经元的下行输入减少和运动单位激活的共济能力缺损，不能产生和激活肌肉的力量，是上运动神经元的基本的损伤。加之由于丧失神经支配，制动和废用造成软组织的适应性改变，是功能参加的主要原因。肌肉力量减弱主要发生在肢体，且远端多重于近端。

（3）适应性特征（adaptive features）。

适应性特征（adaptive features）主要指身体在上运动神经元损伤后容易产生适应性改变。包括肌肉和其他软组织的生理学、物理学和功能的改变及适应性的运动行为。急性脑损伤后，肌肉和其他软组织的适应是直接由于脑损伤造成的肌肉无力及随后继发的废用。制动可以引起肌肉、肌腱、结缔组织特性的改变，因而造成肌肉萎缩、僵硬、张力过高。适应性行为是病损后患者根据可能得到的最好功能而做出的代偿性反应，促使使用不同于正常的运动模式或方法来达到目的。病损后运动模式的形成受过度使用较强壮的肌肉、肌肉延展性丧失、体位和环境等因素的影响。

4．限制不必要的肌肉过度收缩

运动学习包括激活较多的运动单元和抑制不必要的肌肉活动，并按照运动发生的先后顺序对完成动作的肌肉进行训练，以避免出现异常代偿模式以及兴奋在中枢神经系统中扩散。

5．重视反馈对运动控制的重要性

通过明确的目标，视、听、触觉等反馈和指导，使患者学到有效的运动及控制。

6．调整重心

只有当身体各部位处在正确的对线关系时，仅需肌肉极少的做功及能量消耗就能保持姿势平衡。运动时人体姿势不断变化，其重心也不断改变，就需要体位调整才能维持身体平衡。体位调整既有预备性又有进行性，与功能性动作和环境密切相关。平衡不仅是一种对刺激的反应，也是一种与环境间的相互作用。

7．训练要点

（1）目标明确，难度合理，及时调整，逐渐增加强度。
（2）任务导向性训练，与实际功能密切相关。
（3）部分训练与整体训练相结合。
（4）闭合性与开放性训练及环境相结合。
（5）按照技能学习过程设计训练方案。
（6）使用正确的运动动作进行训练，避免产生误用性训练。
（7）患者及其家属或者照顾者积极参与。
（8）训练要具有计划性和持续性。
（9）指令明确简练。

8．创造学习和恢复的环境

适宜的环境可以促进脑的可塑性和功能重组，使患者按照运动再学习的方法持续练习，确保训练的连续性，从训练运动向日常生活活动的泛化和转移。

（二）临床应用

Carr 等认为脑损伤患者大多存在运动问题，需要基本的运动训练，因此训练计划应该围绕这些基本的运动进行设计。运动再学习的训练方法由 7 个部分组成，包括日常生活中的基本运动功能，即上肢功能、口面部功能、从仰卧到床边坐起、坐位平衡、站起与坐下、站立平衡、步行等。治疗人员可以根据患者的实际情况选择任一部分开始训练。每个部分均分为4 个步骤进行，即：

① 描述正常的活动成分并通过对作业的观察、比较来分析缺失的基本成分和异常表现；

② 练习丧失的运动成分，给予解释（使目的明确）、指示，在练习上加上语言和视觉反馈及手法指导；

③ 作业的练习，包括解释、指示、练习加语言和视觉反馈及手法指导，再评定，鼓励灵活性；

④ 训练的转移，包括安排和坚持练习，练习中要自我监督，创造良好的学习环境，亲属和有关人员的参与等。保证患者能将所学的运动技能应用于日常生活及各种环境，使学习能持续和深入。

1．上肢功能训练

首先是诱发肌肉活动及训练伸向物体的控制能力。其次是维持肌肉长度，防止挛缩。再是诱发手操作的肌肉活动和训练运动控制。最后将训练转移到日常生活中去。

为使上肢功能恢复，要避免继发性软组织损伤（尤其是肩部）；要鼓励使用患肢，限制健肢不必要的代偿活动；在治疗室以外的时间，患者要集中练习治疗人员留下的作业；要正确摆放肢体的位置，特别要防止上肢固定于内旋屈曲位。

2．口面部功能训练

一是训练吞咽，包括训练闭颌，闭唇，舌部运动。冰可刺激口部功能。坐位是吞咽和进食最有效的姿势。二是训练面部运动，如让患者张口，放松健侧脸部，再闭口。三是改善呼吸控制，如让患者深吸气后立即呼出，同时加压和震颤其下 1／3 胸廓，呼气尽量长些，并与发声相结合。四是将训练转移到日常生活中去。

如必要时，在患者进餐前先训练其吞咽功能；在患者进行肢体训练或其他活动时要监督其面部姿态，保持闭嘴，改善其口面部的控制和外形等。上述口面部功能问题如能早期处理，一般会很快恢复。

3．从仰卧到床边坐起训练

先进行仰卧位转身训练和颈侧屈训练，再训练从侧卧位坐起，最后将训练转移到日常生活中。

只要病情允许，尽快帮助患者坐起很重要，它对中枢神经系统是良好刺激，可预防抑郁症；有助于控制膀胱和尿道的功能；增加视觉输入及便于交流。坐起时要坚持正确的方法，防止代偿。必须卧床时，要帮助患者做桥式运动。

4．坐位平衡训练

首先训练在移动重心的同时调整姿势，再逐渐增加练习的复杂性。增加练习的复杂性的方法有：坐位时，让患者从侧下方地面拾起一件物品或让患者用双手抬起地面上一个小盒；双手向前伸，拿起桌上一件物品；向后伸手取一件物品等。最后将训练转移到日常生活中去。

按照此法进行练习，大多数患者通常几天内便可达到坐位平衡。患者要坐在舒适和易于站立的椅子上。经常练习将体重在两侧臀部交替转移；要有练习站立的机会；如果患臂松弛无力，应用桌子支持住患臂，这样他能够阅读和做其他活动，患者可以按照日程安排表来进行练习。

5. 站起与坐下训练

练习站起时让患者肩和膝前移来练习站立。练习坐下时，更容易获得一些肌肉控制，可改善对站立的控制。逐渐增加难度，如从不同的表面（椅子、沙发、床等）站起，从一侧站起，握物站起，交谈中站起等，以适应日常生活的需要，并将训练转移到日常生活中去。

注意练习的连续性，即在其他时间里也要按治疗中学习的站起与坐下要点去做。要为患者安排平时的练习计划，包括目的、要求、内容、次数等。开始时可让患者双上肢向前放在桌子上来练习抬高臀部和前移肩部，可用较高的椅子来练习。后阶段应用接近日常生活的环境来训练患者。

6. 站立平衡训练

站立平衡的基本成分：一是双足分开 5～10 cm，以使双腿垂直，这是最好的撑面（没有分力）；二是双肩垂直于双髋上，双髋在双踝之前；三是髋、膝伸展，躯干直立；四是双肩水平位，头中立位。在站立平衡训练时应首先进行双腿负重训练；其次进行髋关节对线训练；再次进行膝关节控制训练；然后引发股四头肌的收缩训练；最后训练重心转移时调整姿势，并逐渐增加训练强度，如分别向前、向侧、向下伸手去抓抛来的球及向前迈一步去抓球，用一手或双手从地上拾起大小不同的物体，用健腿或患腿向不同方向迈步（前、后、左、右），以及练习跨过物体等。最终要将训练转移到日常生活中。

如患者身体情况允许，第一次治疗便应帮其站起并进行站位训练，同时也应在其他时间练习，要给患者以书面指导，以便他能监测自己的练习。特别要患者注意站姿及用患腿负重。可以练习靠桌子站，可用肢体负重监测器以确保患腿负重。另外，练习站立要与站起和坐下结合起来。

7. 步行训练

脑卒中（CVA）患者行走常出现的主要问题有患腿不用正常对线负重，重心侧移困难，患侧不能伸髋使重心前移，整个站立相膝控制不良，足趾离地时屈膝不够和迈步相患足拖地等。在训练中（尤其是早期）要特别注意上述问题的训练，依次进行站立期、迈步期和行走训练，并逐渐增加训练难度，如到有人群和物体移动的公共环境进行练习，跨过不同高度的物体，行走时同时做其他活动，改变行走速度，在繁忙的走廊中行走，出入电梯，在训练跑台上练习行走等。最后将训练转移到日常生活中，为患者制定家庭训练计划。使用平行杠、三足杖等要适当，它们只能暂时解决患者的平衡问题，但破坏了平衡控制机制的正确反馈。应用时，只能利用它们来稳定患者，但不能依靠它们。

四、偏瘫上肢功能测试

偏瘫上肢功能测试(functional test for the hemiplegic upper extremity, FTHUE)是由 Rancho Los Amigos 医院治疗师 Wilson，Baker，Craddock 于 1984 年所设计发行，用于评估偏瘫上肢恢复从无功能到全手功能的过程。测试是从整体评估偏瘫上肢功能，而非单独的上肢某个部分或单单只是手功能。活动的难度与偏瘫上肢的运动恢复息息相关，任务从抵抗对侧肌肉收缩引起联合反应，到对上肢协调和手指灵活性有很高要求的抬高偏瘫侧手臂至肩的高度进行操作。基于 Brunnstrom 卒中康复的发展阶段，FTHUE 是由从易到难的七级功能水平排序的 18 项活动组成，每一级包含两个活动，从非功能性使用到自理活动中使用稳定装置、到辅助、到最终完成功能性任务。

在 2004 年经香港作业治疗师方乃权等进行修改，并结合东方人的生活和文化习惯汉化为香港版本（functional test for the hemiplegic upper extremity-Hong Kong，FTHUE-HK）发表于《香港作业治疗杂志》（*Hong Kong Journal of Occupational Therapy*，HKJOT），包括 7 个等级 13 项功能性任务，使治疗师对患者实际上肢功能情况的解读更加精准明了。FTHUE-HK 利用作业活动，对上肢功能进行整体评估，能直接反映患者上肢的功能状态和其实际使用情况，结合作业分析，对临床治疗的开展具有指导意义。研究表明，任务活动与普通动作相比，反应时间和运动时间都降低了。实物作业活动（如，拿起一支笔写自己的名字）能提高运动完成的质量，与模拟活动（如，假装拿起一支笔写字）相比，任务活动减少了参与的运动环节，更容易引发充分的、省力的、预先编程的动作。因此，运用实物评定能更充分地反映患者实际的上肢功能。另外，患者在完成这些任务时评定人员不仅可以观察到患者上肢和手的运动功能状况，同时可以大致判断出患者的感觉功能、视觉状况和认知能力，为患者后续的康复治疗提供较为全面的整体印象。

FTHUE-HK 的运用方法为：当测试者口头命令"开始"时，患者完成相应等级的作业活动。每个等级两项内容必须全部完成才能记录完成，否则为失败。整个测评不仅要记录患者完成动作的质量还要记录完成时间，每项内容限定完成时间为 3 分钟，3 分钟内不能完成该项内容则记录结果为失败、时间超过 3 分钟，连续两项内容不能完成则终止测试。测试结束后记录完成项目的等级和总的测试时间（详见表 5-2）。

表 5-2　FTHUE-HK 等级及其判定要求和测试项目

等级	判定要求	测试项目
1	肩关节、手及肘部没有随意活动能力	没有反应
2	肩关节及手肘有少许随意活动能力	A. 联合反应； B. 患手放在大腿上
3	肩关节有共同屈曲模式成 30°～60°，及肘部成 60°～100°，手部能持松弛抓握 3～5 磅（1 磅 = 0.453 6 kg）负重	C. 健手将患侧衣服塞进裤里时，患侧手臂能提起； D. 提 1 kg 的袋子，持续 15 s
4	肩关节有 >60° 共同屈曲，及肘部 >100°，有 3～5 磅手部松弛抓握，并有侧面捏我能力达 0.5～3.0 磅	E. 稳定瓶盖子（用健手打开瓶盖）； F. 将湿毛巾拧干（健手扭两圈）
5	开始有联合强力的共同屈曲及外展，>5 磅的手部抓握，超过 3 磅的侧面捏握及能随意放松	G. 拿起并移动小木块； H. 用勺子进食
6	有肩胛、手、肘及手腕的个别控制，肩关节、周、手腕及手指有完全外展能力，>5 磅的手部抓握，超过 3 磅的侧面捏握，但协调运动较差	I. 举起盒子； J. 用杯子喝水
7	上肢各肌肉有很好的个别操控及协调能力	K. 用钥匙开锁； L1. 操控筷子（患侧为利手）； L2. 操控夹子（患侧为非利手）

第二节　感觉统合原理

一、概　述

感觉统合理论是由美国心理学专家 Ayres 提出的，同时设计了感觉统合治疗方法。感觉统合（sensory integration，SI）指大脑对前庭觉、触觉、本体觉、视听觉以及嗅觉等由多种感觉器官传入的感觉信息进行识别、分类、解释和整合，并依据既往经验，对环境做出适应性反应（见图 5-1）。该理论涉及脑功能的发展、学习和学习障碍、治疗三个方面。儿童的神经系统不断发育，感觉统合也从最初的感觉逐步发展，到出现身体协调、稳定情绪和注意力及进行目的性活动等，再继续发展为集中注意力学习、自控和组织能力及概括推理能力等的高级感觉统合。当感觉信息不能在大脑得到很好的整合时则出现感觉统合失调（sensory integration dysfunction，SID），可能会导致儿童姿势反应不良，影响肌张力、动作企划、情绪行为以及认知语言的发展，并导致多重沟通和社会互动问题。感觉统合训练治疗的目的则是通过调节神经系统对从各种感觉器官传来的感觉信息的组织和整合，改善行为问题，提高注意力，改善社交和学习能力，增强其独立性。

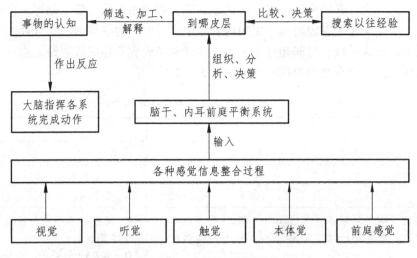

图 5-1　感觉统合脑机制

（一）感觉统合发展与感觉统合层次

感觉统合发展根据感觉统合与儿童发育过程、大脑学习的发展历程可以分为四个阶段：感觉通路的建立、感觉动作的发展、知觉动作技能的发展、认知学习的产生。

感觉统合层次包括：

（1）感觉调节。

感觉调节指大脑根据身体和环境的需要对所接收的感觉信息进行正确调节和组织，从而能以恰当的行为方式做出适当的反应，即大脑将警觉状态调整在理想的水平以应对日常生活的挑战。

（2）感觉辨别。

感觉辨别指大脑利用前馈和反馈信息对所接收的感觉刺激的质和量进行分辨，以改变和调整运动计划，正确对外做出反应。正常的感觉辨别功能是身体构图充分发展的基础。触觉、本体觉、前庭觉系统的准确辨别在姿势控制、双侧协调性和顺序性动作的发展中具有重要意义。

（3）感觉基础性运动（动作运用）。

感觉基础性运动包括姿势控制和动作运用，是指大脑对环境做出反应前所进行的一系列行动计划、安排以及动作执行过程。动作运用需要三个步骤动作概念的形成（知道要做什么），动作计划（知道如何去做），执行动作（将动作指令传达到身体相关部位，完成动作）。

（二）感觉统合失调的分类及临床表现

感觉统合失调主要包括前庭平衡障碍、触觉防御障碍、身体运动协调障碍、结构和空间知觉障碍、听觉语言障碍。可将其大致分为三类：感觉调节障碍、感觉辨别障碍和以感觉为基础的运动障碍。其中运动障碍包括姿势和运动障碍；感觉调节障碍又分为过度反应和反应不足，也被称作超敏或低敏感度，超敏指感觉阈值低于正常水平，通过轻微刺激即可唤醒，低敏则需要更强或更多的刺激来唤醒。

感觉统合失调的临床表现包括：

（1）前庭平衡障碍。

前庭系统被认为是感觉系统中最重要的，它促进了与运动、地心引力及头部位置改变相关信息的接收，影响了肌肉张力、运动平衡及协调、视觉听觉言语处理及运动企划、情绪社交功能等，在人类活动中起到核心作用。当前庭系统反应过度时，患儿可表现出不愿改变头部位置、难于保持身体平衡、注意力不集中、视觉追踪困难等，日常生活中可见患儿在弯腰或下蹲时行动笨拙、分不清左右、写字时笔画错误常常超出格、阅读跳字或跳行、运动困难、容易疲劳、对旋转运动延误、害怕下楼梯、害怕或不喜欢球类运动等表现。而前庭系统反应低下的患儿则喜欢摇摆和旋转等动作，对高度反应迟钝，喜欢爬高，寻求刺激。

（2）触觉防御障碍。

触觉信息促进了运动企划，并对情绪的稳定和社会功能有巨大影响，是发展自我意识和对周围世界认知的中心。触觉敏感以对疼痛、温度、压力等的异常感知为特点，并伴随触觉防御。触觉低敏则相反，表现出对身体接触的寻求，对疼痛等反应低下，可见自我打击、啃咬、头部撞击等行为，常常表现出缺乏自我意识、学习障碍等。

（3）本体感觉障碍。

体感觉又称深感觉，与前庭感觉相关联，影响运动企划和控制能力，促进身体姿势的保持，并能影响情绪的稳定性。本体感觉障碍常伴随前庭觉和触觉障碍。日常生活中可见到患儿动作笨拙，生活自理能力差，做大幅度运动容易有头晕表现。

（4）视听觉语言障碍。

视觉障碍表现为对空间距离知觉不准确、视觉不平顺。分不清左右，写字部首易颠倒，眼睛易疲劳，造成学习能力不足。

听觉障碍表现为听记忆力短暂，听广度不足或听觉速度慢，复述听到的事情缺少逻辑性；语言发育迟缓，表达能力不佳。

二、感觉统合失调评定

（一）观察异常行为表现

由父母在儿童穿脱衣、用餐、游戏以及学习等活动中进行行为观察并填写记录，交由医生、治疗师等专业人员进行分析，再重新观察，以初步判断是否存在问题。行为观察只是大体的判断，准确的评定需要标准化评定量表。

在日常生活活动及玩耍、学习中常出现的表现有：动作笨拙、进食困难、接触困难、抗拒乘坐交通工具、过度依赖、学习困难、协调性活动能力差等。

（二）标准化量表评定

1．儿童感觉统合能力发展评定量表

儿童感觉统合能力发展评定量表（见表附件1）是北京医科大学任桂英等引进的由中国台湾地区郑信雄所编写的量表基础上修订而来，是目前国内常用的标准化评估量表，由父母填写，按"从不、很少、有时候、常常、总是如此"5级评分。"从不"为最高分，"总是如此"为最低分。量表由58个问题组成，分为前庭失衡、触觉功能不良、本体觉失调、学习能力发展不足、大年龄儿童的问题5项，适用年龄3~12岁。通过量表评定，可以准确判断孩子有无感觉统合失调及其失调程度和类型，并根据评定结果制订出感觉统合训练方案。

2．婴幼儿感觉功能测试量表

婴幼儿感觉功能测试量表（The Test of Sensory Function in Infants，TSFI）是由DeGangi设计于1989年出版，适用于4~18个月的婴幼儿，有较好的信度和效度，但个别项目与评定者经验关系较大。30~40分为轻度感觉统合失调，20~30分为中度感觉统合失调，低于20分为重度感觉统合失调。

3．感觉问卷

感觉问卷（Sensory Profile，SP）由Dunn设计并于2002年出版，适用于从出生到青少年、成年。不同年龄段有不同的量表，用于评定感觉调节功能。由家长填写的评定量表，结果可能与实际情况有出入，需进一步对儿童进行观察，并结合其他测试结果做出客观的评定。

三、感觉统合训练及临床应用

（一）感觉统合训练

感觉统合训练通常是基于经典的感觉统合理论，通过使用刷子、秋千、球和其他特殊设计的设备来提供前庭、本体感觉、听觉和触觉等的输入感觉统合系统。其训练的目的在于提高儿童处理和整合感官信息的能力，以作为增强其独立性和参与日常生活活动、玩耍、社会参与能力的基础。因此要求患儿在治疗师准备的游戏或玩具中自愿选择，治疗师应保持耐心，充分调动患儿积极性和参与性。感觉统合训练应遵循循序渐进原则，协助患儿调整情绪。通过详细评定确切掌握患儿的感觉统合问题、各方面的发育水平，日常生活能力和学习能力，

按照感觉系统障碍逐项分析存在的问题，理顺感觉统合障碍与行为症状之间的关系，选择具有针对性的治疗活动，提供合适的挑战。

1．感觉统合训练的理论基础

（1）神经系统的可塑性。

儿童在发育过程中，随着年龄的增长，其可塑性、结构和功能渐趋成熟。感觉统合发育的关键时期是在 3～7 岁。所谓可塑性是指个体和环境的相互作用，在良好的环境下，增强神经系统的功能，使个体发生行为上的改变，而不一定指神经系统结构上的改变，只是功能上的变化。

（2）发育的连续性。

儿童发育进程有一定的规律性。据研究，出生时的某些不良因素如低体重、窒息可影响发育的正常顺序，因此通过治疗性的感觉统合训练，重新获得正常的神经运动发育，而感觉统合训练就是给予适当的刺激，促使个体大脑功能的成熟和恢复。

（3）神经系统的分工。

大脑低一级的皮层下中枢负责感觉的摄入、整合、感觉之间的联系，而较高一级的皮层中枢负责概括、知觉、推理、语言和学习，后者的发展有赖于前者，为使个体获得复杂的学习技能，应使儿童在感觉统合上做好准备。

（4）适应性行为。

适应性行为促进个体的感觉统合，而适应性行为的产生又反映了感觉统合的水平。所谓适应性行为是指有目的和目标的一种行为，使个体能迎合环境中的新的挑战，学习新的知识。身体的主动运动所产生的感觉在脑内进行组织后，为发育提供基础。因此，儿童经验的学习取决于感觉和运动，而不仅仅凭感觉。

（5）内驱力。

在参与感知运动的活动中有一种内驱力，它可促进自我指导和自我实现。感觉统合失调的儿童常缺乏内驱力去积极投入到环境中，以尝试学习新经验，通过训练后，儿童开始对熟悉的环境得到满足，产生兴奋、自信和努力的表现。

2．常用的感觉统合训练活动

（1）被动多感觉输入。

主要用于严重运动功能障碍及感觉调节障碍的儿童、小婴儿。包括使用不同材质的小毛巾等刷擦皮肤、小振动棒振动肌肤、关节挤压、巴氏球上蹦跳、用浴巾或床单摇晃儿童等，同时注意进行视听觉刺激。

（2）触觉活动。

主要运用于触觉防御或迟钝、孤独症、身体协调不良、多动症、本体感觉迟钝、感觉调节障碍的儿童。常用的活动有球池（海洋球）活动、巴氏球活动、倾斜垫上滚动、手脚印活动、突出重围活动及寻宝活动等。

（3）前庭平衡觉活动。

主要用于多动症、孤独症、身体协调不良、本体觉及前庭觉控制不良、手眼协调不佳的患儿。包括平衡台活动、"飞机飞"活动、摇小船和跷跷板、球上爬行、投球等。

（4）本体觉活动。

主要运用于本体觉障碍、深触觉障碍、身体不协调、平衡功能不佳的患儿。可通过翻越障碍、大力士摔跤、不倒翁等活动进行训练。

（5）视觉及听觉活动。

主要用于注意力不集中、手眼协调差、身体不协调、平衡功能不佳的患儿。常用的活动如保龄球、堆积木、光影追踪等。

（6）动作计划活动。

主要用于姿势控制能力差、本体觉障碍、深触觉障碍、平衡协调性控制不良者。如花样滑行、跨越障碍、滑滑板等。

（7）两侧协调及手眼协调活动。

主要用于姿势控制能力差、本体觉障碍、手眼协调性及平衡协调性控制差的患儿。如拍球、抛接球活动等。

（8）精细协调性活动。

主要用于手部小肌肉活动不灵活、手指力量不足、手部触觉不敏感、手眼协调性不佳者。如捏泡泡、做玩偶、串珠子、镜子上画自己等活动。

（二）感觉统合训练的临床应用

1．注意缺陷多动障碍

注意缺陷多动障碍（Attention Deficit Hyperactivity Disorder，ADHD）是一种以注意力分散、多动以及冲动等为主要临床表现的行为障碍，常见于儿童期，多认为 ADHD 存在发育延迟。国内外多项研究显示 ADHD 儿童存在平衡能力缺陷，丰雷等研究显示 ADHD 儿童在基础状态下，在固定平面睁眼状态，不能很好地整合视觉、本体觉及前庭信息，当本体感觉削弱时也不能充分利用前庭信息。

大量的文献证明，感觉统合训练具有完整的训练理论和体系，对改善 ADHD 具有良好的效果。感觉统合训练能改善儿童注意力不集中、情绪不稳定、学习困难、身体不平衡等不良症状，且没有不良反应。感觉统合训练对环境没有太大要求，家长可根据孩子具体的情况在家进行辅助加强练习。

2．孤独症谱系障碍

孤独症谱系障碍（Autism Spectrum Disorders，ASD）是一组以社会沟通障碍、行为重复刻板以及兴趣狭窄为主要特点的神经发育障碍，可出现焦虑、抑郁、注意力问题等心理行为问题。知觉障碍、SI 及神经功能障碍等导致各种功能行为限制。在 ASD 患儿中，感知觉异常较常见，患儿常常存在对多种感知觉以及其统合能力的异常。针对该问题，有学者提出在 ASD 患儿中运用感觉统合训练。Abdel 等对 ASD 患儿进行感觉统合训练，以 Peabody 发育运动量表为检测目标，结果显示患儿粗大和精细运动技能评分改善均有统计学意义，提示感觉统合训练针对 ASD 患儿能有效改善其日常生活能力。研究显示感觉统合训练能有效改善自闭症患儿行为情况，提高其生活品质，减少患儿自我伤害等行为。

3．脑性瘫痪

脑性瘫痪（Cerebral Palsy，CP）是一组表现为中枢性运动及姿势发育障碍、活动受限的持续存在的症候群，由发育中的胎儿或婴幼儿脑部非进行性损伤所致；常伴有感觉、知觉、认知、交流和行为障碍。感觉统合训练能提高患儿中枢神经系统对运动的整合功能，提高患儿调节感觉信息的能力，克服感觉信息接收和处理问题，提高患儿组织能力、学习能力、运动计划能力、集中注意力的能力，有助于脑瘫儿童健全的人格发育。由于患儿感觉统合失调的严重程度不一样，失调的类型不同，感觉统合训练的具体内容则应保证不同的侧重点，使其具有一定的针对性，因此在临床实际操作中应根据患儿年龄、病情和失调特点进行不同的感觉统合训练十分重要。感觉统合训练在脑瘫患儿中的应用研究，目前对痉挛型脑瘫患儿研究取得一定的进展，但对其他类型的脑瘫研究比较少。研究主要聚焦在粗大运动、立位平衡、步态、智力方面疗效为主，而精细运动、注意力等方面的研究较少。

4．精神发育迟滞

精神发育迟缓（Mental Retardation，MR）是一种危害严重的疾病，是由于先天因素、后天因素、遗传因素及环境因素造成的大脑发育受损或迟缓，临床特征为智力低下和社会适应能力差，显著落后于同龄儿童，给家庭及社会带来沉重的经济和精神负担。随着医疗技术的不断发展，感觉统合训练被逐渐应用于临床治疗儿童精神发育迟缓中，它是一门新兴的康复技术，是针对儿童感觉统合功能失调的有效方法，通过对全身整体功能的训练来促进大脑的发育，激发精神发育迟缓儿童的智力潜能，并使之达到最佳的生存状态。

第三节　生物力学原理

一、概　述

（一）生物力学概念

生物力学是力学、生物学、解剖学等学科之间相互渗透的交叉学科，是生命科学的重要组成部分，通过生物学与力学原理方法的有机结合，认识生命过程的规律，解决生命与健康领域的科学问题。它利用连续介质力学、多相介质力学、断裂损伤力学和流变力学等力学基本原理，结合生理学、医学、生物学来研究生物体，特别是人体的功能、生长、消亡以及运动的规律，最终服务于临床诊断与治疗、生物医学工程、康复工程等技术领域。

（二）人体生物力学概念

1．人体力的种类

力学是研究物体间相互作用的力与物体发生位移（运动）之间关系的物理学分支。自然界常见的力有重力、引力、压力等，这些力作用于物体使之发生位置或状态的改变，物体之间发生位置变化的过程称之为运动。与人体运动有关的力主要有内力和外力两种。

（1）内力是指人体内部各种组织器官相互作用的力。其中最重要的首先是肌肉收缩所产生的主动拉力，是维持人体姿势和产生运动的动力；其次是各种组织器官的被动阻力，包括肌肉、骨、软骨、关节囊、韧带、筋膜等受压力或拉力作用时对抗变形的阻力，躯体的惯性力和内脏器官间的摩擦力及其固定装置（如腹膜、肠系膜、大血管等）的阻力等。

（2）外力是指外界环境作用于人体的力，包括重力、器械的阻力、支撑反作用力、摩擦力及流体作用力。各种外力经常被利用来作为运动训练的负荷，这种负荷要求肢体运动的方向和力量与之相适应，因而选择投入工作的肌群及其收缩强度，这是肌力训练的方法学理论基础。

2．人体杠杆

人的躯体运动遵循杠杆原理，各种复杂动作都可分解为一系列的杠杆运动。杠杆包括支点、力点和阻力点。支点到力点的垂直距离为力臂，支点到阻力点的垂直距离为阻力臂。根据杠杆上三个点的不同位置关系，可将杠杆分成三类：

（1）第1类杠杆（平衡杠杆）。平衡杠杆的支点位于力点与阻力点之间。如头颅与脊柱的连接［图5-2（a）］，支点位于寰枕关节的额状轴上，力点（如斜方肌、肩胛提肌、头夹肌等的作用点）在支点的后方，阻力点（头的重心）位于支点的前方。主要作用是传递动力和保持平衡，支点靠近力点时有增大速度和幅度的作用，支点靠近阻力点时有省力的作用。

（2）第2类杠杆（省力杠杆）。省力杠杆的阻力点位于力点和支点之间。如站立位提踵时［图5-2（b）］，以跖趾关节为支点，小腿三头肌以粗大的跟腱附着于跟骨上的止点为力点，人体重力通过距骨体形成阻力点，在跗骨与距骨构成的杠杆中位于支点和力点之间。这类杠杆力臂始终大于阻力臂，可用较小的力来克服较大的阻力，有利于做功。

（3）第3类杠杆（速度杠杆）。速度杠杆的力点位于阻力点和支点之间。如肱二头肌屈起前臂的动作［图5-2（c）］，支点在肘关节中心，力点（肱二头肌在桡骨粗隆上的止点）在支点和阻力点（手及所持重物的重心）的中间。此类杠杆因为力臂始终小于阻力臂，力必须大于阻力才能引起运动，不省力，但可以获得较大的运动速度。人体活动大部分都是速度杠杆。

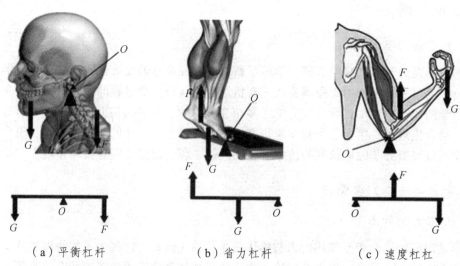

（a）平衡杠杆　　　　　　　（b）省力杠杆　　　　　　　（c）速度杠杆

注：O为支点，G为重（阻）力，F为作用力。

图5-2　人体各类杠杆

二、人体组织的生物力学特点

（一）骨骼的生物力学特性

1．骨的生物力学特征

骨主要由细胞、胶原纤维与羟磷灰石组成，有密质骨与松质骨之分，二者的强度与刚度不同。成人成熟密质骨的极限应力值为：压缩 > 拉伸 > 剪切。影响骨骼强度与刚度的因素：

（1）应力。肌肉收缩时产生的压应力可减少或抵消作用于骨的拉应力，保护骨免受拉伸骨折。

（2）载荷速度。骨的能量储存，随着载荷速度增加而增加。骨折时所储能量要释放出来。在低速下能量可通过单个裂纹散失，使骨及软组织保持相对完整性；但在高速下，所储更大能量不能通过单个裂纹散失，故可发生粉碎性骨折及广泛的软组织损伤。

（3）骨的大小、形状和特性。骨的横截面积（大小）及骨组织在中轴周围的分布（形状）均影响骨的强度。

2．骨的损伤与防治

（1）骨折的断裂形式及载荷方式。

如果作用于骨骼上的载荷超过骨所能承受的强度极限，就会引起的骨折。

拉伸载荷引起的骨折常见于跟骨。第 5 跖骨基底靠近腓骨短肌附着处的骨折以及跟腱靠近附着处的跟骨骨折都是由于拉力产生的骨折。

压缩载荷引起的骨折常见于椎体。有时由于肌肉异常强烈的收缩，也可产生关节内压缩型骨折。

纯弯曲载荷造成的骨折不多见，常见的是侧力弯曲载荷，如三点弯曲。从侧面和后面对小腿腓骨击打极易造成这种骨折。因此，足球比赛规则严禁从侧面和后面铲击小腿。

剪切载荷引起的骨折常见于跟骨、股骨髁与胫骨平台的剪切破坏，变形后产生相对位置变动。

纯扭转载荷引起的骨折比较少见，它多半是和其他的载荷形式组合在一起而引起的。

实际情况下的骨折绝大部分是由复合载荷引起的。

（2）骨折治疗的生物力学原理。

在前面提到，如果作用于骨骼上的载荷超过骨所能承受的强度极限，就会引起骨折。骨折治疗就是将骨折移位整复，并促进骨重建过程，使之愈合恢复原有的强度和刚度。骨折的治疗过程会产生骨的力学环境的明显改变。从生物力学观点看，一个合理的力学环境将有利于骨折的愈合和重建，有利于生理功能的恢复。因此，在骨折治疗的每一个阶段，都应该充分考虑其所处的力学环境及其对骨重建的影响。

在骨折治疗过程中应遵循的生物力学原则是：充分利用生物功能状态下的力学状态去控制骨重建，而不要干扰或尽量减少干扰骨应承受的力学状态。

（二）关节的生物力学特性

关节面的形态及结构决定了关节可能活动的轴，所有的关节运动都可以分解为环绕三个相互垂直的轴心，沿三个相互垂直的平面上进行运动。即环绕额状轴在矢状面上的运动，环绕矢状轴在额状面上的运动，环绕垂直轴在水平面上的运动。关节轴的活动方向就是自由度，具有两个以上自由度的关节都可做绕环运动。

1．关节的分型

（1）单轴关节。围绕一个运动轴而在一个平面上运动，如指间关节（滑车关节），近侧、远侧桡尺关节（车轴关节）的屈伸运动。

（2）双轴关节。围绕两个互为垂直的运动轴并在两个平面上运动，包括：桡腕关节（椭圆关节）、拇指腕掌关节（鞍状关节）的屈伸、收展和环转运动。

（3）三轴关节。围绕三个互相垂直的运动轴并在三个平面上运动，可做屈伸、收展及旋转、环转等多方向的运动，包括肩关节（球窝关节）、髋关节（杵臼关节）、肩锁关节（平面关节）。

2．关节的稳定性和灵活性

关节的运动方式和运动幅度取决于关节的形态结构，后者又决定了关节的功能。各关节在形态和结构上各有其特点，稳定性大的关节（例如膝关节）活动度较小，灵活性较差；而灵活性大的关节（例如肩关节）稳定性较差。影响关节稳定性和灵活性的因素：构成关节的两个关节面的弧度之差、关节囊的厚薄与松紧度、关节韧带的强弱与多少、关节周围肌群的强弱与伸展性。骨骼和韧带对关节的静态稳定起主要作用，肌肉对动态稳定起重要作用。

3．常见关节损伤和防治的生物力学机制——以腰脊劳损为例

脊柱对人体的运动和姿态的保持都起着决定性的作用。脊柱系统的构造复杂，其主体是椎骨、椎骨关节、椎骨间的椎间盘，以及前、后纵韧带。所以脊柱可以看作是一个多关节的联合系统。

（1）不同姿势下腰段脊柱的受力特征。

Nachemson 和 Elfström（1970）用微型压力传感器测量了一个体重 70 kg 的人体在不同姿态和操作姿势下第三腰椎（L3）椎间盘上的载荷（见表 5-3）。其中最引人注目的是不合理的举重动作，使腰椎的负荷剧增，达到正常情况的两倍以上。而人在大笑时腰椎所承受的力也超过了体重的两倍，这显然是肌肉的作用引起的。

表 5-3　不同姿态下第三腰椎椎间盘所承受的载荷

姿　态	负　荷	
	牛顿/N	公斤/kg
仰卧	490	50
仰卧牵引（30 kg）	343	35
站立	980	100
直坐（背部无依托）	1 373	140
步行	1 128	115
扭转	1 177	120

姿　态	负　荷	
	牛顿/N	公斤/kg
侧弯	1 225	125
咳嗽	1 373	140
跳跃	1 373	140
仰卧起坐	1 373	140
大笑	1 471	150
向前弯腰 20°	1 471	150
向前弯腰 20°，双手各负重 10 kg	2 108	215
举重 20 kg，背直膝弯	1 811	185
举重 20 kg，背弯膝直	3 825	390
屈膝蹲起练习	2 059	210
两足分开屈膝蹲起	2 010	205
附身拱腰	1 765	180

（2）脊柱运动节段的力学特性。

脊柱的功能单位是运动节段，包括两个椎体及其间的软组织。椎体是椎骨受力的主体，主要承受压缩载荷。椎体截面随着上部躯干的重量的逐步增加由上向下越来越大。

椎间盘为密闭性弹簧垫，由相邻椎体上下面的软骨终板、纤维环及髓核组成。髓核为黏性透明半胶体。椎间盘的承载能力由上向下逐渐递增。根据各椎间盘的单位面积计算椎间盘的破坏压应力近似相同，可见人的脊椎也是一个等强度结构。

（三）肌肉的力学特性

每块肌肉由许多肌纤维组成。每条肌纤维是一个肌细胞，外包肌膜（即细胞膜），内有肌浆（即细胞质）。在肌浆中含有丰富的肌原纤维，每条肌原纤维上都呈现出明暗相间的横纹，故骨骼肌又称横纹肌。

1．肌肉的理化特性

（1）兴奋性和收缩性。肌肉的兴奋性和收缩性表现为在刺激作用下能发生兴奋和产生收缩的反应。

（2）伸展性和弹性。肌肉的伸展性指肌肉在放松状态下，受到外力的作用时长度延伸的能力；肌肉的弹性是指当外力去除后，肌肉恢复原来长度的能力。

2．肌力的影响因素

（1）肌肉的生理横断面。每条肌纤维横断面之和为肌肉的生理横断面，单位生理横断面肌纤维全部兴奋时所能产生的最大肌力，称为绝对肌力。

（2）肌肉的初长度。肌肉的初长度指收缩前的长度。当肌肉被牵拉至静息长度的 1.2 倍时，肌力最大。

（3）运动单位募集。运动单位募集指进行特定活动动作时，通过大脑皮质的运动程序，调集相应数量的运动神经元及其所支配的肌肉纤维的兴奋和收缩过程。运动单位募集越多，肌力就越大。运动单位募集受中枢神经系统功能状态的影响，当运动神经发出的冲动强度大时，动员的运动单位就多；当运动神经冲动的频率高时，激活的运动单位也多。

（4）肌纤维走向与肌腱长轴的关系。一般肌纤维走向与肌腱长轴相一致，但也有不一致的。如在一些较大的肌肉中，部分肌纤维与肌腱形成一定的角度而呈羽状连接。羽状连接的肌纤维越多，成角也较大，肌肉较粗，能产生较多的力，如腓肠肌，具有较强的收缩力。而比目鱼肌，肌纤维与肌腱的连接很少成角，故具有较高的持续等长收缩能力。

（5）杠杆效率。肌肉收缩产生的实际力矩输出，受运动节段杠杆效率的影响。有报道髌骨切除后股四头肌力臂缩短，使伸膝力矩减小约 30%。

（四）纤维的力学特性

骨骼周围的肌腱、韧带、关节囊、皮肤，以及外伤后引起的瘢痕组织中的纤维组织，主要由胶原纤维构成。由于胶原纤维内的细纤维在未受载荷时呈波浪状，载荷开始后胶原纤维被拉直、伸长，直至屈服点，继而产生非弹性变形，直至达到极限而断裂破坏。破坏时的变形范围为 6% ~ 8%。

1．韧带的力学特性

（1）韧带的黏弹性。

韧带在牵拉载荷的应力作用下呈现以下力学特征：

① 线性应力—应变关系。韧带胶原纤维并非全部平行排列，当韧带的拉伸载荷开始时，仅与载荷作用方向一致的纤维承受最大牵伸而被完全拉直。随着牵伸力越加越大时，越来越多的非平行纤维受到载荷而被拉直。载荷的不断增大，韧带进一步延长，呈现越来越大的刚性，有利于在应力下保持关节的稳定和牢固。

② 蠕变。在静力学试验时，如载荷不再增加，但恒定地维持下去，韧带还可以缓慢地继续延长。在反复多次牵伸后也有类似的蠕变现象，即牵伸到达同样长度所需的载荷逐步减少。

③ 应力松弛。在韧带受载荷牵伸而延长时，如其长度被维持不变，则韧带内因牵伸而提高的张力会逐步下降，称之为应力松弛现象。

（2）塑性延长。

肌腱在载荷牵伸下发生弹性延长和塑性延长。前者在应力去除后回缩，后者则为持久地延长。

2．肌腱的力学特性

肌腱的胶原纤维几乎完全呈平行排列，使其能承受较高的拉伸载荷。人体韧带的拉伸变形范围为 6% ~ 8%（屈服点），腱的应变范围为 10% ~ 15%。通常肌腱的横截面积越大，所能承受的载荷也越大。健康肌腱的拉伸载荷强度极限为肌肉的 2 倍。

上述特性对牵伸肌腱、韧带及粘连组织，改善关节柔韧性，矫治关节的纤维性挛缩强直有重要意义。

三、生物力学在作业治疗中的应用

（一）动作分析

1．概　述

人体动作包括体育动作、健身动作、日常生活动作、康复训练动作和临床动作，这些动作都是在中枢神经系统的控制下，通过肌肉收缩，拉动骨杠杆运动来实现的，具有一些共性因素，遵循一般动作生物力学原理。动作分析是一个评定项目，不是为了动作分析而动作分析。动作分析的结果有助于治疗。

动作分析首先从仔细观察患者开始。要看在命令下进行同样动作的情况及无命令下自然进行的情况，然后推测动作为何不能顺利进行及异常的原因，然后开始进行确认检查。这是将与机能障碍水平的分析结果予以对照检查，必要时要重新检查，或追加新的检查。

临床中动作分析包括以下内容：

（1）基于肉眼观察，应用运动学语言记录对象动作。

（2）用简单图示来解释。

（3）演示。

（4）操作对象为患者的身体或身体的某一部分。

（5）必要时，使用时间测量、长度测定等来获得客观资料。

2．动作分析在作业治疗中的应用

合理的动作应该达到机能节省化、效率高效化的特征，并能提高劳动效率，预防职业病，节省体能减少疲劳，因此在训练中应做到训练动作的经济性。

经济性的动作应该具有以下原则：

（1）动作轻松。

（2）基本动作少。

（3）双手同时使用。

（4）动作距离尽可能变短。

在治疗训练过程中，可将人体常见的基本动作模式（见表5-4）的生物力学分析结果运用于日常生活活动动作及强化功能的健身锻炼中。

表5-4　人体基本动作模式归类

基本动作模式	日常生活活动例子	强化功能的健身运动例子
蹲、起	坐下、站立	负重下蹲练习
弓箭步	上楼梯	弓箭步行走练习
步态	行走、跑步	节律跑练习
躯干屈曲	弯腰捡东西	腰背提拉练习

基本动作模式	日常生活活动例子	强化功能的健身运动例子
躯干旋转	转身拿东西	上身斜拉练习
推、撑	推东西、撑起身体	俯卧撑练习
伸、举	举放东西	头上举练习
提拉	提起物品	哑铃胸前提拉练习
翻滚	穿上翻身	胸部转动练习
爬行	攀爬楼梯	支撑爬行练习

（二）步态分析

1. 基本理论

（1）正常步态。

所谓正常步态，是指当一个健康成人用自我感觉最自然、最舒坦的姿态行进时的步态。它具有3个特点：身体平稳、步长适当、耗能最少。正常步态应该是髋关节、膝关节、踝关节的灵活运动，身体良好的平衡能力以及头、躯干、四肢协调、流畅的配合运动。有学者认为，正常步态的必需条件是：① 支撑期良好的稳定性；② 摆动期足部放松；③ 足够的步长；④ 膝关节在支撑期吸收震荡并且蓄积能量，在摆动期带动小腿和足部运动。一个完整的步态周期中，在承重期，伸髋肌和伸膝肌联合踝背伸共同运动，在支撑相中期的较早阶段，腓肠肌活动取代胫骨前部肌群的活动，大腿仅受股四头肌的控制，同时伸髋肌活动终止，到支撑相末期，只有跖屈肌来稳定髋、膝、踝关节，在摆动相早期，髋、膝、踝关节的屈曲功能被激活，在摆动相中期，只需要髋关节与踝关节的屈曲肌群活动，在摆动相末期，髋、膝关节变成由伸肌控制，同时踝关节继续受背伸肌控制，到此完成一个完整的步态周期。

（2）病理性步态。

影响患者正常行走能力的机制主要有5种：畸形、肌肉无力、感觉丧失、疼痛和运动控制受损。临床上常见的异常步态有：短腿步态、关节挛缩或强直步态、蹒跚步态或关节不稳步态、疼痛步态、偏瘫步态、足下垂、内翻步态、膝反张步态、划圈步态、剪刀步态、肌无力步态、共济失调步态、前冲步态或慌张步态、截瘫步态等。有些典型异常步态，对某些特定疾病具有提示意义。对一些不典型步态，则必须做细致检查，从肌肉工作情况以及骨关节的形态和功能的角度去评估。对病理性步态的分析既能为临床诊断提供依据，也能对正在接受康复治疗的患者进行疗效的评估。

2. 步态分析在临床中的应用

（1）功能评定。

步态分析是步行功能测量的重要组成部分，据步态分析所得参数可以推测步行的对称性和稳定性；根据步速、步频、步行持续距离可判断其速度、节奏和持久性。通过精确测量步行时的运动轨迹、关节角度、速度、周期与时相、肌电图、重心位移和能量消耗，客观评定患者的步态功能。

（2）疗效评定。

利用步态分析方法评价脑瘫、截瘫、偏瘫和截肢患者的步行康复治疗效果已成为一种常规手段。有学者对正常人和骨关节患者进行步态分析比较后认为，患者步态参数与正常值的偏差程度提示了病情的严重程度，可以作为术前、术后评定骨关节患者疾患程度及手术疗效评定的手段

（3）行走辅助装置。

假肢、支具、矫形器使用者要想获得理想的装配效果，必须由康复医师、治疗师、装配技师和患者多方合作，同时辅以定量步态分析手段。

（4）指导作业治疗。

步态分析能作为治疗效果的评定标准已被临床认可，因此，还有不少学者根据步态分析评定疗效的数据来为患者制定个性化的康复治疗方案，为治疗师提供了新的思路，并取得了满意的效果。全髋关节置换术后的康复治疗相当关键，活动过早容易产生早期松动，活动过迟会导致髋关节僵硬。所以有必要了解全髋关节置换术后患者步态的恢复情况，制定个性化的治疗方案。跟骨骨折术后有遗留问题的患者，常见的表现为跟骨具有一定的内外翻现象，经过一系列的应力分布测试可以得出是跟骨宽度和高度的变化导致足底的应力分布不均匀，最终导致了步态的差异。因此，在临床中可以通过推断膝关节内、外翻与跟骨内外翻的关系，依据足底应力分布和步态的分析结果，制定合适的功能活动和运动方法，对患者进行训练，这是康复医疗的一种最基本和最重要的措施。对于骨关节出现的病症中，最常出现的骨关节炎，对于这种现象我们常常表现为疼痛，从而在我们步态中表现的不正常，引发一定的力矩增加的现象，这就为之后的软骨进一步损伤埋下了隐患，步态分析有利于我们对于疼痛的治疗，因为疼痛能够一定程度上影响肌肉的协调，同时疼痛在某种程度上加深了运动的不协调，因此可以利用步态分析得出相应的异常，针对异常制定相应的作业治疗训练方案。

（三）矫形器的生物力学

1．基本概念

矫形器是用于改变神经、肌肉和骨骼系统的机能特性或结构的体外装置，应用于人体躯干、四肢和其他部位，通过力的作用以预防、矫正畸形，治疗骨折和关节、肌肉、神经、血管等组织由于各种原因所造成的疾患，并能起到直接代偿其功能的作用。

矫形器无论是固定还是矫正，其使用的原理都是三点力原理，即三点压力系统的力作用原理。如图 5-3 所示，作用在 1、2、3 点的力分别为 F_1、F_2 和 F_3，根据作用力与反作用力定律，在保持平衡（稳定）状态下，$F_1 = F_2 + F_3$，即 1、2、3 三点构成一个稳定的三角形，因此三点压力可以起到很好的稳定作用。

2．生物力学在矫形器中的应用

（1）杠杆的应用。

一般穿用矫形器的患者都希望使用尽量不束缚身体的短矫形器，但从力学角度来看，要使矫形器发挥较好的效果，必须要有一定长度的力臂。如图 5-4 中 F 为动力，R 为阻力，加在前臂支撑部位的力 F 与前臂支撑部的长度 L 成反比。设 $L_1 = a$，$L_2 = 2a$，$L_3 = 3a$，则 $F_1 = R$，

$F_2 = R/2$，$F_3 = R/3$，说明在同样大小的作用下，支撑的长度越长其矫正作用越有效，但考虑到实际情况，一般取前臂支撑部的长度为前臂长的 2/3 左右。

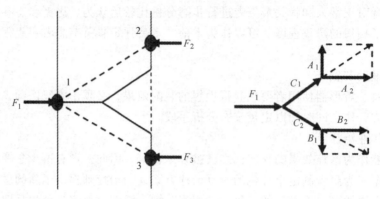

图 5-3　三点压力系统

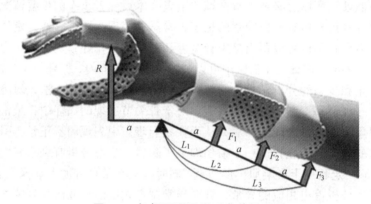

图 5-4　杠杆原理用于手背伸矫形器

在动态矫形器中，为了辅助关节的屈曲或者伸展，常采用在近端肢体支撑部延伸出来的支杆上用橡皮筋或者弹簧牵引各关节的方法（见图 5-5）。

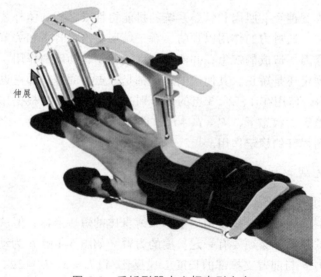

图 5-5　手矫形器中支杆牵引方向

（2）重力线的对线。

人体下肢的重力线，在矢状面，上端位于髂前上棘，通过髌骨中央，下端至第一跖趾与第二跖之间。在额状面，上端自髋关节横轴后方，通过膝关节横轴前方，至踝关节横轴前方。只有保证稳定的支撑和下肢的正确对线关系，才能保证正常行走步态和体位。

第四节　儿童发育阶段原理

一、概　述

儿童从出生开始，即进入全面发育阶段，发育内容包括运动功能、心理认知功能、语言功能、社交功能和自理能力，还包括情绪、情感发育、气质特点以及良好的习惯和人格的形成等。各种能力发育之间有着密切的联系，是相辅相成的关系。

儿童发育存在普遍的规律但也存在个体差异。儿童发育遵循相同的顺序，如运动发育，先有俯卧抬头、翻身、坐爬到走，但每个儿童发育的速度不同，有的走得早些，有的晚些。在心理发育各个领域发育表现不一致，有的儿童独走较早，但语言发育较迟。因此，对于发育落后领域是否为病态，应根据病史、体检及特殊的检查，综合全面分析，并需随诊做跟踪观察才能确定。

目前有许多理论从不同角度对人的正常发育进行了阐释，但没有一个理论可以完美解释发育过程，因此我们可以参考这些理论来对发育过程的某些方面进行解释和评估，但如果要完全准确地诠释发育问题，我们需要将各种发育理论进行综合，以找到最佳的解释方法。

（一）神经成熟理论

神经成熟理论由 Gesell 和 McGraw 提出，已经广泛用于解释运动的发育。根据神经成熟理论，脑干是最早发育的结构，而相关证据来自新生儿的反射反应（如自动抓握、非对称颈部张力反射），这些反射动作正是由脑干发出的神经通路所控制。皮质结构后于脑干的发育，表现为协调性和计划性的运动。婴儿对运动控制的不断提升反映脑干及皮质结构的发育和髓鞘化，也代表着脑干对动作的同步抑制能力。神经成熟理论包含三个基本概念：

（1）运动由原始的反射模式发育至可自主控制的运动模式。在新生儿及婴儿时期，原始反射给他们提供了与环境互动的方法（如抓握反射），也是他们生活必需的基本动作（如吸吮、吞咽反射）。随着婴儿的成长，这些原始反射会在平衡反应、姿势反应和自主运动出现后开始逐渐消失。

（2）婴儿及儿童的运动发育顺序及速度是一致的。Gesell 等学者根据典型的发育顺序及速度设计了发育标准。假设发育里程碑（即主要的运动模式）的顺序和时间是固定且可预测的，标准化的发育顺序就可以用来诊断神经损伤和神经失能的程度。

（3）较低层级的技巧是某些高层级技巧的必备条件。如婴儿控制运动的能力是由头到脚的方向进行发育的，当躯干的控制能力足够以后，才开始有独自维持坐姿的能力，最后才发育出骨盆的控制能力，然后才能站立和行走。

（二）内在和环境因素共同作用于发育结果

在中枢神经系统功能的层级性假说中，神经成熟理论不足以解释儿童如何在环境中获得学习，研究发现有许多因素都不同程度地影响儿童技巧的发育。因此，儿童会通过与环境互动来学习作业技能，而不是依照神经成熟理论反映出来的预设程序。

Piaget 强调儿童的发育是通过本身内在的能力与环境相互影响而产生的，同时也强调脑部认知结构的成熟使儿童可以了解环境、语言和社交行为。另外，Piaget 认为发育具有阶段性和不连续性，发育虽然有一套可预测的顺序模式，但仍会因为婴儿本身的资质和经历而呈现出差异。后来一些研究者对 Piaget 的理论加以发展和完善，以解释环境对发育的影响。

（三）环境对发育的影响

影响儿童发育的环境包括物理环境、社会环境和文化环境。

（1）物理环境。

物理环境围绕并支撑儿童的活动，会迫使儿童改变其动作行为以符合物理环境的需求和限制。同时，儿童通过与物理环境的互动，了解这个世界如何随着他的行为做出回应。如，儿童通过物理表面及对物品的探索，练习和发展出位移和手部操作技巧。

（2）社会环境。

父母及照顾者与儿童之间形成的社会关系是儿童的社会环境的重要组成部分，特别是在婴儿时期，若父母对婴儿细心照顾并给予适当的回应，婴儿的社会情绪便可健康发展。在儿童时期，父母通过一些协助来促进儿童技巧的成熟，同时也通过给予挑战来让儿童成长。这种对孩子需求的适当敏感度和反应，促使了儿童的良好发展。

（3）文化环境。

儿童的文化环境包括对儿童角色的定位、家庭与宗教的价值观或信念、家庭传统、医疗与教育的重视程度等。而在不同地域，这些文化环境的构成部分都存在较大差异，从而导致儿童在一些发育方面的不同表现。如重视自主独立国家的孩子会比重视家庭依赖关系国家的孩子更早学会独立处理问题。

（四）新表现技巧的发展过程

虽然学习新的技巧会受到生物因素和情境因素的限制，但一般认为人类的发展具有相当的可塑性。儿童通过自己的经验会产生新的神经连接和构造的改变（如身体成长），而各系统部位之间的关系对发展起了重要作用。对系统可塑性的认同让我们专心地去观察儿童改变的潜能，以及在其来龙去脉中扮演重要角色的要素。儿童在学习新的表现技巧时一般会经历三个阶段：

（1）探索活动阶段。

儿童在出生后会自然地表现出探索的行为，以认识自己以及所处的环境，他们通过不同系统、知觉与动作的整合，以及动作顺序来体验新的事物和活动。当面临新的困难任务时，儿童的表现倾向于原始的动作模式，新的挑战诱发儿童使用较低层级的技巧来处理问题，让其着重于以知觉去学习新的任务，从而获得较多的胜利。

（2）知觉学习阶段。

在知觉学习阶段，儿童开始懂得运用从探索活动阶段获得的反馈并使之强化。在此过渡阶段，儿童发现用原来尝试过的某些动作无效时会将之废弃，而儿童对活动仍维持高昂的状态，且活动会自然激发儿童的动机并使其觉得有意义。此阶段儿童专注于学习且在活动中多次尝试，因此会交替使用高层级和低层级的技巧进行各种试验。

（3）技巧习得阶段。

在这一阶段，儿童会选择最能有效达成目的的动作模式，该模式对其来说是最舒服且最有效的。在此阶段末期，儿童表现出可调节的行动刑态，即在使用相同模式处理活动任务的同时也可根据任务需求轻松调整动作模式。这种高度的适应性是儿童良好掌握任务技巧的特征。在此阶段，可以引导儿童去探索不同的活动，从而促使其拓展出更多新的作业技能。

二、儿童发育阶段及其发展内容

根据儿童的成长阶段，可将其发育阶段分为婴儿期（0~1岁）和儿童期（1~12岁）。

婴儿期的主要发育任务包括：① 探索自我和环境；② 原始反射的整合、翻身、俯卧、坐起、爬行、站立行走；③ 学习吃不同质地和类型的食物；④ 发展社交信任，包括微笑及与他人互动；⑤ 调节睡眠/清醒周期；⑥ 握/放物体，抓取物体；⑦ 进行单独玩耍和感官运动。

儿童期分为两个阶段：胜任阶段和成就阶段。胜任阶段的主要发育任务包括：① 开始控制自己的行为；② 根据内在的心像做出不同选择；③ 在两岁时，行为开始有起伏，开始尝试自己的主张；④ 已掌握的运动、认知和社交技能更加进步；⑤ 进入象征性、戏剧性和构建性游戏的前身，在4~6岁时普遍可进行假扮游戏；⑥ 学习性别的差异；⑦ 学习社会和物质事实的概念；⑧ 学习与亲人及其他人的感情连接；⑨ 学习分辨是非；⑩ 发展良知。成就阶段的主要发育任务包括：① 进入学生角色，开始有了被要求达到的目标；② 学习一般游戏所需的身体技巧；③ 速度、准确性和协调性都增加；④ 学习和同辈相处；⑤ 学习了解男性和女性的社会角色；⑥ 发展健康的自我态度；⑦ 发展读、写、计算等技能；⑧ 发展日常生活必要的概念；⑨ 发展良知、道德和价值观；⑩ 实现个体的独立性；⑪ 从家庭环境中分离（进入学校）；⑫ 发展团体和机构内的社交态度。

作业对儿童的定义为"儿童与环境相互作用后衍生出来的行动模式以及儿童想做的或被期待去做的事情"。大部分儿童都依照一些广为熟知的顺序发展出某些特定的作业及相关技巧，但是每个儿童完成这些任务的方法却大相径庭。儿童在学习新的作业时，因为进行活动方式的不同而有不同的学习样貌，动作运用能力、感官知觉能力、情绪控制能力、认知能力、沟通能力以及社交技巧都会影响到其作业表现。但总的来说，儿童在不同发育阶段，他们所需完成的作业活动及所需发展出的作业表现技巧具有一个普遍的规律，通过这样的规律我们可以评估和判断儿童的发育情况，并针对相应问题做出适当的干预。在儿童的所有作业中，最重要的是游戏，他们通过游戏获得快乐，并与外界接触和交流，从而使得自己各方面的能力得到发展。因此，我们以游戏这一作业活动及相关表现技巧的阶段发育规律为例，来详细描述儿童在不同阶段所需完成的作业（游戏）和相关作业表现技巧的发展。

（一）婴儿期（出生至6个月）

1. 游戏能力

（1）探索式游戏：主要为感觉运动游戏。

（2）社交式游戏：重视与父母间情感的依赖与连接。

2．表现技巧

（1）调节/感觉能力的整合：① 被抱起来时很安静；② 被触摸时表现愉悦；③ 被拥抱时可放松、微笑并发出声音；④ 拥抱；⑤ 聆听声音；⑥ 利用手和口对物品进行感觉式探索。

（2）精细运动/手部操作：① 眼睛可追踪正在移动的人；② 发展出准备伸臂取物的能力；③ 使用各种手掌抓握姿势；④ 用手抓牢物品并放到口中；⑤ 将物品从一手换到另一手；⑥ 用眼睛仔细地检查物品；⑦ 用双手在躯干中线进行游戏。

（3）粗大运动/移动能力：① 抬头（3～4 个月），俯卧位时将躯干撑起（4～6 个月）；② 仰卧位时交替踢腿；③ 手支撑下维持坐姿；④ 在父母扶助下站起来进行游戏（弹跳）；⑤ 用滚动的方式进行位移。

（4）认知能力：① 对于愉悦的经验会重复进行同样的动作；② 使用手和口探索物品；③ 用眼睛搜寻声音的来源；④ 拿东西敲桌子；⑤ 可整合来自各种感官系统的信息。

（5）社交能力：① 先会发出"咕咕声"，然后才会发出长声；② 微笑、大声笑；③ 用哭表达不舒服；④ 利用面部表情传递简单的情绪。

（二）婴儿期（6 至 12 个月）

1．游戏能力

（1）探索式游戏：感觉运动游戏演化成具有功能性质的游戏。
（2）功能性游戏：开始依照玩具本身的功能进行游戏。
（3）社交式游戏：① 依赖父母与照顾者；② 与父母及其他人进行社交性游戏。

2．表现技巧

（1）调节/感觉能力的整合：① 喜欢被抱在空中，并在空中快速移动；② 可以听别人讲话而不会分心；③ 用手抓东西喂自己，包括各种食物；④ 配合穿衣服。

（2）精细运动/手部操作：① 以口感觉玩具的性质；② 可以准确并直接拿取玩具；③ 在中线上玩玩具，可以将玩具从一手换到另一手；④ 敲击各种物品发出声音；⑤拿玩具放进容器；⑥ 将球滚向成人；⑦ 用指尖拿取小东西；⑧ 用食指指向玩具；用食指对玩具做探索；⑨ 以不成熟的方式使用工具。

（3）粗大运动/移动能力：① 独坐；② 用滚动的方式进行位移；③ 自己转换成坐姿；④ 在坐位下进行原地旋转；⑤ 扶着支撑物站立；⑥ 靠支撑物站立并进行游戏；⑦ 一开始以腹部爬行，之后改用四肢进行爬行（10 个月大）；⑧ 与成人牵手走路（12 个月大）。

（4）认知能力：① 对自己的名字有反应；② 可以分辨单字及家人的名字；③ 对适当的手势有适当的反应；④ 选择性地聆听；⑤ 模仿简单的手势；⑥ 看图画书；⑦ 将过去的经验概化到目前情境；⑧ 有目的性地玩玩具；⑨ 将物品从容器里拿出来。

（5）社交能力：① 特别依赖母亲；② 可能会对陌生人产生焦虑；③ 举起手臂表示想被抱起；④ 与家长在同一个空间时，可以安心地游戏；⑤ 与其他婴儿有短暂的互动；⑥ 玩给与拿的游戏（give and take）；⑦ 对镜子感到很有兴趣（对镜子笑、做鬼脸）。

（三）儿童期（12至18个月）

1．游戏能力

（1）物体关联游戏与功能性游戏：① 进行与自己有关的简单假扮游戏（假装饮食、睡觉）；② 将2~3个简单的计划结合在一起；③ 对眼前的事物立即进行模仿的游戏。

（2）粗大运动游戏：① 探索房间所有空间；② 游戏中在地面上滚动及爬行。

（3）社交式游戏：① 开始与同伴互动；② 平行式游戏（parallel play）。

2．表现技巧

（1）调节/感觉能力的整合：① 喜欢杂乱的活动；② 对温暖、冷、甜等极度感觉有反应。

（2）精细运动/手部操作：① 拿蜡笔做记号；涂鸦；② 用两手拿玩具；③ 将玩具放到容器内，甚至是小容器；④ 叠砖块或将积木放到正确的位置；⑤ 尝试拼图游戏；⑥ 打开或关闭玩具盒；⑦ 用食指指向书上的图片；⑧ 使用双手进行游戏（一手固定，另一手进行操作）。

（3）粗大运动/移动能力：① 坐在小椅子上；② 站着玩；③ 走路能力变好、可蹲、可从地上捡起玩具；④ 爬上成人坐的椅子；⑤ 丢球；⑥ 边走边拉玩具；⑦ 开始会跑；⑧ 一手扶着上楼梯；⑨ 在地面上推动或拉动大的玩具和箱子。

（4）认知能力：① 可以用各种方式操弄物品；② 模仿他人；③ 以真实道具进行象征性游戏（例如用杯子假装喝水）；④ 了解如何使用物品；⑤ 了解物品的作用；⑥ 使用试误方式解决问题；⑦ 认识不同身体部位的名称。

（5）社交能力：① 从父母身边离开；② 与父母共享玩具；③ 对他人的面部表情做出反应。

（四）学步期（18至24个月）

1．游戏能力

（1）功能性游戏：① 多方面的组合计划；② 可以将多种有关联的动作一起执行。

（2）粗大运动游戏：喜欢粗大运动游戏所带来的感觉输入。

（3）假扮或象征性游戏：① 让无生命的物品做出有生命的动作（让娃娃跳舞、进食、拥抱）；② 把物品假想成真的物品，或是将该物品象征成另一个物品。

（4）社交式游戏：① 参与平行式游戏；② 在游戏中模仿家长和同伴；③ 参与儿童团体；④ 观察其他儿童；⑤ 开始懂得轮流的概念。

2．表现技巧

（1）调节/感觉能力的整合：① 喜欢短暂的单独游戏；② 玩黏土；③ 喜欢打闹游戏。

（2）精细运动/手部操作：① 完成4~5片的拼图；② 用积木堆出高塔（例如4块积木）；③ 用指尖拿蜡笔画出简单图形（直线、圆圈）；④ 穿珠子；⑤ 开始使用简单的工具（如玩具铁锤）；⑥ 进行多步骤的任务；⑦ 书本翻页。

（3）粗大运动/移动能力：① 跑步、蹲下、爬上家具；② 爬上立体铁架及溜滑梯；③ 坐在没有踏板的玩具车上；④ 把球往前踢；⑤ 把球丢向较大的目标物；⑥ 双脚跳；⑦ 上下楼梯。

（4）认知能力：① 将多重步骤连在一起；② 让无生命的物体做出活动；③ 在假扮游戏

中使用非真实物品；④ 根据物品本身的作用来使用；⑤ 物品恒存的概念完全发展成熟。

（5）社交能力：① 表达情绪；② 表现各种情绪：害怕、生气、同情、快乐；③ 感到沮丧；④ 喜欢单独游戏，例如填色、建造物品；⑤ 参与平行式游戏；⑥ 有人做出无厘头的事情时会大笑。

（五）学龄前期（24 至 36 个月）

1．游戏能力

（1）象征式游戏：① 在假扮游戏中，将许多动作计划连接成有意义的动作顺序；② 在假扮游戏中使用真实的物品；③ 使用玩具代表动物或是人；④ 用填充玩具及假想的朋友来演戏；⑤ 玩扮家家酒，安排其他人的角色或自己扮演特定的角色。

（2）建构式游戏：① 绘画、拼图；② 用玩具模仿成人。

（3）粗大运动游戏：① 喜欢蹦跳、打闹的游戏；② 常常弄得很脏乱。

（4）社交式游戏：平行式游戏、联合游戏两种为主要的游戏模式。

2．表现技巧

（1）调节/感觉能力的整合：① 小心地拿放易碎物品；② 喜欢特殊触感的表面；③ 玩水、玩沙；④ 可能有转换的困难。

（2）精细运动/手部操作：① 用剪刀剪物品；② 描绘图案，例如十字；③ 在大型图案上着色；④ 准确地画圆；⑤ 用物品堆出高塔或排成一条直线；⑥ 灵巧地使用蜡笔；⑦ 完成 4~5 片的拼图；⑧ 使玩具的肢体活动。

（3）粗大运动/移动能力：① 骑三轮车；② 用胸口和双手接住大球；③ 由阶梯或者低一点的高度跳下来；④ 开始会单脚跳。

（4）认知能力：① 将各种动作行为融入游戏情节中（如喂食洋娃娃，接着帮它穿睡衣，最后放到床上睡觉）；② 对穿戏服很有兴趣；可用想象力建立完整的游戏式脚本；③ 图案配对；④ 依形状、颜色进行分类；⑤ 玩扮家家酒。

（5）社交能力：① 合作式游戏，有时懂得轮流；② 对同辈感兴趣，喜欢有同伴的感觉；③ 开始进行合作式游戏，并参与小团体一起进行游戏；④ 遇到陌生人感到害羞，尤其是成人；⑤ 用简单几个单字进行对话；⑥ 对喜欢的事物可能有占有欲。

（六）学龄前期（3 至 4 岁）

1．游戏能力

（1）复杂的想象式游戏：① 为了游戏而创造故事脚本，将扮演的物品赋予真实生活或想象生活的动作行为；② 可能会设定复杂的脚本顺序；也会用感情描绘各种角色的特征。

（2）构建式游戏：① 在成人的协助下创作艺术作品；② 玩拼图、堆积木。

（3）打闹游戏：喜欢肢体游戏，像是荡秋千、溜滑梯、跳跃、跑步。

（4）社交式游戏：① 在幼儿园参与围圈圈、玩游戏、绘画或是劳作；② 在团体中唱歌跳舞；③ 联合游戏（associative play）：与其他儿童一起玩游戏，且分享游戏材料并讨论游戏的目标。

2．表现技巧

（1）精细运动/手部操作：①使用精确的（三指）抓握拿铅笔或蜡笔；②为图案上色；③临摹简单的形状，开始抄写文字符号；④使用剪刀剪裁纸张；剪出简单的形状；⑤建构立体图案（如用3个积木堆出一座桥）；⑥以手操作物品。

（2）粗大运动/移动能力：①跳跃、攀爬、奔跑；②开始跨步跳及单脚跳；③骑三轮车；④短暂用单脚站立；⑤用交替步伐上楼梯；⑥双脚同时跳下阶梯。

（3）认知能力：①使用想象的物品进行游戏；②让洋娃娃或是玩偶扮演角色，并与其他玩具产生互动；③将物品分类及排序；④表现出简单的幽默感。

（4）社交能力：①尝试有挑战性的活动；②喜欢和其他儿童一起玩；团体游戏取代平行式游戏；③讨论时轮流发言，可以察觉到交谈时的社交层面；④喜欢交朋友；⑤较喜欢与同性别的玩伴游戏。

（七）学龄前期（4至5岁）

1．游戏能力

（1）有规则的游戏：①开始进行有简单规则的团体游戏；②参与事先安排角色的规范游戏；③进行涉及粗大运动的规范游戏，像踢球或"抓鬼游戏"。

（2）建构式游戏：①对自己的作品感到自豪；②对劳作活动的目标感兴趣；③建造复杂的结构。

（3）社交式游戏：戏剧性游戏：①和其他儿童一起进行角色扮演的游戏；②参与装扮游戏；③讲故事；④持续进行含有故事脚本及幻想人物的假扮游戏。

2．表现技巧

（1）精细运动/手部操作：①用动态三指抓握画图；②复制简单的形状；③完成10片的拼图；④以剪刀剪出方块及其他简单的形状；⑤在图案的线条内上色；⑥可以很好地使用双手，一手固定纸张或物品，另一手操作物品；⑦画线型图案，甚至开始画出躯干及手臂；⑧抄写自己的名字；⑨穿小串珠。

（2）粗大运动/移动能力：①从高的台阶跳下来；双脚往前跳；②丢球；③单脚跳一段距离（4～6步）；④爬上公园的游戏设施；用手臂或腿来回摆荡；⑤丢球击中目标；⑥跨步跳一段距离；⑦双脚交替上下楼梯。

（3）认知能力：①了解游戏的规则；②经过简单提示即可回想起规则；③和其他儿童一起创作角色扮演的故事；④与2～3名儿童合作进行有目标性的游戏；⑤计划游戏活动；⑥开始用抽象思考的方式解决问题。

（4）社交能力：①喜欢搞怪；②完整地唱出一首歌；③根据父母的角色进行角色扮演。

（八）学龄前期（5至6岁）

1．游戏能力

（1）有规则的游戏：①棋盘游戏；②有规则的电脑游戏；③竞争和需要合作的游戏。

（2）戏剧式游戏：①使想象式的游戏精细化；②角色扮演的故事和主题是与季节或工

作相关的；③强调真实性；④在游戏中重新建构一个真实的世界。

（3）运动：参加球类运动。

（4）社交式游戏：①参加团体活动；②在团体中进行有规范的游戏；③游戏的目的（获胜）有时胜过其社交意义。

2．表现技巧

（1）精细动作/手部操作：①用剪刀剪东西；②用临摹的方式写名字；③摹画三角形；描写菱形；④完成20片拼图；⑤描写字母，开始摹写字母；⑥使用指尖操作小物品而不会掉落；⑦使用双手互相协助。

（2）粗大运动/移动能力：①可以用单脚跳一长段距离；②跨步跳时可以维持良好的平衡；③用双手接球；④准确踢球；⑤单脚站立8～10秒。

（3）认知能力：①对简单的问题进行推理；②游戏内容变得较贴近真实生活，而幻想世界的内容趋于减少；③在假扮游戏中使用复杂剧本；④进行有规范的游戏；⑤可以事后模仿；⑥可用不同的方式将物品分类；⑦操作复杂的积木结构。

（4）社交能力：①在2～4人的团体中玩有规则且复杂的游戏；②交朋友（同性别）；③喜欢唱歌跳舞；思考文字及音乐背景的含义；④表现出了解他人感受的能力。

（九）儿童中期（6至10岁）

1．游戏能力

（1）有规则的游戏：玩需要抽象思考及问题解决能力的电脑及卡牌游戏。

（2）手工艺及嗜好：①开始收集物品；②开始有嗜好。

（3）有规范的运动：①与其他组的儿童进行合作及竞赛的团体游戏；②重视获胜以及技巧。

（4）社交式游戏：①包括聊天及讲笑话；②通常在学校及家中与同辈进行游戏；③与固定好友一起玩游戏。

2．表现技巧

（1）精细运动/手部操作：①良好的手部灵巧度可用小物品进行手工艺活动；②良好的双侧协调能力以建造复杂的结构；③绘图时表现出良好的准确度及动作计划能力；④进行复杂的拼图活动时表现出动作计划的能力。

（2）粗大运动/移动能力：①可以进行快跑及耐力跑；②双脚跳、单脚跳、跨步跳；③可以把球丢很远；④准确接球。

（3）认知能力：①抽象思考与推理；②不需要亲自尝试即可进行心智上的操作；③解决问题的方式具灵活性；④可解决复杂的问题。

（4）社交能力：①具合作性，较不会以自我为中心；②试着取悦他人；③拥有最好的朋友；④成为小圈子的成员；⑤变得较不冲动且有自我约束的能力；⑥会有竞争的心态。

虽然儿童不只通过游戏来学习作业能力，但作业治疗师最常使用的治疗方法还是让儿童参与游戏。游戏是一种增强儿童表现的途径，因为它可以产生自我激励的效果，并提供儿童通过自我组织后达成目标的机会，而游戏本身同样也是一个治疗的目标。因此，作业治疗师可以通过分析儿童的游戏能力来获得儿童的相关发育问题，也可以利用游戏来对这些问题进行分析。

第五节　解难方案原理

一、概　述

（一）定　义

解难疗法（problem-solving therapy，PST）有时也称为"结构化解难方案（structured problem solving）"，是一种通过教会患者在各种情况下使用不同应对策略来提高其解决问题的结构化和灵活性的干预措施，它是一种心理疗法，有助于教会患者有效地管理生活中可能发生的压力事件的负面影响。PST使得患者学习或重新激活解决问题的技能，然后将这些技能应用于与心理和躯体症状相关的特定生活问题中。

（二）适用范围

患者通过PST学习到的技能适用于生活中的各种困难，包括人际关系冲突。一旦这些技能得到发展，它们对于患者面对将来出现的问题也可能发挥作用。所谓生活中的困难或压力事件包括一些大的变故，如离婚、亲人死亡、失业、罹患慢性疾病（如癌症、心脏病），或一些小的事件的累积，如持续的家庭问题、经济困难、不断应对交通拥堵或与同事或老板的关系紧张。当这些压力性问题引起了心理问题或加剧了现有的医学问题时，PST可能会有所帮助，它可以单独使用或与其他方法结合使用。

而在临床中，PST适用于一般的精神疾病患者，且已经被发现对于许多问题有效，包括：严重抑郁症、广泛性焦虑症、情绪困扰、自杀意念、关系困难、某些人格障碍、与医学疾病（如癌症或糖尿病）相关的生活质量低下和情绪困扰。

（三）作　用

研究表明，当PST由熟练的专业人员提供时，其与重度抑郁症的抗抑郁药一样有效。它为多种常见精神健康问题的患者提供了额外的治疗选择。

PST可以提供适应性问题解决技能方面的培训，以更好地解决和/或应对压力性问题，这些技能包括：做出有效的决定；产生解决问题的创造性方法；准确确定实现目标的障碍。通常，PST可以帮助患者实现以下目标：确定哪些类型的压力源会触发情绪（如悲伤、紧张和愤怒）；更好地理解和管理负面情绪；对自己处理生活中难题的能力抱有更大希望；更加接受无法解决的问题；在尝试解决压力性问题时更具计划性和系统性；出现问题时更少回避；减少想要快速解决问题的冲动。

PST被认为是一种有效的疗法，因为它可以帮助人们更有效地应对日常生活中出现的各种困难和压力性问题，从而减少人们心理和情感上的困难，并改善患有重大医学疾病的个体的生活质量。

二、解难疗法的实施步骤

解难疗法的理论基础来自社会问题解决理论，该理论确定了解决问题的三个不同的连续阶段，即：发现（寻找解决方案）、执行（实施解决方案）、检验（评估结果）。这三个连续阶段可分为以下七个步骤：① 定义问题；② 设定现实可行的目标；③ 产生多种解决方案；④ 评估和比较解决方案；⑤ 选择最佳解决方案；⑥ 实施解决方案；⑦ 评估结果。

（一）定义问题

在 PST 开始之前，负责的全科医生或治疗师（因本书是针对治疗师的教材，后面以"治疗师"来代替对所有 PST 执行者的称呼）可以先对 PST 的概念和几个阶段给患者进行介绍，让患者可以更好地理解 PST 并能积极配合完成 PST 的整个过程。然后，治疗师引导患者对自己的问题进行定义。

当患者对自己的问题进行定义时，治疗师需要注意以下几个方面：① 问题是当前存在的、具体的、可干预的；② 用客观的行为术语来描述问题；③ 要对问题进行探索和阐明；④ 将问题分解成几个更简单的部分。

以下几个问题有助于对患者的问题进行定义：① 是什么原因造成的问题？② 问题是何时出现的？③ 问题是在何地出现的？④ 有谁与问题相关？⑤ 问题出现的频率？⑥ 你对解决问题做了哪些尝试？⑦ 你实际上能控制此问题吗？

对于将患者的问题分解成几个更简单的部分，可以下面内容为例。如一位女性患者诉自己存在"家庭关系方面的问题"，我们可以帮助她把问题分为以下几个部分：对丈夫经常夜不归宿的怨恨；母亲对自己养育孩子方式的批评；负责照顾不懂感激的患慢性病的妹妹。

为了明确地指出问题，我们需要以清晰客观的方式陈述问题，指明需要改变的确切行为，如：一患者诉"我的女儿不尊重我"，这一问题既含糊不清，又没有明确指出需要改变的行为，如果换成"当我要求她做某事时，我的女儿对我说'闭嘴！'"这一问题描述方式，将更加客观地描述需要改变的行为问题。

（二）设定现实可行的目标

在定义好问题之后，我们需要与患者共同制定现实可行的目标，这些目标应具备以下特点：① 客观的；② 以可观察和可测量的行为方式描述的；③ 通过合理的时间和精力即可实现的；④ 切合实际的（在患者控制范围内的）；⑤ 与陈述的问题直接相关的。以患者想要减肥这一问题为例，若患者的目标是"在一周内减少五公斤体重"，这一目标是其无法控制的，而"我将找到减少糖摄入的方法"或"我将增加我的活动水平"这两个目标则是可测量和可观察的，而这是患者可以直接通过自己来控制的，并且不管这样的目标有没有实现，它都为我们提供了量化指标。

（三）产生多种解决方案

这一阶段是促使患者进行头脑风暴、集思广益的阶段，需要注意以下几点：① 最先想到的办法往往不是最好的办法；② 潜在解决方案的数量越多，成功解决问题的机会就越大；③ 解决方案应该来自患者；④ 鼓励患者通过头脑风暴产生尽可能多的解决方案；⑤ 帮助患者先保留判断想法，直到完成头脑风暴，以避免过早放弃潜在的成功解决方案。

当患者在思考解决方案时，如果他向治疗师询问"你觉得该怎么办"，治疗帅该提醒他，只有他自己才能对解决方案是否适合自己及其处境做出最佳判断。当患者无法想出解决方案时，治疗师可以鼓励患者想想别人会用什么方案来解决问题。在患者思考解决方案的过程中，治疗师可以给予患者言语等方面的鼓励。

（四）评估和比较解决方案

这一阶段是对多个解决问题的方案进行比较，评判它们的优缺点的一个阶段，从而有助于患者在下一阶段选择出最有效的解决方案。在对不同解决方案进行比较时要注意以下两点：考虑每种解决方案的利弊（优缺点，可行性和障碍，益处和挑战）；考虑每种解决方案对自己和其他人的利弊。评估和选择解决方案是解决问题最重要的一步，有助于发展患者的批判性思维能力，即一种仔细权衡证据并得出适当结论的能力。

（五）选择最佳解决方案

通过前一阶段对不同解决方案的评估和比较之后，治疗师即可引导患者选择出适合自己的最佳解决方案。在选择最佳解决方案的过程中，治疗师应该帮助患者在自己感到准备不足的任务之间找到平衡途径，而不是通过支持一个几乎不相关或明显不能让患者进步的解决方案来贬低患者的能力。另外，还需注意解决方案是为目标服务的，不要将患者的个人能力强调于目标可行性之上，一般来说最容易实施的解决方案往往不是最佳解决方案，因为必须限制解决方案对自己和他人的负面影响。

（六）实施解决方案

在选择出最佳解决方案后，就进入了解决方案的实施阶段，为了实施解决方案，患者需要采取一系列的计划和行动。在解决方案的实施过程中要注意以下几点：要根据解决方案确定出具体的任务；确保任务与解决方案之间存在相关性；要设定完成任务所需的现实行为要求；将大的任务分解成更简单的小任务；在治疗师那里排练任务有助于任务的完成；视觉化和形象化也可能有助于任务的完成；在治疗期间列出需要完成的任务清单（即给患者布置"家庭作业"）。

（七）评估结果

在实施解决方案后，即应对实施结果进行评估，治疗师与患者一起对布置的"家庭作业"进行检查。治疗师可通过询问患者对自己的付出的满意度，以及患者的成功对他的情绪、行为、人际关系等的影响来跟踪检查解决方案实施的成效。

在解决方案实施的过程中，患者可能会遭遇很多困难，但这些困难会带来与问题相关的以及如何最好地解决这些问题的有用信息。因此，在跟踪评估结果的过程中，治疗师要与患者一起分析以下一些问题：患者从以前不知道的情况中学到了什么；当他们尝试实施解决方案时，究竟发生了什么；是否应该对目标进行更明确的定义；目标是否不切实际；是否有新的障碍出现；实施步骤是否有困难，为什么有困难；患者是否真的致力于解决这个问题。

当在跟踪评估实施结果的过程中，患者可能会遇到确实很难处理的困难，这通常是由于患者对问题的来源没有足够的控制所造成的，这时，治疗师则应帮助患者继续解决另外的问题，或者对目标进行更改，将关注点放在患者能更好控制的问题上。

三、解难疗法与作业治疗的联系

自作业治疗的最早时期以来，治疗过程的重点一直是为个人提供"生活问题"的帮助。因此，作业治疗师将自己描述为问题解决者也就不足为奇了。而令人惊讶的是，针对该专业中使用的问题解决过程的研究数量有限。大多数研究者都是从一般的角度看治疗师在推理什么，而不是看治疗师在一个特定的问题识别和解决过程中是如何推理的。解决问题的过程并不是作业治疗师独有的，但却被融入作业治疗过程之中，它是一种关于推理的认知方法，通过"作业治疗过程"融入作业治疗专业中，而"作业治疗过程"在所有主要的作业治疗教科书中都很明显，并被认为是新毕业生思维能力的重要工具，因此，解决问题的过程也应该是作业治疗过程的一部分。下面我们来具体了解两者之间的联系。

（一）理论基础方面的联系

解难疗法的过程被描述为一系列步骤，包括转介、数据收集、评估、问题识别、计划、干预和评价，这些步骤与作业治疗过程相仿。另外，作业治疗过程的"问题识别（也称为作业治疗诊断）"和"提供解决方案"这两个阶段也与解难疗法的过程有相似之处。

（二）解难疗法对作业治疗过程的帮助

解决问题者心中问题的表达方式是解决问题的关键。对于问题表达，在文献中使用了各种各样的描述，包括问题识别、问题表示和诊断。从本质上讲，它们都是指同一种现象：即清楚地说明将要解决的问题。Rogers（2004）强烈要求治疗师认真对待他们的诊断过程，她说：作业治疗诊断是一个关键概念，因为它总结了作业治疗的需求并且有助于明确定义我们的实践范围。由于临床实践都讲求循证依据，因此，对目标和结果的明确定义非常重要，而这取决于明确的问题推理和识别，解难疗法作为一种专业的解决问题的疗法，包含了客观的问题识别及推理过程，这对提高作业治疗过程中各种推理的准确性，减少不同治疗师之间推理结果的差异非常有帮助。

总的来说，解难疗法的推理过程可以为作业治疗的结构化思维方式提供参考框架，这一框架不仅在前瞻性计划中有用，而且在推理识别错误或差距时也很有用。在教学中，它也是一种强有力的方法，可以清楚地确定决策过程和步骤以及明确这些步骤的影响。因此，解难疗法的理论和方法可以作为作业治疗实践的一个重要参考依据。

第六节　残疾适应原理

残障人士作业活动的中断和重获是我们作业治疗的治疗重点。当个人能够完成对其有价值的作业活动时，就可以支持和维持健康。作业活动总是发生在会影响患者作业表现相互关联的环境中。在考虑残疾人的生活经验和完成作业活动的方式时，残疾人的社会和个人背景因素是密不可分的。

作业治疗师的职责是协助患者实现个人的期望。需要作业治疗师制作一份以患者为中心的个人作业活动描述，描述内容包括患者的个人和社会环境相关联的因素，以便准确反映个人价值观和目标。

一、残疾对生活的影响

社会心理学家指出，个人形成了与社会环境有关的身份。在讨论那些背离社会常规的人时，或者当个人的身份和地位被贬低并且缺乏个人选择和人权要素时，就会出现问题。残疾人会有共同的感到羞愧和自卑的经历。

根据自己的经历来塑造自己的身份和社会观念，特别是如果个人认为自己的处境是由于施加了外部社会因素，而不是疾病导致的，那么残障人士会通过不服从的方式与社会上其他人互动。如果残疾人确实表现出与众不同，那通常是社会因素影响的结果，而不是固有的针对残疾的现象。

一项研究报告表明，与没有残疾的人群相比，一组残疾人在生活满意度，挫败感或幸福方面没有差异。发现的唯一区别是对生活困难的评分。残疾人认为他们的生活更加困难，并且更有可能保持这种状态。例如，患有慢性病但并非致命的健康问题的人可能不仅看起来很幸福，而且还可以从其应对困难的能力中获得一些幸福。

社会科学家观察到，一个人对残疾的反应不仅受到发病时间、功能损伤严重程度和稳定情况、残疾的可见度和痛苦经历的影响，而且还受到人的性别、受影响的活动、兴趣和价值观的影响。

不同的残疾（例如失明或瘫痪）会产生不同的反应，因为每种障碍都会带来不同的问题或挑战。有的残疾人可能会觉得自己的状况不像其他人那么难。例如，一个失明的人可能会觉得失聪会更糟。不能走路的人可能认为这种残疾并不比没有腿的人困难。残疾对人们失去的生活技能和能力的影响也缓解了对残疾的反应。例如，一个比较爱音乐的人可能比一个需要视觉更重要的人对失聪的反应更强。同样，残疾的严重程度可能与他们之间没有直接的一对一关系。障碍的可见性或隐蔽性可能会由于社会反应而影响一个人对其残疾的反应。例如，一名患有关节炎的妇女表示，当她戴着手夹板时，去购物会比较容易，因为这样大家可以看到她的障碍。

残疾的稳定性或其随时间变化的程度可能会影响到残疾个体及其周围的人的反应。在某些进行性残疾中，个体在功能受限方面面临不确定性。当对治愈的希望没有得到证实时，该人可能会遭受新一轮的失望，恐惧或愤怒。对于作业治疗师而言，特别重要的是寻找和实施资源以帮助服务对象建立有效和令人满意的生活方式。

残障人士经常被忽视的一个方面是精神和信仰对残障人士的重要性。能够使生活的精神层面将残疾以有意义的、无损的方式整合到其中的生活哲学的人，可能会更好地应对残疾。人的环境对影响人对残疾的反应很重要。例如家庭的支持和接受程度、收入、社区资源和朋友，都是有力的贡献者。住院的环境也会产生深远的影响，尤其是工作人员的态度和行为。

患有残疾或在婴儿期/儿童期获得残疾的人可能会在家庭生活、娱乐和教育中与主流隔离或分离。先天性障碍的孩子可能会被家庭和特殊学校隐藏起来，以保护他们免受歧视和欺凌。"残疾身份"是由残疾儿童，在没有其他残疾人的家庭和社区中长大、住院时间长、特殊教育隔离或很大程度上的躯体功能障碍导致的。

将残疾年轻人与非残疾年轻人进行比较时，他们表现出的是较低的工作愿望、较差或根本不存在的职业规划、雇主歧视以及在就业市场上被边缘化的感觉。有证据表明，与无残疾者相比，有残疾的主要生命指标的发生时间较晚，例如结婚、成为父母、进入就业市场等。

有研究发现，尽管青春期患有脑瘫的女孩在躯体功能、社交和个人自尊方面的得分明显较低，但成年后，同一个人的得分与健全人群的得分不再显著不同。受试者自尊心的变化可能是由于互动环境的扩大，更好的社会关系，或在教育、工作方面的经验比以前更广泛。

残疾人具有在日常生活中被普遍排斥在平常生活中的社会经验，处于一种不确定的边缘状态。具有这种社会地位的人有一种隐形的感觉。因为他们的身体受损，所以他们的社会地位也受损。

二、残疾的适应过程

医疗模式通常为医疗康复团队提供针对残疾经验的调整或适应过程的四个阶段。

第一阶段：警觉。

在受伤或急性疾病发生初期就被吞没。在事件的激烈而直接的危机中，许多人表达出主观和客观的身体是分离的。他们经历了一种内在的平静状态，而不是面对剧烈疼痛时极端痛苦和尖叫的外在表现。阶段结束时患者遵从紧急医护人员治疗。

第二阶段：破坏。

花时间休息是对现实情景的一种破坏，通常被描述为仿佛在雾中。重要的人不仅提供情感支持，而且可以在混乱的环境中作为一种导向的力量；它们是在急性期当患者处于混乱状态时中的情感锚。

第三阶段：持续自我。

面对和重组，现实导向的改善和伤害的影响得到确认。这时是面对身体功能受限严重性的阶段。需要他人的支持帮助障碍者控制对身体能力下降带来的恐慌和恐惧。在这一阶段，即使在治疗过程中取得的小进步也被解释为完全康复是可能的。这种保留下来的对恢复受伤以前能力的希望，通过坚持对医学奇迹的信念，恢复到先前的身体能力，可能有助于忍受烧伤、截肢和脊髓损伤的最初治愈过程。

第四阶段：努力找回自我。

旧的和新的现实结合在一起带来了挫败感，试图通过补偿方法来重新获得以前的活动（如走路和进食）。在建立新的生活规律的过程中感到疲惫；参与活动和重新制定目标时因受限的躯体能力感到受挫。

适应、调整和接受通常用于解决残疾负面经历的过程。近年来，与残疾的社会模式保持一致的社会科学家对这种术语的有效性提出了质疑。通常引用的研究包括对脊髓损伤者进行心理调节和康复的四个阶段，这样的过程通常是这样的：休克和震惊的最初反应是对现状的拒绝，导致对他人的愤怒，讨价还价，最后导致抑郁，这是与所获得的损伤达成和解的必要条件。调整过程需要一到两年的时间才能解决。

兴趣、价值观和生活目标会影响一个人对其残障的反应。兴趣范围有限的个人可能会对影响其参与日常活动的残疾产生更大的负面反应，而兴趣和生活目标范围广泛的个人则可能更容易适应。具有多个兴趣和目标的服务对象更有可能参与满足活动的需求。个人拥有的应对和享受生活的资源是可以抵消功能丧失的不良结果。其中一些技能（例如社交技能和毅力）可以发展到能够实现有偿就业的水平，而其他技能（例如艺术才能或休闲活动能力）则可以使人们的生活更加令人满意。

作业治疗师不是消除疾病，而是确定并加强人的健康方面的潜力。强调人的自我指导和自我责任，而不是服从命令或遵守命令。将人视为与自己的环境互动的一种综合的观点。这种整合需要强调日常生活活动以及完成活动所期望的作业表现。作业治疗师的治疗关系应基于相互合作，而不是治疗师主动和患者被动的方法。我们的服务接受者应被视为具有目标、兴趣和动机的参与者，而不应被视为行为仅由自然法则来确定；相反，我们对潜能有信心，这是通过参与活动实现的。强调接受者的生产力和参与度，而不是减轻责任感。

残疾人的个人经历是专业人员创造有意义和有目的的方法来安排残疾人生活问题的必要资源。作业治疗师寻求在工作、休息、娱乐、睡眠、自我照顾活动等领域作业活动表现之间取得平衡。我们对日常生活能力的关注内容意味着我们的服务范围不仅必须包括医院环境，还必须包括家庭和社区。因此，作业治疗可以在医疗环境的内部和外部进行，通常可以帮助服务对象成为他们自己恢复健康和福祉的动力。

第七节 慢性病自我管理原理

我国慢性非传染性疾病（以下简称慢性病）的患病呈现持续快速增长趋势，慢性病死亡人数占居民总死亡人数的 86.6%，慢性病已成为威胁人类健康的重要因素之一，且大多数人因慢性疼痛而造成严重残疾。患者在慢性疼痛开始发作时，会严重地影响其睡眠质量、休闲娱乐和日常生活活动等，降低其生活质量。多数慢性病的发生、发展与病人不健康的生活方式有密切关系。国内外研究显示慢性病自我管理可以促进慢性病病人的健康行为，提高其情绪控制，改善健康状况，提高生活质量。

一、慢性疾病自我管理概述

（一）慢性病自我管理概念

20 世纪 60 年代，Thomas Creer 及其同事在关于儿童哮喘病人健康教育的研究中首次使用了自我管理这一术语，而后在关于慢性病病人教育项目的研究中，其概念也不断被补充和完善。1986 年有学者在其研究中提及，自我管理是指病人在医疗卫生专业人员的协助下，承担一部分力所能及的卫生保健活动。随着自我管理相关研究的开展，自我管理在 2005 年举行的国际会议上被定义为任何有长期健康问题的人士可以通过自我管理制定目标或方针去面对及处理因健康导致的处境并与它共存。

自我健康管理是指病人借助健康管理手段，对自身健康的信息和影响健康的危险因素进行分析、预测和预防的全过程。

（二）慢性病自我管理的理论基础

1．社会认知理论

美国著名心理学家班杜拉（Albert Bandura）的社会认知理论阐释了个体怎样确立并且维持某种行为模式，为慢性病自我管理的实施提供了理论基础。三元交互决定论是其核心理念，即个体因素、环境因素和行为三者之间互相作用、互相影响。除此之外，社会认知理论还提出观察学习是社会认知理论的主要形式。由于绝大多数慢性病都不能被治愈，病人需要长期和疾病进行斗争，只有掌握疾病相关的知识、技能并且有战胜疾病的信心，病人才能更好地承担所患慢性病的自我管理任务。

2．自我效能理论

自我效能是指个体对自己实施某个具体行为或产生一定结果所需行为的能力预期，影响个体的行为动机、健康和个人成就。美国斯坦福大学以该理论为理论框架首创了慢性病自我管理项目。根据自我效能的来源，慢性病自我管理项目则可通过多种途径（即亲历经验、替代经验、言语劝说及生理反馈）来提高病人疾病管理的自我效能。

二、慢性疾病的自我管理应用

（一）慢性病自我管理的干预内容

自我管理的内容包括症状管理、改变行为或生活习惯和情绪控制等。美国加州大学护理学院学者提出的观点增加了角色这一内容，具体包括：疾病管理、角色管理和情绪管理。综合看来，慢性病自我管理的内容包括以下几个方面：① 医嘱管理，病人能够遵医嘱正确合理用药；② 行为管理，病人可以养成健康的生活方式；③ 症状管理，病人能够在疾病早期识别及尽早处理急性加重的症状，但对于不同的疾病自我管理的侧重点不同。如患有关节炎的患者主要是减缓疼痛，提高躯体活动能力；而高血压的患者则强调正确用药，养成健康的生活方式、定期监测血压以及防治并发症。因此，干预前要明确病人需求以及自我管理的目标。

以慢性疼痛为例：

当疼痛影响到病人的作业表现时，就需要进行作业治疗评估。作为一个跨学科的团队成员，作业治疗侧重于评估导致患者疼痛感知和疼痛干扰的因素。在实施作业治疗计划之前和整个干预过程中，应获得客观的作业表现指标，以评估患者的作业活动情况和这些作业活动的价值。应确定可能导致疼痛增加、影响患者角色、作业表现下降和生活质量下降的因素。

作业治疗对疼痛进行评估，将疼痛视为一种复杂的现象，包括心理唤起、有害刺激的感觉、组织损伤或刺激、行为回避、主观痛苦的主诉以及社会环境等。患者自我报告是最常见的疼痛评估类型，因为疼痛被认为主要是一种主观的现象。临床观察的重点是病人对疼痛的部位、频率、持续时间、强度、发病原因、加剧和缓解疼痛的因素、过去和现在的疼痛治疗史、作业表现的情况等。0~10数值疼痛强度量表或视觉模拟疼痛强度量表（VAS）可用于评估疼痛强度。

作业表现是作业治疗的主要关注点。患者完成日常活动的日记作为评估和结果测量方法。病人每小时花在坐、站和生产活动上的时间记录下来，并能在治疗期间得到专业人员的证实。活动日志是非常可靠和有效的。简明疼痛量表（BPI）是一种可靠有效的疼痛评估工具，也可用于测量疼痛的干扰。内容是患者的疼痛对一般活动、情绪、活动能力、工作、人际关系、睡眠、生活兴趣的影响程度按序进行评分。这些信息有助于确定治疗中可能涉及的特定作业活动的疼痛基线耐受水平。

管理疼痛和减轻病人的痛苦是慢性疼痛治疗的根本。跨学科团队治疗方法在治疗慢性疼痛中是常见的，包括患者（作为一个积极的和受过教育的参与者）、作业治疗师、医生、心理治疗师、物理治疗师、护士、营养师；根据患者功能情况，各专业人员提供评估和干预措施。作业治疗干预的重点是提高躯体活动能力、满足生活任务和角色的作业表现能力。因为引起疼痛的原因是多方面的，所以治疗方法也是多方面的。

基于角色、兴趣和作业活动能力是作业治疗在疼痛管理中的独特贡献。慢性疼痛患者的作业治疗干预计划需要考虑患者受伤前的生活方式，从简单的活动开始，比如陪朋友去购物，在小区里散步。作业治疗师会建议患者在周末的晚上而不是繁忙的工作日散步，并建议她在最初散步时可以坐在商场或休闲场地提供的长椅上经常休息。

对急性和慢性下腰痛的患者来说，指导和练习适当的不会增加腰背部损伤的符合身体力学的姿势是至关重要的。同时，生活和工作环境也是特别重要的。应教导患者避免做不可以保持平衡姿势的工作或活动。

在节能和关节保护方面的指导有助于患者在完成活动期间达到建议的休息量、建议的体力活动时间以及休息和体力活动之间的平衡。尤其是类风湿关节炎患者，在出现疼痛和疲劳之前，要学会使用这些策略，以便在没有疼痛和疲劳的情况下尽可能长时间地保持良好的作业表现。

慢性疼痛患者能够运用节能和关节保护方面的策略返回到许多以前的作业活动中，比如增加一张便携式桌子来完成洗衣服的任务，可以把洗衣篮放在桌子上后再把衣服放进洗衣机。当患者把衣服从洗衣机里拿出来晾晒前，也可以把衣服先放到桌子上。这个例子介绍了在患者的日常生活中使用节能的方法。

如果发生肌肉收缩不平衡，可能需要上肢的支具。如在有复杂性区域性疼痛综合征的患者中，利用休息位支具可以缓解其疼痛。指导患者使用支具休息与完成需要关节活动的任务交替进行，因为完全固定可能会导致疼痛的增加和功能障碍。休息位支具可以保持关节的对位，减轻类风湿性关节炎发作时的炎症和疼痛。在4～6周的时间里，白天黑夜都需要用支具支撑手腕使其处于中立位。治疗师在提供服务时应该谨慎使用矫形器，矫形器可能会增加近端关节的压力。

急性腰背痛患者可以通过使用腰围或腰背部支具来稳定腰椎区域和增加腹部压力来改善体位对线的情况。这可以减少肌肉痉挛，减轻疼痛，提高患者工作的能力。

放松训练可以用来减少肌肉的紧张。渐进式肌肉放松是对主要骨骼肌肉群进行几秒钟的紧张放松的方法，被动地把注意力集中在紧张肌肉的感觉上，放松肌肉，被动地集中在放松的感觉上。当病人学会辨认肌肉紧张时，他或她就能把注意力引向放松。放松训练已被成功地用于治疗各种慢性疼痛，包括头痛、腰背痛、肌筋膜疼痛、关节炎和癌症疼痛等。

放松策略对慢性疼痛患者很有帮助，可以使患者重新参与一些过去自己喜欢做的事。当患者和朋友外出购物时，她可以短暂地停下来，进行放松练习。这可以使患者更好地继续完成活动。

（二）慢性病自我管理的干预方式

治疗师引导协助患者，明确自我管理的需求，共同制定目标和计划。患者不是被动的服从医生、治疗师或其他医护人员的建议；而是以患者为中心，以患者需求为主，医护人员和患者互相合作。包括明确存在的问题、表达需求及看法、制定目标、制订计划、评价结果等。在制定目标和计划的过程中，以患者为中心的方式强调医护人员要尊重并相信患者，挖掘患者的潜能、发现可利用资源和优势，以促进疾病的康复，提高其生活质量。我们可以采用多种方式为患者提供自我管理服务，如一对一个体化治疗、小组参与及电话随访的形式；利用疾病相关知识手册、视频资料、网络资料等进行健康教育，为患者提供全面的、可重复学习的相关知识和技能；促进患者独立解决问题及自我管理的能力，从而养成健康的生活方式。

小组形式的服务，为患者提供了一个交流的平台，在小组中患者可以更好地相互交流、分享经验、互相支持，以提高治疗成效。在自我管理小组中，可以分为以医疗专业人员为主导和患者为主导的方式；患者为主导的小组也可称为互助小组。以医疗专业人员为主导的小组中，小组活动的内容更多的是学习新的知识；专业人员引导患者使用学习的知识解决因疾病在生活中遇到的困难，增加其日常生活活动的参与度；提高患者的自信心。在互助小组中，通常会邀请有相对成功的疾病治疗、康复经验的患者，通过小组交流的形式分享相关知识、生活技能等信息，交流更加充分，且能起到示范作用。

慢性病防治是社区医疗机构的主要医疗任务之一，且社区是医患之间、患者之间最密切和长久的互动场所。以社区为基础的慢性病自我管理模式能更好地长期地为有需要的患者提供支持。

第六章

作业治疗服务对象与场所

第一节　作业治疗师的角色及应具备的素质

一、作业治疗师的角色

刚毕业的作业治疗师大多从事的工作就是直接对患者进行个案管理，提供治疗服务，但随着工作年限的延长和对作业治疗不同领域经验的增加，作业治疗师可拥有多达 10 个与本专业相关的工作角色。这些角色包括临床工作者、教育者、科研人员、咨询者、行政管理人员、个体创业者等，而一个作业治疗师往往拥有一个以上的角色，例如一个在医院工作的作业治疗师除了完成临床工作之外，还在某高等院校担任兼职教师，同时可能是医院治疗师部门主任，并因此担任行政管理工作。作业治疗师常见的角色见表 6-1。

表 6-1　作业治疗师常见工作角色

角　色	职　责
临床工作者	为患者提供高质量的作业治疗服务包括评估、制订治疗计划、执行治疗计划、制订出院计划和各种相关记录文档的书写等；临床作业治疗服务可以通过直接的方式提供，也可以以监督和咨询的方式提供
教育者	在院校担任作业治疗课程教师，并在临床环境中承担临床带教工作；对患者及家属等相关人士提供相关疾病与作业治疗的知识教育和培训；向同行和其他健康专业人士提供业务培训；教育社会大众，提高作业治疗的影响力和促进发展
科研人员	从事专业的学术工作，包括通过科研等方式来检验、发展和评估本专业的知识体系；完善作业治疗的理论基础和哲学基础
咨询者	为个人和社会团体组织提供作业治疗咨询服务

二、作业治疗师应具备的素质

（1）树立以康复对象为中心，为患者服务的意识。以康复对象为核心是作业治疗最核心的理念。在评估和治疗过程中作业治疗师应将以康复对象为中心的理念落实到实践工作的每一步，要全面了解患者的功能状态及需要，树立全心全意为患者服务的思想，充分调动患者的主观能动性，积极主动地参与治疗过程。

（2）丰富的专业知识和技能。丰富的专业知识和技能是作业治疗的专业基础，有了全面的专业知识和技能，才能更好地实现以康复对象为中心，全面为患者服务。作业治疗师应具扎实的专业知识，精湛的专业技术和丰富的相关知识。由于作业治疗服务涉及患者学习、生活、娱乐和工作的各个方面，专业知识和相关知识的积累有利于提供良好的专业服务。

（3）良好的沟通技巧。沟通技巧对作业治疗师十分重要。作业治疗强调患者的参与，如果没有良好的沟通，患者不了解甚至不理解所进行的治疗，治疗的积极性和效果将受到影响。相反，如果沟通良好，患者了解治疗的目的和意义对治疗师的信任就会增加，治疗的主动性以及治疗效果也会相应提高。

（4）开拓思维和创新精神。作业治疗来源于生活，更注重患者的实用技能，因而没有固定的模式和流派，需要作业治疗师具备开拓思维和创新精神，根据患者的实际情况综合考虑，寻找适合患者的实用有效的方法，开发适宜的训练器具和辅助器具。另外，作业治疗更强调患者的积极参与，而要调动患者的兴趣，也需要在治疗方法上不断创新。

（5）吃苦耐劳的敬业精神。作业治疗的重点是日常生活和工作能力的训练，因此治疗项目较琐碎，治疗对象多为老年人、儿童和认知障碍者，其功能障碍多种多样，需要的帮助也各不相同，有很多工作需在工作时间之外完成。

第二节　服务领域

一、医疗领域

作业治疗是一门帮助客户发展、维持和恢复日常活动功能的学科，而日常活动常常又包括自理、工作和休闲娱乐等方面的内容，所以作业治疗师工作的范围非常广，需要具备各种专长才能服务于有不同需要的客户群体。也正是因为作业治疗的服务面广，尤其是在不同国家不同医疗卫生服务机制之下，要将现有的所有作业治疗执业领域进行统一的分类是比较困难的。以下根据作业治疗服务的地点，大致将其分成肢体健康、精神健康和社区服务三个领域，治疗师在每个领域之下根据客户人口学特点和诊断又各有所长。

1．肢体健康

不仅仅是单纯的骨骼肌肉康复，还包括认知（记忆力、专注力和分析解决问题等能力）和感觉（视觉、触觉和本体觉等）的治疗。疾病在医疗介入部门所进行服务也不同：

（1）急重症治疗部门。急重症服务一般由医院的住院部或重症监护单位提供，患者因较严重的疾病就诊，如脑外伤和脊损伤等。急性期诊治的主要目标是稳定患者的生命体征，去除威胁生命的因素和减少功能的丢失。作业治疗师的主要任务是促进患者早期移动和转移、恢复功能、防止病情恶化、协调患者转科和制订出院计划。其次，治疗师还要根据患者的情况，制订后期恢复自理、工作和社区活动的治疗计划。

（2）康复中心和住院部。该部门一般收住已度过急性期和有残障需要康复的患者，如脑卒中、脊损伤和截肢等。不是所有的残障都能完全恢复，而残疾人也有权利过有意义和充实的生活，此时作业治疗师除了帮助患者恢复失去的功能，还需要训练患者适应和改造环境的能力，提升其应对日常生活的能力。

（3）康复门诊部。主要针对不需要住院的各种患者的日常康复训练，常见的有骨科、神经科、烧伤科和手科的患者。作业治疗师的诊疗计划除了恢复患者肢体的运动功能之外，还关注日常自理和工作等方面能力的提高。例如：上肢和手功能康复是作业治疗师的专长领域，包括上肢的骨折、撕裂伤、截肢、烧伤、肌腱和神经外科修复术后、风湿和类风湿、腕管综合征等一系列病症。作业治疗师不仅需要解决上肢存在的生物力学问题，还应根据患者的具体需要制订康复计划，帮助其完成需要完成的特定作业活动。

（4）儿科。作业治疗师也服务于儿科门诊和住院患者，儿科就诊的常见病种有发育迟缓、感觉控制和处理障碍、脑瘫和自闭症等，以及任何影响儿童日常作业表现的各种外伤和慢性疾病。由于儿童和成人的作业活动相差很大，治疗师提供给儿童的服务是完全不同于成人的，主要关注点包括玩耍、自理、家务和学校学习，最终目的是恢复肢体功能和促进学习能力，以保证患者能完成学校教育任务。

（5）工伤康复。治疗师为工伤残障人员提供康复服务，最大限度地恢复和提高其身体功能以及生活自理能力、劳动能力，并早日让其重返工作岗位。常常需要个性化、目标明确和组织结构清晰的治疗方案，以及真实或模拟的工作活动来恢复生物力学、神经肌肉、心肺和代谢等方面的功能，以达到返回工作岗位的目标。工伤康复的治疗实际是伤员急性期和恢复工作之间的一个过渡时期。

2．精神健康

精神健康障碍的问题主要集中在生活自理、自信心、与人正确交往互动和寻找并保持工作岗位的能力障碍。其人群多种多样，包括老年人、成年人、青少年和儿童，疾病种类繁多，常见的有精神分裂、毒品酒精成瘾、痴呆、情绪障碍、人格障碍、进食障碍和焦虑综合征等。作业治疗师通过在实际情形中运用各种一对一治疗和（或）小组活动等方式，培养患者照顾自己和他人的能力、制订有规律的生活计划、增加社区生活参与度、培养社区资源使用能力（购物、取款等）、经济管理能力、发展个人爱好、增强社交能力和再就业能力等达到提高其生活质量的目的。作业治疗师还对患者家属和看护者提供教育服务，使其加深对疾病和患者的理解，利用患者本身的优势来产生积极的改变，尤其是改善患者与家人和看护者之间的关系。

住院患者指住院的急性期和康复期青少年、成人和老年患者。对于急性期的精神健康障碍患者，由于其病情不稳定，患者对治疗的理解和参与度可能受到限制。作业治疗师在此阶段主要提供的服务包括：快速评估患者情况及需要，找到最需要优先解决的问题并制订治疗计划，发现患者的优势和现有资源，提供有效的短期治疗，制作后期治疗计划或出院计划。例如评估患者入院时精神状况，提供情绪控制治疗手段等。康复期患者病情稳定，对自身情况有一定了解，作业治疗师也相对易于接近患者开展治疗。这时的治疗主要关注于帮助患者恢复自信心，促进其参与各种生活活动，改善自我照顾和社会参与的能力，诸如心理治疗和生活能力的培训等。

二、社区康复

社区作业治疗是社区康复中的一项服务。社区作业治疗实践范围很广，作业治疗介入不仅是简单的服务对象的个体治疗，而且是需要针对影响着个体或者群体达成工作、娱乐和社交目标的机制进行工作。因此，社区作业治疗可以被定义为：社区作业治疗是一项社区康复服务，旨在协助有需要的残障人士及长期病患者提高他们在起居生活、工作及社区生活方面的独立能力。社区作业治疗通过实地的评估、家居及社区内的训练，改善家居环境设施或者指导病患者购买适合的辅助器具，例如轮椅、手杖等，以及提供合适的信息和转介等服务，以协助他们能够在生活各个方面独立，并成功地融入社会。

社区作业治疗探索"作业在社会和日常生活形态中的角色"，MeColl（1988）提出作业治疗师"需要掌握残障的性质和特征、作业活动、残障人成功在社区生活的定义等基础知识"，社区是独特的、展现了集中的作业活动。即使当面对个体的服务对象时，社区和内部体系的影响都可作为促成作业活动参与的手段。Wilock（2006）提到"作业活动提供了社会交往、社会发展及社会成长的机制，形成了社区的基础"。个体在参与作业活动时会遇到挑战，作业治疗师必须了解这个理念，以应用于社区工作。

作业治疗师在社区实践中需要的技能，有些与临床相似，有些却需要逐渐在工作中发展和培养。作业治疗师需要具备的技能包括：咨询、教育、"以服务对象为中心"的方法、临床思维、健康促进和疾病预防、社区网络建设、社区资源调查、管理志愿者评估项目、文化意识、团队合作。在社区工作中，作业治疗师通常需要与不同的利益相关者，例如服务对象家属、政府部门工作人员等协作管理项目，因此对于作业治疗师沟通、管理、领导能力要求较高。同时，作业治疗师还需要与团队内部其他成员，如社工紧密合作，较强的团队合作精神和能力是必需的。另外，在社区的作业治疗师需要充当顾问或咨询的角色，例如，作业治疗师是一个非营利性项目的成员，作业治疗师并不会直接参与项目发展中，但是需要提供基于作业治疗专业知识、结合社区环境的一些建议。作业治疗师在社区的一个最重要的角色便是教育者，不同于临床的是，作业治疗师的一大部分工作便是开展与健康促进、生活重整相关的宣教，因此需要有较强的宣教技能。

目前我国的社区作业治疗服务尚属于亟待发展的领域，而西方常见的社区工作可以成为我们借鉴的对象：

（1）家庭服务。上门为有需要而不能到医疗机构接受治疗的各类患者提供治疗服务、制作辅具和改造环境。

（2）健康促进和生活方式咨询。不管是正常人还是有残障的人都有保持健康的愿望。达到健康需要正确的生活方式和一定的自我管理技巧。作业治疗师从生活各个层面提供维持健康的咨询和训练，因此在有些国家也被称为生活方式治疗师。

（3）社区环境改造服务。专门为老年人的家、养老院、看护院等有需要的机构提供环境改造，从家具的摆放、扩宽门窗走廊、安装卫生间辅具到各种高科技电子设备的安装使用。

（4）低视力康复。帮助患者利用现存的视力完成日常作业活动。补偿技术和环境改造包括正确的光线应用、物品颜色对比度调整和辅助具的使用。

（5）其他。常见的社会工作还包括为一些有康复需要的社区机构提供服务，比如日间看护中心、早教中心和收容所等。

鉴于社区作业治疗相比临床作业治疗的广泛性，在社区作业治疗中，将康复对象称为"患者"已经不妥当了，而应该称其为客户（client），"治疗"也应该改称为"干预"。如果继续使用医学术语，将限制治疗师的观点，缩小其专业视角，并降低其选择决定的能力。

在社区作业治疗中，客户是了解其自身情况、需求和愿望方面的专家，因此客户是选择服务内容的决定者。为了能成功地提供社区作业治疗服务，作业治疗师必须与不同的机构、组织以及社区中的个体进行协调并做出针对性的计划。另外，必须认识、重视本土文化的影响，同时将其包含到服务的传递中。最后，对服务的接受者和评估者即客户提供专业的报告。

在社区作业治疗中，针对个体的评估包含了传统临床作业治疗的评估内容，如作业的范畴、执行模式、执行能力和个人功能情况。然而，这种类型的评估对社区作业治疗来说是不充足的。在医疗模式中，个人功能情况往往是最主要的；而在社区模式中，更具意义的是客户在 BADL、IADL、休息和睡眠、工作、教育、娱乐休闲和社会参与方面的活动能力及其环境信息。在社区作业治疗评估时，需要关注服务的群体及其所处的环境，制订干预计划时也要立足社区本身使用综合评估的信息，服务项目要对接受者和社区组织有针对性。社区机构，如学校、教堂、寺庙、社会组织、健康服务机构和政府机构，它们均是服务所处的环境，因此，它们也是评估和干预的组成部分。广义的社区作业治疗有以下几个特点：

（1）以客户为中心。根据客户的需求，与客户一起制订恰当的社区作业治疗方案。

（2）以作业为基础。社区作业治疗服务的核心是作业，作业既是目标也是重要的服务手段。

（3）以循证为依据。社区作业治疗服务应做到有据可依，应以有力的循证依据为支撑。

（4）基于动态系统理论。社区是作为一个系统在运作，因此在社区作业治疗中拥有动态系统这一观点极其重要。动态系统以完全的相互关联性为特点，也就是系统中的所有变量都是互相关联的，其中一个变量的变化将导致所有其他变量的变化。以动态系统理论为基础的社区作业治疗方案，为在不同系统进行评估和干预提供了参考框架，包括个体的、人际的、组织的、社区的和政策的。即使干预是针对个体时，也必须重视其所处的多个系统。例如，个体在社区的自我实现和独立可能更多地归结于其环境、机构、政策和社会方面的障碍，而不是其躯体功能障碍，因此，干预措施可以同时专注于个体所处的不同系统。

（5）符合生态平衡。社区作业治疗方案是一个生态的方案，它将客户置身于各种环境之中并让其与它们互动。这一方案要求作业治疗师既要考虑客户的优势和劣势，又要考虑环境的优势和劣势。客户的优势可包括心理的、身体的、认知的、神经行为的和精神方面的资本。环境的优势可包括社会文化的、传统价值的、政策的、社会经济的和人造及自然环境方面的资源。客户的劣势可包括较差的健康状况、心理障碍、精神问题、作业的危险因素和作业执行能力的限制。环境的劣势可包括贫穷、较差的家庭氛围、人造和自然环境资源的缺乏、经济衰退、高失业率、不适当的公共交通、缺乏社会参与机会。作业治疗师认识到人和社会以及物理环境之间的相互作用至关重要，它们之间需要达到彼此平衡才能实现有效的社区作业治疗。

（6）以客户的力量为基础。社区作业治疗师应该关注客户的优势、才能、拥有的资源和能力，而不能仅仅看到其劣势和功能障碍。所谓力量就是指能在特定活动中持续发挥优质作用的能力。基于力量的模式应避免使用负面标签和减少受害感，要形成希望、成长和自信等正能量。要发掘客户的力量可遵循三部曲：识别客户的力量和天赋，将这些力量和天赋合并到客户对自己的看法中，然后改变其行为。

三、养老领域

随着世界各国人口的增加，人口老龄化的问题愈加严峻，中国预计到 2050 年人口老龄化程度将达到最高。在中国，老年人养老还是以家庭养老为主，在家庭中照顾年长者会衍生很多问题，如：老年人心理健康问题（心理或情感的虐待、生理虐待、财务或物质虐待和忽略等）、社区环境适应、家庭环境适应、居家安全问题、躯体功能下降、健康维持等。

作业治疗已开始涉足养老领域，因人口老龄化程度加快，设计有意义的作业活动和作业治疗师介入，可使健康或不健康的老年人尽可能继续居住在社区中，并过着有意义的幸福的生活。在养老领域，国际上众多作业治疗师提出了很多实施计划与干预措施。作业治疗师在养老领域的工作内容和特点：

（一）生活形态再设计计划

生活形态再设计的目标是增加、维持已经能够独立生活的老人的独立、安适感与健康水平。生活形态再设计有四个核心概念为：

（1）作业就是生活；

（2）作业能够创造对自己新的认识；

（3）作业在心理及生理健康、规律感和生活秩序上具有疗效；

（4）作业在预防治疗上占有重要的地位。

（二）健康安适预防介入

Swarbirck 和 Hettinger（致力于活动与健康促进的治疗师）列出来关于老年人在社区或家庭中获得健康安适的基本要素：

（1）态度。促进生活满意度与品质，并追求健康安适的态度；

（2）平衡。在正向的社交支持、情绪表达、环境互动与环境因子、生产性活动之间取得平衡；

（3）控制。透过教育去教导哪些行为可以获得健康，来控制自己的健康。在中国文化中，太极拳、五禽戏、老年体操等都是可以视为维持、促进良好健康安适的方法。

（三）Vanderbit 公寓居民计划

作业治疗师 Vanderbit 提出的公寓计划有三个重点：

（1）与社区居民一起介入。包含协助居民们各个不同的需求（医药、家事、医疗设备、使用社区里的机构、依据个人所需搭乘交通工具、依据固定收入来规划预算、提升烹饪技巧、处理较差的视力对居民功能所造成的影响、居家安全）；

（2）维持发展社区概念。让居民有机会去参与有意义的作业活动、鼓励他们了解邻居的优点以及需求、共同维护社区中的物理环境等团体活动。

（3）为发展全面性的关注。这包含了社区和多个机构以及居民的亲友协力合作、为居民提供服务的商店表达善意、将社区各事务分工等。

（四）居家环境与居家安全顾问

居家环境和社区环境的安全与无障碍设计对于老年人参与社区家庭生活来说至关重要。作业治疗师 Joan Sevighy 在居家安全中提到作业治疗的价值，不仅是评估，还包括五个问题领域（环境、认知、感觉、生理、神经/肌肉、心理）和治疗师的洞察力（介入和策略）。

作业治疗师提倡工作场所和居家环境中优越的设计，作业治疗师现在也积极地协助建筑师设计多种类的住宅，参与设计了很多计划案包括：步道、房间形态、辅助设备、斜坡、厨房、浴室、色彩搭配、优化隔音处理、适当的照明、楼梯、入口、门、电灯开关、扶手、家具边缘处理、地毯与地板选择、座椅选择等，针对这些问题的解决方法很多都只需要价格低廉且小幅度的修改，作业治疗师在参与居家环境设计与改造中有全面和专业的介入的策略。

作业治疗师在社区养老领域的参与，满足老年群体长期促进健康安适的需求。并且为其提供新的方法、计划与改造，不仅提升了老年人的自理能力、独立能力、参与社区活动能力，还提升了他们的生产力、意志与生活品质，为老年人群体提供了丰富多彩的作业范畴与健康舒适的环境。

四、教育领域

学生的心理健康是社会健康的一个重要组成部分。人们一直关注促进建设健康和安全的学校环境，包括健康的生理、心理和学习环境，教育也是作业治疗常会涉及的领域。

（一）学校环境中相关的社会心理问题

学校环境中涉及的社会心理问题非常多，凡是可以影响学生作业表现的个人、人际关系和社会经验等方面的异常状态都有可能导致社会心理问题。这些问题包括影响大多数正常学生的问题和影响有特定精神障碍学生的问题，例如，贫困、无家可归、青少年怀孕、冲突、死亡、分离、虐待、忽视、校园欺凌、网络欺凌、性取向、学校暴力、肢体残疾、自杀、发育障碍、物质滥用或精神疾病等。如果这些社会心理问题没有在早期干预服务中得到解决，就可能会导致学生在社会参与、社会交往和过有意义的生活的能力上产生差异。

（二）学校环境中相关社会心理问题的作业评估

伴有社会心理问题的学生经常遇到参与学校有意义的作业活动的阻碍。在学校环境中，要为所有学生创造一个有助于作业公正（Occupational Justice）的环境。作业公正是指每一位学生都应该拥有公平、自主的作业权利去参与校园作业活动，从而获得丰富和有意义的作业体验。在学校的社会心理作业治疗实践中，作业治疗师要将作业公正的理念列入工作计划中。作业治疗师可以通过了解招生、课程设置和参与学校活动等方式来判断校园中是否有作业公正问题。

作业治疗师通过学生的观点对于发展以个案与环境分析相结合地对以学生为中心的协同干预，促进学生家庭和学校工作人员的访谈，对学生的作业参与至关重要，确定学生的需要至关重要。

作业评估方式学校环境中相关社会心理问题的作业评估主要有以下几种方式：

（1）面谈评估。

面谈评估的主要目的是让治疗师可以了解学生的过去、现在和将来的情况以及对未来的需求和想法。通过面谈可以使治疗师与学生建立良好的互相信任的关系。面谈中治疗师可能与学生在文化、社会、宗教教育、语言及价值观等方面有所不同，但治疗师要尊重学生，避免自我偏见。同时治疗师也可以与学生的家属、朋友进行交流，收集学生全面的信息，了解他们对学生的期望，家庭对学生的影响等。

（2）观察评估。

观察评估就是通过观察学生对日常生活活动、工作、休闲活动的参与情况，从而了解学生的整体功能情况。通过观察治疗师可以了解到学生的自我表达、社会互动和执行任务的能力。

（3）自我评估。

自我评估就是由学生独立完成一些量表。这些量表是促进学生洞察力、增强自我意识和引导讨论的有效工具。

（三）学校环境中相关社会心理问题的作业治疗

在学校环境下工作的作业治疗师常会采用人类作业模式、加拿大作业表现模式和人—环境—作业模式等作为指导工作的理论参考架构。作业治疗师致力于解决影响学生作业活动和参与学校社区的个人、社会、物理和制度因素。对存在社会心理问题的学生进行作业干预的方法可以归纳为：

（1）鼓励学生参与生产性活动。

（2）鼓励学生与他人建立良好关系。

（3）鼓励学生努力提升适应变化和应对逆境的能力。

（4）为学生创造良好的学校环境。

作业治疗师从作业公正的角度来实施以个案为中心的干预措施，教会和鼓励学生维护自己的权利，并提供工具来帮助学生克服生理和心理障碍，肯定他们是有价值的学校社区成员。作业治疗师可以在个体、教室、建筑物和组织等多方面实施作业干预方法来促进学生心理健康。

五、公共卫生领域

公共卫生是关系到一个国家或一个地区人民大众健康的公共事业，是通过评价、政策发展和保障措施来预防疾病、延长人寿命和促进人的身心健康的一门科学和艺术。公共卫生领域针对社区或者社会的医疗措施，它有别于在医院进行的，针对个人的医疗措施。

世界卫生组织在组织法里明确指出："健康不仅是没有疾病或不虚弱，而且是身体的、心理的健康和社会适应的完美状态。"在社区和社会中，根据作业治疗的服务人群，作业治疗的服务也包括在公共卫生领域。

（一）环境卫生部门

作业治疗师可为社区提供促进健康的精神环境和物质环境。

为了减少物理环境对人们的限制，或者残疾人回归家庭社区后的适应生活，可以提供相应的环境改造，以让人们更加便利地生活和预防不必要的损伤，如跌倒等。

例如，住宅区的建设应参考无障碍环境规范。无障碍环境是指能够进去、可以接近、可以获得、易到达的环境。理性的无障碍环境是指为实现残疾人平等参与社会活动，使残疾人在任何环境下进行任何活动均无障碍。

环境改造是通过对环境的适当调整，使环境能够适应残疾人的生活、学习或工作的需要。环境改造是作业治疗的重要工作之一，也是患者能否真正回归家庭和社会的重要条件。对于部分重度伤残患者，环境改造是关系到他们能否生活自理和回归家庭和社会的重要内容。

无障碍环境包括生活环境、移动环境、交流环境、教育环境、就业环境、文体环境、宗教环境、居家环境和公共环境。无障碍环境的基本要求为：① 可及性：可达、可进、可用；② 安全舒适；③ 符合使用者的特征；④ 能够提升残疾人的能力。作业治疗干预的主要是居家环境和适合残疾人的社会公共环境，如通道、电梯、楼梯、走廊、卫生间等的无障碍的要求，以及公共环境，如盲道、公交车站、残疾人通道、商场等的无障碍的要求。

（二）文化、教育、体育机构

除了物理环境外，环境还包括文化、社会环境等。作业治疗师可在文化、教育、体育机构工作，针对性地进行宣教、指导等，包括：一些传染病的预防宣教等，如 SARS、禽流感、流感、疯牛症、艾滋病、登革热；慢性非传染性疾病，如肿瘤、糖尿病、高血压；意外伤害，如烧伤后的紧急处理、车祸；不良健康行为，如吸烟、饮酒、吸毒、不安全的性行为；精神及心理卫生，如忧郁症。也可以对一些特殊群体针对性地进行健康指导，包括脑卒中的高危人群，如高血压、糖尿病患者的预防和指导锻炼，制定运动处方等。

建立优良的社会风气，树立和谐的社会环境、营造积极的文化氛围。

（三）健康管理机构

中国把老年人的保健、老年人的健康管理服务列为国家的基本公共服务卫生项目之一，并由各级医疗机构每年为辖区内 65 岁以上的老人提供一次健康管理服务,此举旨在加强健康老龄化的建设，是落实世界卫生组织呼吁的一项健康战略。

我国尽管人均期望寿命延长了，但是健康期望寿命还是比较低的。我们延长的寿命很多时间是带病生存的，显然不会成为一种积极的社会和经济资源。要延长健康寿命不是等到老年的时候才开始做保健，必须是从年轻的时候，各个年龄段就要养成健康的行为，来预防或者推迟慢性病的发生。比如多进行体育活动、健康饮食，避免酒精的使用、控烟，运用专业的健康管理系统来进行个人管理等。

其次，早期发现老年人代谢的变化，其实在严重的冠心病、心梗、脑卒中、尿毒症这些之前都会有一些早期的变化，血压升高、血糖升高、血脂升高等等。对于这样一些老年人要进行有效的管理，让他们在疾病早期阶段得到有效控制，不产生严重的后果，也就会大大提升他们的生命质量。

另外，要能够创造一些老年人参与社会活动的环境，发展新的老龄化的模式，创造适应老年人生活的社会。这就是世界卫生组织提出的积极的老龄化的概念。

此外，针对一些职业高发病人群，可提供早期宣教和干预，避免疾病的发生或减轻疾病的发展，例如肩周炎、颈椎病、腰腿痛等。预防和控制某些疾病的发生和发展，对于人群的健康也起到了至关重要的作用。

作业治疗师可在健康管理机构从事各种人群的健康管理，以预防、控制、维持疾病，促进人群的健康，保持合适的生活方式。

（四）民政、慈善组织

作业治疗师也可在民政、慈善机构为弱势人群包括失能人士、低收入人士和独居及高龄人士提供政策与物质支持。从各个人群的生活层面考虑，力求为弱势人群谋取适当福利，提高弱势人群的生活质量。

第七章

作业治疗手段

作业治疗的核心治疗手段有访谈、作业活动和环境调适。

第一节　重建生活为本访谈

一、访谈种类

访谈（interview）是一种有目的性的谈话方式，一人主问，以收集特定的资料，另一人主答，以提供问题相关的资料。广泛不同的专业都视访谈为重要专业手段，如医疗、新闻、娱乐、法律、保安等。不同专业的访谈着重收集不同内容，以满足该专业所需的资料，当中会运用很多共通的访谈技巧、也有专业特定的理念与手法。

在作业治疗主流专业文献中，访谈被描述是众多收集资料的方式方法之一，被认定是治疗的必要元素，但没有被列入作业治疗主要治疗媒介行列之中。但在重建生活为本作业治疗理念中，访谈却被认定为作业治疗重要的介入手段，与作业活动及环境调适并列为作业治疗三大核心手段之一。重建生活为本访谈是基于生活教练方式访谈理念与技巧，配以重建生活为本康复理念，以达重建生活为本作业治疗的目的。

二、生活教练形式访谈

生活教练访谈针对以下人群特别有帮助：第一，正处于疾病过渡时期，即已经进入重返社会阶段的人。第二，病后生活太单调、缺乏内容的人。第三，觉得自己在某些方面停滞不前的人。第四，在奋斗过程中面对较大困难的人。患者即便面对长期功能障碍，都是有重建幸福、愉快生活的本能欲望的。这些本能欲望受到病后失败经历的打击而受到压抑，但可透过引导及成功的经历重新点燃；是可透过学习新的生活技巧、调节个人期望及生活环境，去减轻功能障碍对生活的影响的。

生活教练和重建生活为本访谈不同专业顾问，与心理治疗师亦有所差异。专业顾问是某特定范畴的专家，他们能为客人提供该范畴内的专业意见，让人做得更好。而生活教练会向人提问一些有启发性的问题，让人全面思考，梳理思路，更清晰地察觉到目标，更容易地想出解决问题的方案，更准确地制定实际可行的实践计划，协助人去创造、创造新的、愉快的生活。建议采取先易后难的方式，帮助人更彻底地探索梦想，发掘潜能，应用智能和创造力，想出办法，克服障碍，扩大在生活中的可能性。进而引导人创造一个安全舒适的空间，按照自己的步伐，建立自信，逐渐达至目标。心理治疗师着重探讨人的过去。他们会尝试了解治疗对象童年时期的梦想、过去的创伤，了解这些事情如何影响现在的生活。生活教练则着重了解现在和引导人走向所期待的未来。

接受生活教练指导的人需要有改变的意愿。改变会带来不安，所以接受生活教练服务的人要有心理准备，下定改变的决心，向自己负责，也要向自己承诺，冲破改变带来的不安，扩大适应能力。这些承诺有助一路向前，实现目标，达至理想。

三、重建生活为本访谈

重建生活为本访谈是重建生活为本作业治疗运作模式中一个标志性的技巧与手段。它与主流作业治疗文献中所说的访谈有质的区别，不在同一个高度，起着十分重要的治疗作用。因此它被视为重建生活为本作业治疗三大核心治疗方法之一，与作业活动、环境调适合称新"OT三宝"，访谈有若举足轻重、必不可少的地位，其本身就可以产生一定的疗效。

（一）访谈的意义

重建生活为本康复理念的访谈有两层意义：

（1）一般的访谈。用作收集者的身心状况及各种背景资料，作为设计治疗计划的基础，与作业治疗主流文献中所描述的访谈是一致的。

（2）重建生活为本访谈。重建生活为本访谈有三大特质：治疗师透过访谈，灌输重建生活为本康复理念、科学与真实的资讯；采用生活教练访谈技巧，透过有力的问题，促进患者了解及接受现实，认真思考、梳理思路，以制定与重建生活为本康复理念相匹配的长、中、短期治疗目标及训练策略；透过听取患者的回应，引导患者启动原发及继发动力、提升生活意志，加强实施行动计划及积极参与治疗训练的动力。

从另一角度去理解，重建生活为本访谈是治疗师运用一般的访谈技巧，向患者及家属灌输重建生活为本康复理念，说明相关的科学与真实的资讯；又利用生活教练访谈技巧，促进患者了解及接受现实，以制定与重建生活为本康复理念相匹配的治疗目标与训练计划；启发患者原发及继发动力，提升生活意志，加强实施行动计划及积极参与治疗训练的动力。

（二）访谈的目的

重建生活为本访谈可应用在作业治疗的不同阶段，也可有不同目的，包括：提供科学及真实的资料；灌输重建生活为本康复理念（包括：要学习生活能力，建立生活意志及重建愉快的生活方式；重建生活比完全治愈更重要、更实际、更能自我掌控及更容易达到）；培养、建立和提升患者生活意志；引导建立重建生活的短、中、长期目标；制定短期训练目标及具体治疗项目达成共识、建立行动计划；及支持患者执行及完成行动计划。

（三）访谈的形式

在重建生活为本康复理念中，访谈是作为引导患者参与配合重建生活为本作业治疗的重要手段，也是协助患者强化或重建生活意志的手段。访谈是要专门安排时间及场地进行的，是作业治疗的一种形式，应是一种作业治疗收费项目。访谈应在安静、舒适、免干扰环境进行。可以个人或小组形式访谈，首次时间较长，约 30～60 分钟，阶段性访谈时间在 20～40 分钟。

（四）访谈者的角色

在访谈过程中，治疗师有三种角色，包括：以康复专家身份，提供权威信息；以生活教练角色，利用问和听的技巧引导行动计划；以治疗师身份，为患者安排后续的治疗。三种身份角色要有机有效地转换，以达访谈目的。

（五）访谈的主题

在不同康复阶段，可有不同访谈主题，包括：

（1）入院访谈：医患双方共识可达到的中、长期重建生活目标。

（2）进度访谈：回顾进展、调整治疗计划。

（3）重建意志访谈：为意志消沉长期病人重建生活目标。

（4）生活重整：重建回家生活内容及探讨解决困难的方法。

（5）治疗性访谈：消减担心疑虑、加强信心、培养希望。

（六）访谈的过程

每次访谈都有一定的套路及步骤，治疗师要合理分配时间，完成各个主要步骤，最终协助患者建立长期目标及短期行动计划。访谈过程大致分为可下列步骤：

（1）掌握科学及真实的资料

（2）了解、面对及接受愈后状况的现实。

（3）回顾自已所付出的努力及已有的成果。

（4）关注自己还具有的能力及资源。

（5）发掘自己心底的愿望底线。

（6）建立（大概）中长期生活化目标。

（7）找寻（具体）短期目标及达至目标的方法。

（8）利用治疗师可提供的、有助达成目标的训练及方法。

（9）激发推动实施计划的动力。

（七）临床应用

访谈作为引导患者积极主动参与配合重建生活为本作业治疗的重要手段，对促进和强化生活意志可发挥非常积极和重要的作用。重建生活意志是三元合一生活重建的重要环节，与重建生活能力及生活方式同时进行及发生。生活意志是生活能力及生活方式重建的动力，为重建过程提供能量。然而，生活意志的重建很容易被繁忙的治疗师忽略，因此降低了生活能力重建的成效。作业治疗师必须谨记，促进患者意志是康复团队各成员都认同的康复目标，作业治疗师在这方面可单独利用重建生活为本访谈达至理想目标，也可在促进患者尝试参与有挑战性的作业活动的不同阶段中应用，发挥独特的作用，为团队创造更大、更深更长远的康复效果。

总括而言，重建生活为本访谈是结合了生活教练理念与技巧及重建生活为本作业治疗理念的一种访谈方式。采用生活教练访谈技巧与理念，以充分发挥重建生活为本康复理念，应用在重建生活为本作业治疗过程中。生活教练和重建生活为本理念对人的关注及尊重是一致的，都是侧重人正面的内涵，着重建立人的能力，跟作业治疗理想相辅相成。这也是源于作业治疗的理想目标。

第二节　作业活动的应用

重建生活为本作业治疗理念提出回归作业治疗的本位，作业治疗师应以作业表现为主要关注，以作业能力为治疗目标，以作业活动为治疗手段。作业治疗师利用作业活动促进患者功能恢复及独立自理。

作业治疗师根据与患者共同制定的目标及治疗计划，选择合适的治疗活动提供训练。设计有成效的治疗活动需满足以下八个要素：① 患者认为活动是重要的、有兴趣或有意义的；② 有难度及有挑战性的；③ 可学习正常活动模式或方法的；④ 可学习代偿性或适应性方法的；⑤ 过程是愉快的；⑥ 经努力可成功的；⑦ 完成后感觉良好的；⑧ 容易体会成功及进步的。

设计治疗活动的流程：

（1）确定活动名称。

（2）活动简述。简单描述活动内容。

（3）执行此活动的主要步骤，每个步骤的时间要求。

（4）注意事项，预防措施。审视主要步骤的内容，提出完成该步骤需要的注意事项和预防措施；考虑患者完成此活动难度较高或较低时，预先准备活动调适的方案（降低或增加活动难度的方法）。

（5）禁忌症。包括完成活动的参与者的状态。

（6）特别考虑。包括年龄的适合性、教育需求、文化相关性、性别认同及其他。

（7）可接受标准。活动前预先设定患者完成该活动的可接受标准，治疗师在活动中引导、协助患者达到。

（8）活动需求。包括：① 工具/设备（非消耗性的）、费用和来源；② 材料/供应品（消耗性）、费用和来源；③ 空间/环境要求：空间大小、空间布置、地面、照明、温度、噪音、湿度、通风等；④ 社会需求：描述社会及文化需求或是什么样的需求会激起患者参与此项活动。可从以下几个方面分析。a. 描述其他参与此活动的人与患者之间的关系，他们期待从彼此得到什么？b. 描述此活动的规则、常模及期待。c. 描述此活动在文化中象征性的意义。d. 审查可执行此项活动的其他社会情境，其他社会情境执行此活动的规则，期待及意义是否与目前的情境有什么不同？在设计活动过程中结合患者的期望、对患者现有的能力进行分析，结合活动设计八要素，以达到最大限度的疗效。

一、作业活动

作业活动指日常生活的活动，包括① 自我照顾活动：穿衣、进食、如厕、大小便管理、修饰、洗澡、转移、行走、上下楼梯等；② 家居社区活动：做饭、清洁、照顾孩子起居饮食、购物、使用公共交通工具、财务管理、家居管理与维修等；③ 教育：正式的或非正式的；④ 工作：有薪工作、义工、志愿服务等；⑤ 休闲娱乐、兴趣爱好活动；⑥ 社会参与：社区活动、家庭活动、同伴及朋友活动等；⑦ 休息。这些活动须在某特定环境、应用由系列作业技能组成的生活能力而完成。

作业活动形式的训练是利用日常作业活动作为训练的方法，目的是要提高患者参与日常生活活动的能力及独立性。

在生活能力方面，训练着重促进患者利用自身的功能，包括未受病疾病影响及经康复得以恢复的功能，学习从事某项作业活动的方法，把功能转化为能力，以加强独立生活能力的信心。

作业治疗师接诊患者后，对患者进行首次评估，了解患者日常生活活动能力、感觉运动功能、认知功能等。通过重建生活为本的访谈，让患者及家属了解疾病相关的康复知识；与患者及家属共同治疗目标，根据阶段目标制定治疗计划。活动前访谈对保障活动疗效极为重要，治疗师透过访谈让患者明白训练目标，选择训练活动，调动动机，加强患者参与训练的积极性。活动过程中根据患者完成的活动的情况，调节活动难度，活动后病人总结及活动后治疗师总结。作业活动可以个人或小组形式进行。治疗师可以单对单形式、利用作业任务（作业活动的某个环节）以促进基本功能的恢复或作业技能的学习。可以小组形式、利用完整作业活动促进人际互动及生活意志的重建。作业活动训练方式的是指利用一项完整的作业活动进行训练。

张女士，65 岁，脑卒中后 1 个月，有两个儿子（成年），与丈夫、儿子、儿媳和孙子（5 岁）一家居住，家住 6 楼，有电梯。平时在家做家务，照顾孙子，休息时间喜欢唱歌、跳广场舞。现右侧偏瘫，坐轮椅由家属推到治疗区；作业治疗师进行首次评估后发现患者自我照顾活动穿衣、修饰、如厕、转移、洗澡需大量帮助完成；行走、上下楼梯完全不能完成；进食使用左手独立；大小便控制独立；家居社区活动不能参与完成；不能参与娱乐休闲活动；夜间睡眠不好；站位平衡 2 级，坐位平衡 3 级，偏瘫上肢功能 7 级分级为 2 级；患侧上肢肌张力 1+级；患侧肢体感觉减退；认知功能良好。进行访谈后与患者及家属制定出院目标是使用辅具和应用改良的方法完成自我照顾活动和轻体力家居社区活动，可以参与部分休闲活动。通过访谈与张女士确定期望改善的作业活动的顺序（转移、穿衣、如厕、做饭、清洁、唱歌），优先训练患者想要做的，可以更好地激发患者参与训练的动力；确定好作业活动训练内容后，根据患者现有的能力，设计每一个作业活动的训练内容。下面介绍以作业活动促进患者功能恢复的干预措施，以床椅转移为例。

床椅转移活动：① 协助患者把轮椅推到床边，轮椅摆放好位置后，指导张女士健手锁轮椅刹车，收起脚踏板。② 治疗师在患者患侧，协助患者从轮椅上站起，然后转移到床边坐下；

家属在旁边学习正确协助患者转移的方法，当患者家属及照顾者不能掌握正确协助患者从患侧转移的方法时，治疗师调整转移难度，指导照顾者协助患者从健侧完成转移。③患者坐在床边，治疗师协助患者患侧下肢屈髋屈膝，患侧上肢放在患腿上，用健手脱鞋；用健侧带动患侧躺下。④教会患者卧位时正确翻身的方法，翻身过程中注意保护患侧上肢，先侧躺，用健侧下肢带动患肢将小腿放到床边，再用健手撑床坐起。⑤指导患者学会重心转移，移坐到床边，健手把轮椅移到合适位置，治疗师在患者患侧协助患者完成从床上坐起，再转移到轮椅上。⑥指导患者放下脚踏板，健侧带动患侧将脚置于脚踏板上再松开刹车。在完成该项活动的整个过程中对患者及其照顾者进行预防摔倒和患侧肩关节保护的宣教及相关注意事项；在患者不能独立完成转移的时候，让患者照顾者学会正确协助患者转移的方法，便于患者回到病房环境时可以继续使用正确方法进行床椅转移的活动。提高其完成转移活动的能力。

安排治疗活动时一定要确保在训练目标领域内，活动对患者是有些难度的，但也要把难度调控好，让患者经过努力及学习是可以成功的。治疗师一方面要准确评估患者能力，也要细致分析活动要求，确保患者可以安全完成该项活动。

作业活动也可以以小组的形式进行，在小组活动中治疗师根据每个患者不同的躯体功能设计安排活动任务，按个别患者的能力及性格，作针对性的指导，适时提供协助，控制好活动气氛，让活动可以轻松愉快、安全完成，同时要确保患者可以成功完成分配的任务，以达到每个患者的治疗目标。作业活动训练完毕后，需要与患者及照顾者一起进行总结。总结可以是一对一或小组形式进行。在总结期间治疗师要尊重患者的表达，让患者分享对自己表现的评价，包括过程是否愉快、是否达到预期的目标、有何学习与突破、有何心得与体会等。在过程中治疗师可通过成功正面经历引导患者意识到自己的进步，增加患者参与日常活动的自信心；引导患者选择下一个作业活动训练，确定下一步的目标。活动后治疗师也需要做总结，总结每个患者活动过程中的表现，以调整后续训练策略及作适当记录。也要总结安排活动成功及需要改善的地方，以利于后续调整活动方案。

二、作业任务

在患者完成整个作业活动较困难时，治疗师也可以安排患者参加一些作业任务，即作业活动的某些步骤，作为训练的方式。作业任务是完整作业活动的组成部分，是作业活动的某一两个环节。以做饭为例，做饭是一项完整的作业活动，其中包含多个作业任务，如洗菜、切菜、炒菜、盛菜、上菜等任务。治疗师可选择当中某一两项任务作为训练活动。作业任务可有两种治疗目标。第一，是为学习完整作业活动做准备。治疗师可以选择一个作业活动中对患者挑战较大的任务先作训练，当患者掌握了各项作业任务后，再尝试参与完整的作业活动，以确保成功。第二，透过作业任务来促进功能恢复。作业任务耗时较少，便于患者重复多次练习，加强训练效果。利用作业任务来促进躯体功能恢复时也需要以患者现有能力为基础，在设计活动任务时考虑有效活动的八要素。

对于张女士进行作业任务训练的措施，需根据患者的目标选择患者期望完成的作业活动中的作业任务进行训练；治疗师为患者提供偏瘫上肢功能训练的策略有三种：支撑/固定，引导，双侧活动。以做饭活动中的洗菜为例，现张女士患侧上肢功能分级是2级，有轻微的肩肘活动，治疗师可以应用引导患侧上肢功能活动的策略完成该作业任务。①活动名称：洗菜。

② 活动描述：张女士在治疗师协助下完成蔬菜的清洗任务。③ 主要步骤：a. 站位，将患侧上肢置于水池边，用盆盛水；b. 治疗师引导协助患侧上肢将蔬菜放置到盆里；c. 治疗师协助患手固定蔬菜，健手完成清洗任务；d. 治疗师协助患手，双手将清洗好的蔬菜放置到菜篮中。④ 注意事项：a. 预防跌倒；b. 张女士在完成过程中若难度较大时，可以使用患手支撑策略，若难度较低时，治疗师在引导患侧上肢过程中可适当减少协助程度；⑤ 训练前，治疗师需要准备蔬菜和盆；准备一张椅子放置到患者身后，可以用于中途休息。任务训练结束后与患者进行小结，让患者分享参与任务训练的所学习到的，治疗师引导患者意识到自己的进步；讨论下一步目标及治疗活动。

三、预备活动

除完整的作业活动及作业任务外，作业治疗师可采取各式准备性训练去促进患者有效参与作业活动训练，包括：动作任务形式训练、运动形式训练和手法治疗等。动作任务指要求患者应用多种器官基本功能去完成包含几个步骤的任务。例如：坐站转移，伸手取物，抓放、推拉、搬移、投掷对象，抹桌子、用简单言语回答问题或表达自己等。运动指患者主动或在治疗师协助下进行单一动作的运动。或者在活动前治疗师通过手法活动患者肢体，以达促进主动活动能力的产生，如关节松动、肌肉牵拉、关键点控制等。

张女士患侧上肢肌张力增加，进行作业任务或作业活动前，可以指导患者学习降张操，缓解患侧上肢肌张力，为下一步的活动做准备；在进行患侧上肢功能活动前，检查患侧肩胛活动，若肩胛骨活动不好，可进行肩胛松动后再进行上肢活动。

上述各类不同的训练方式，由复杂的作业活动至简单的肢体运动都是针对患者能力阶梯不同层次能力的设计的，治疗师要谨慎选择训练方式，以达最佳训练效果。

第三节　环境调适

在所有主要作业治疗理论中，包括 PEO、MOHO、河川理论等，"环境"都在作业治疗的关注范围内，是作业治疗的目标，亦是作业治疗的手段。在重建生活为本作业治疗理念中，环境调适更是作业治疗三大核心手段之一。与作业活动及访谈相辅相成，促进疗效。治疗师亦会设计合适的治疗环境，充分利用各种环境因素，加强疗效，达到治疗目的。另一方面通过调适患者在医院及回家后的生活环境，以促进安全成功有效的生活。

作业治疗师可通过直接及间接方法，为患者创造合适的生活环境，有利患者安全独立的生活。生活环境，包括家居环境、工作环境、社交及闲暇生活环境。病人在医院期间，治疗师要关注患者所处的病房环境，患者出院前后，治疗师就应关注患者出院后的生活环境了，进行评估及干预。

环境包含多个元素，影响着人的作业选择及表现。作业治疗师可从三方面分析及利用这些环境元素，包括：物理性元素、人际社交元素及活动元素。这些元素都可以影响患者的安全及独立，亦可促进患者的表现。

一、生活环境调适

生活环境主要包括以下三个方面:

（1）物理环境。物理性环境包括光线、空间、间隔、墙壁、地板、家具、陈设、工具、材料、辅助器具及各式安全装置,如扶手、围栏等。在治疗训练过程中,家具的高低大小、工具的安排摆放,都可影响患者的表现、促进训练活动的成功。

（2）人际环境。除物理环境外,人际环境也可影响及促进人的行为表现,是环境中的重要部分。生活环境中的人,包括身份、人数、角色,人际关系的性质、亲疏,人际互动方式、态度,不同人物对患者的期望与要求,都会影响患者的作业选择及表现,影响治疗的动力及效果。

（3）作业活动环境。作业活动环境指特定环境中可选择的活动。环境的预设功能,物理元素,装潢陈设会界定当中的活动。在厨房做饭、在餐桌前吃饭、在健身房运动,在教室上课等,都反映不同生活环境中该有的活动,引导及限制了人活动的选择及进行。

活动场所的物理性元素、人际关系元素及作业活动元素结合,可产生不同的环境氛围及规则,形成对当中的人的行为准则及要求。如治疗师能懂得清楚分析及合成各种环境元素,必定可以为患者设计有利疗效的训练环境,促进疗效。又可为患者建立合适生活及人际环境,有利成功、安全和独立生活的重建。本章会就居住环境,社区生活环境,工作环境及人际环境调适作深入探讨与分析。

二、生活辅具的应用

协助服务对象获得合适的辅具,满足个人的需求是重建生活为本康复模式的一个不可或缺的环节。辅助器具需要仔细地选择、设计、特制和适配,所以综合评估十分重要。综合评估包括病历、考察目前功能、个人目标、现有辅助器具的评价,以及身体检查。进行评估的途径应当有可能涉及的各种学科及有关人员,如残疾人、家庭成员、治疗师、技师、教师和社会心理工作者等职员都参加。

选择和设计不好会导致许多问题,如沮丧、不舒适,以致发展为二次伤害。生活辅具主要适用于一些生活自理有困难的人士,方便生活,增强自信和自尊,并积极地和有成效地回归家庭和社会生活。我们需要具备辅助器具方面的知识,包括有用的类型、功能以及适合于不同的残疾,基本的构造等;需要和服务对象及他们家庭一起来确定他们对辅助器具的需求,促进他们能得到辅助器具并确保需要时能维护、修理和更换。在辅具选用上,应以满足个性化功能需求为主要目标,适用不同场所和空间环境,如日常生活自理和防护辅具、通信、信息和信号辅助器具,家务帮手辅助器具和无障碍家居等。

三、人际环境调适

人际环境是环境三大元素当中容易被忽略的一环。如能适当评估及利用,可产生很大疗效,亦可促进其他作业治疗项目的效果。

治疗师应关注医院治疗场所及患者家居生活中的人际环境,在这些场所中的人构成场所的人际环境，对患者产生多种不同效果，包括：要求患者做或不做及如何做某些事情，又会直接或间接提出活动的行为准则，提供询问及学习对象，提供支持、协助、认同和尊重等。这些对患者治疗及生活内容的选择，参与训练及活动的动力，和参与治疗及训练的效果都可产生正面或负面的影响。

在服务过程中，治疗师可从三个方面评估及调适人际环境，包括：治疗师与患者间的治疗关系、院内人际环境及家居生活人际环境。

有时候，治疗师可扮演患者亲属朋友的角色。在医院一些集体文娱康乐活动中，例如节日晚会、郊游旅行等活动，治疗师可以朋友身份，邀请及陪同患者参加，以促进社交及娱乐生活的重建。患者时常都可能遇到烦恼挫折，是作业治疗师职责或能力范围以外的事，无能力帮患者解决，但可扮演亲友角色，以同理心真诚聆听，做适当的疏导，这对患者也会起积极的作用。

第八章

作业治疗过程及治疗记录书写

　　作业治疗学与临床医学一样，无论在工作的对象、方法以及欲达到的目的等方面均有显著的区别。因此，作业治疗具有其独特的工作模式。以科学、规范的工作过程开展治疗是克服不同阶段的难点，是提高康复疗效的重要保证。

　　作业治疗过程（OT process），也称"作业治疗步骤"或"作业治疗程序"，指作业治疗师和作业服务接收者工作时所遵循的过程，是作业治疗最基本的步骤，治疗师必须熟悉，以便应用于作业治疗之中。作业治疗流程全程秉持以"服务对象为中心"的原则，能够使治疗师本身明确治疗方向及内容，以达到更好的治疗效果。

　　行业内专家对作业治疗过程的描述不尽一致，但差异不大，不同治疗师可根据自己的经验也有自己安排治疗的方式。Creek 提出了作业治疗的 11 步治疗流程：（1）接到转诊患者；（2）初步信息收集；（3）首次评估；（4）发现患者需求和问题；（5）设定治疗目标；（6）制定治疗计划；（7）实施治疗；（8）持续评估并随时修改治疗方案；（9）治疗结果评估；（10）结束治疗、出院；（11）病案回顾。但概而言之，可以分为以下几个步骤：临床评估→治疗目标制定→治疗方法选择→目标及方法的调整→疗效评价。

第一节　作业治疗过程

一、临床评估

1. 概　念

　　作业治疗评定（evaluation of occupational therapy）是作业治疗的前提。作业治疗评定是一个系统地收集那些影响人们作业表现的信息的过程，通过作业评定，治疗师可以发现患者的作业表现障碍，分析障碍的原因，确定治疗目标以及指导作业治疗方案的形成。一个良好的评定过程体现了作业治疗师收集和解释资料的技巧，即选择和执行合适的评定工具，并解释所收集到的资料和评定结果。

　　与临床医学诊断有所不同，作业治疗评定的着眼点不是疾病学，而是患者的功能障碍，要掌握患者的全身状态及心理状态，以各种方法判明患者的残存功能及恢复能力，并判明妨碍恢复的因素。同时，作业治疗评定与物理治疗等其他治疗评定也有所不同，作业治疗评定更强调患者的整体状况，尤其强调患者的日常生活、工作和娱乐等方面的独立活动状况。

作业治疗评定是作业治疗过程中重要的、必不可少的组成部分，贯穿整个作业治疗过程。临床上按照进行评定的时间，作业治疗评定可以分为初期评定、中期评定和末期评定。各个阶段的评定的目的不同，且各自有其侧重点。

值得注意的是，作业治疗师在准备初评时，就要说明评估项目以及其目的。评定结束后，根据评估结果制定或调整作业治疗计划。

2．目的

（1）找到患者的需求，从患者的需求出发。发现患者想要做的或需要做的作业活动。

（2）确定作业表现障碍。找出患者有哪些作业表现障碍及其影响因素，程度如何。

（3）确定代偿潜力，推断治疗潜能。即了解患者的机能代偿情况和预测治疗后能达到的情况，判断患者的治疗前景是完全恢复、部分恢复或者难于恢复，也就是说他现在能做什么，或者经过治疗可以做什么。

（4）制定治疗目标。根据患者的需求及作业表现障碍及潜能，正确地制定治疗目标，可以包括短期目标及长期目标，从而在今后的治疗中有的放矢，有效的利用人力和物力，及时确定该治疗到什么程度，或者何时应该中止治疗。

（5）确定治疗方案。在确定了损伤或疾患的程度、掌握了障碍原因的前提下，可以确定治疗的方案，既是确定治疗该怎么去做，或者选择何种手段进行治疗。

（6）判断治疗效果。评定是判断治疗结果的依据。经过治疗以后，只有通过科学的评定，才能得出客观的结果，可以给患者、家属及医疗单位展示治疗效果，以利于进一步的治疗，或者中止治疗后进行预后总结。

（7）比较治疗方案优劣。根据当时、当地及康复机构的条件，为患者制定可行治疗方案，或者针对多个医院、同一疾病分别设立不同的治疗方案，分析比较每个方案的疗效及投入效益比例，从而筛选出花费小而效果好的治疗方案以便今后推广实施。

（8）留下医疗文书依据。评定的数据和结论内容除了可以指导临床的治疗外，还是具有法律效力的医疗证据文件。

3．评定策略和范畴

作业治疗师关注的是患者从事一项特定作业活动或有目的性活动的表现，即作业表现，它是个人、环境和活动三者之间动态的互动关系的结果。

评估可由病历、交流、观察、检查、测量等方式获得。其收集的资料内容详见表8-1。

作业治疗师通过收集资料了解服务对象的作业背景，包括其作业历史、生活方式、兴趣、价值观和个人需求以及服务对象对其身处环境的感受等。通过收集资料，作业治疗师以服务对象为中心，将服务对象的形象明确化，了解其需求及期望，辨明阻碍或协助服务对象恢复作业表现的因素，确定服务对象个人目标的优先级。此外，评估过程也可帮助作业治疗师构建良好的医患沟通基础，更有效地形成治疗目标与制定治疗计划。

表 8-1　作业治疗评估的资料表

资料种类	资料来源	资料内容
基础资料	处方单、病历	姓名、年龄、性别、住址、主治医师名、诊断、障碍种类、发病（受伤）日期、手术时间及种类、并发症、处方治疗（PT、OT、ST 等）、处方（转介）内容
医学资料	病历	医学检查的内容及结果、症状、病房内 ADL 状况、家庭组成、家属关系（主要照顾者）、职业、经济状况、社保种类
生活功能及功能障碍	作业治疗评估（访谈、观察、检查、测量）	① 身心功能（生理学层面、精神心理学层面）； ② 身体结构（解剖学层面）； ③ 活动（ADL、IADL、使用代偿方法、沟通能力、人际互动技巧）； ④ 社会参与（家庭、职业、教育、适应社会生活、参与休闲活动）
环境因子	从患者、家属、社工、职场、教师、身心障碍团体等收集	① 人因性环境（家庭照顾能力、亲人、邻居、社工等协助程度）； ② 物理性环境（住宅、公共机关、道路、建筑物等无障碍环境程度、辅具普及性）； ③ 文化环境（对障碍者个人的态度及社会包容性）； ④ 社会政策（照护协助制度、教育保障、职业性自立支援、生活保障等国家、团体制度及政策）
个人因子	从患者、家属、相关人士收集	个人生命或生活的特殊背景（个性、心理、生活方式、习惯、成长史、教育史、人生重要事件、经验、对困难的解决办法）

4．评定方法的选择

作业治疗评定可以采用访谈、观察、测量等方法，各种方法都有其优缺点。

（1）访谈法。

通过面谈或问卷的形式，来了解患者的作业表现、习惯、兴趣爱好、生活方式、以往的作业活动、角色等。这种方法较观察法和测量法更为主观，且比较安全。对于一些比较隐私、不便于观察或测量的项目，可以通过询问来获取信息，如评定患者洗澡的独立程度时。

（2）观察法。

作业治疗师应当具备敏锐的观察能力。观察法是评定者亲自观察患者实际的作业活动，评定其实际活动的能力。评定时，患者根据治疗师发出指令实际去操作。比如对患者说"请你穿上衣"，观察做的效果如何，要逐项观察患者的动作能力，进行评定并记录。了解患者能做什么、不能做什么、做的程度如何。要尽力做到客观，避免主观，以防止患者夸大或缩小他们的能力。相对于访谈法，观察法和测量法更为客观，但较费时，对环境及设施的要求也较多。这种方法还要求治疗师具备良好的风险管理意识，预防患者在实际执行作业活动过程中危险的发生。

（3）测量法。

评定者采用标准化或非标准化的测量工具来进行评定，如手指握力和捏力、行为记忆测试、环境的测量等。治疗师可以根据实际的情况来选择合适的评定方法，例如评定的目的、评定的时间限制、是否具备评定所需要的环境等。

5．注意事项

临床上，正确地选择评定的方法是能否准确评估患者的情况、实施正确治疗的关键。要选择合适的评定方法，必须注意以下几点：

（1）评定重点应突出。

应根据评定目的选择适当的评定项目，不要盲目求全，也不能简单片面。单项评定只提供一个侧面的材料，如关节活动评定，肌力评定等。这些评定不足以为评定患者整体功能活动提供足够依据，因此作业治疗评定的重点应该放在与生活自理、学习和工作活动有关的综合性功能上，如日常生活活动能力评定、步态评定、上肢活动能力评定（手功能评定）和工作生产相关的能力评定等。

（2）所选方法应熟悉。

必须选择自己熟悉的评定方法，尽量选择技术可靠、精确度高、重复性好的无创伤性的方法。如为仪器测定，应在该仪器处于正常工作状态下进行评定，并尽可能避免仪器操作上的误差。

（3）评定结果应客观。

如选用仪器法、指数法、量表法和操作评分等尽可能避免只通过患者或家属进行口头描述进行评定。关注评定方法的信度和效度，强调方法标准化、定量化等特点。要选择的方法应具备以下条件：

① 可信性。要求结果可靠，同一评定者对同一对象、同一水平在一周或一月内连续评定多次的结果相差不能过大，应该有90%的重复性，应能与其他评定者或单位的项目进行结果比较。结果可靠，能为治疗人员，患者和社会提供有参考价值的信息。

② 有效性。应能确实评定出患者功能情况，评定记分应能区分功能有无障碍和障碍的轻重程度。

③ 灵敏性。评定方法应能反映治疗前后患者功能的进步，要能鼓舞患者和治疗师的信心。

④ 合理性。评定可以真实体现患者功能障碍的重点，可以指导正确的治疗方向。

（4）重视疾病专用评定。

针对不同的疾病所导致的功能障碍拟定不同的评定方法，例如脑血管意外、痴呆、手外伤和类风湿关节炎等疾病，各有专门的功能评定量表，诊断性强，能较确切地全面反映患者的功能状态，应该尽可能地选用。

（5）评定结果综合分析。

对所得评定结果，要结合病史、临床体检结果及其他资料做全面分析，排除因操作或主观判断等各方面的误差因素，做出客观、准确结论。

（6）注重患者配合和环境影响。

评定开始前应向被评定者讲明注意事项，求得患者的合作，保证受检查者处于评定所要求的生理状态，减少误差。如因患者疾病或其他因素影响不能完成所选评定，可以换用其他评定方法。评定环境应相对安静、整洁，空气新鲜和温度适中，以尽可能减少环境对评定结果的影响。

6. 主要问题分析

将上述评估收集的数据进行全面分析，找出最明确需要解决的问题。这些问题主要反映功能受限最明显或影响生活最突出的困难所在，妨碍其恢复的各种可能因素，和（或）导致畸形及个人社交能力产生不良适应的情况。另外，还要仔细分析引起这些问题的实质是什么和最终解决的目标。

所谓主要问题，是指为了要实施作业治疗而必须解决的问题。因为作业治疗评估涵盖的内容包括生活的各方面，同时也会使其他专业上构成问题。例如，步行障碍、沟通障碍等生活独立不可或缺的事情，如果无法做到就会成为治疗上的主要问题，但是步行障碍是物理治疗师的专业领域，沟通是言语治疗师的专业领域。其实，物理治疗师和言语治疗师更重视的是在步行和语言的基础训练，而作业治疗师是患者在实际生活上无法灵活应用步行和沟通技巧时才会将其视为主要问题。例如：作业治疗师所负责的 ADL 训练，为了配合家居结构的步行方式这一问题，作业治疗的主要问题为"从客厅走到厕所，及在厕所内移动困难"。而物理治疗师进行步行训练，或者使用拐杖的步行训练，作业治疗师则为"在厕所穿脱长裤训练"之类的应用动作训练；同样，在沟通问题上，作业治疗的问题是"在活动情境中口语表达困难"，治疗计划是"使用是、否卡片以表达意思"，或"作业治疗师写在纸上确认想法"，或是"请服务对象写在纸上"。

另外，主要问题也必须是作业治疗针对治疗对象现阶段的问题，对应着长期目标和短期目标。因此主要问题也会随着病程、治疗场所而变化。例如在急性期作业治疗，主要问题是早期并发症或床上 ADL 能力，再对应到治疗目标；在恢复期作业治疗，主要问题则应该考虑到患者生活的各个方面，以设定多元的治疗目标，但是目前治疗大多是在预设情境模拟下实施的；到了恢复后期，则为在实际生活情境的问题。

评估后主要问题的分析，可以帮助作业治疗师掌握患者目前的功能及生活障碍情况，是整个作业治疗过程中必不可少的部分，也是后续治疗的重点核心。

二、治疗目标制定

在评定中将各种有价值的数据综合在一起，分析其残存功能，确定妨碍恢复的因素（恢复阻碍因素），从而预测出可能恢复的限度，这就是目标的制定。目标是指患者在未来某个时间里最终能达到的总体功能改善状态，最终目标必须通过多个短期和长期目标的获取来实现，治疗目标应能够反映患者的需要并与最终目标相吻合。目标是作业治疗师和患者及其家属共同制定的，作业治疗师应该在社会参与和活动项目中将重点放在患者及其家属的期望上，然后针对恢复阻碍因素，详细写出身心功能、身体结构的治疗手法。治疗目标可分为最终目标（长期目标）和近期目标（短期目标）。

近期目标是指通过 1~3 周的作业治疗和训练，在某些问题上可能达到的康复效果。近期目标是实现远期目标的许多阶段性目标，是远期目标的基础和具体步骤。

长期目标应是康复治疗结束或出院时所达到的效果，也应是患者通过作业治疗可能达到的最佳状态，如可独立地进食、梳洗、修饰等。远期目标的制订需要综合患者的功能、能力及社会因素，并在评价结果和了解患者的需求的基础上形成。长期目标的制定，有利于提高患者和家属对康复的理解，令其根据自己的条件，客观的安排治疗、工作和学习计划。近期目标的制定使患者看到了希望，找到奋斗的目标，为治疗人员提供检验治疗效果的时机与标准。

目标的制定没有一般性的手段以及方法，而是应该在评定中了解患者独特的生活背景以及特有的障碍结构的情况下，而提出高个体化的治疗手法。目标的制定需遵从"SMART"原则，即：

S（Specific）——明确性和具体性，要求目标制定不能过于宽泛，也不能过于主观。

M（Measurable）——可衡量性，衡量性就是指目标应该有一组明确的数据，而且这组数据必须要具备渐进性，作为定期追踪和衡量是否达成目标的依据。

A（Attainable）——可达成性，可达成性应包括两方面，一是目标要能在目前的状况下一段时间治疗得以实现；二是目标必须要有一定的挑战性。

R（Relavant）——相关性，相关性就是要和前面的主要问题相关联，针对前面分析的主要问题进行制定计划，而不是凭空捏造的。

T（Time-Bound）——时限性，指目标是由时间限制的，要根据患者的现状、恢复潜能以及治疗师的临床推测，而约束实现某一目标的时间。

举例：针对一偏瘫患者的短期目标可以是：2 周内，××患者能够持健侧四足拐杖独立从床边走到卫生间（约 5 m）。

另外，与物理治疗的目标不同的是，作业治疗目标与患者的生活作业活动需息息相关，如生活能力的重建、生活意志的重建、生活方式的重建，而不是提高 ROM、肌力等。

值得注意的是，初始时制定的目标在整个作业治疗过程中可随着患者的具体恢复情况有所调整。

三、治疗策略

根据 ICF，可以看到身体结构是第一步，然后身体结构决定你这部分的身体执行什么功能，然后执行的功能决定这个部位可以参与怎样的活动，参与的活动决定你能参与的作业。

在评估和治疗策略的选择上，可分为自下而上法（bottom-up approach）和自上而下法（top-down approach）。

1. 自下而上法（bottom-up approach）

（1）概念。

自下而上法（bottom-up approach），是指从身体要素性的结构与功能上开始评估、治疗，最终目标是适应社会生活，是一种向上累积的方式。

（2）方法。

首先，目标放在身体的结构与功能的障碍（即 ICF 中身体结构与功能层面）的恢复及提升（通常称为功能重建训练的一种技术）。动作训练会使用训练仪器、工具，或由作业治疗师的手法来进行。这个方法和物理治疗的不同之处在于，作业治疗师会配合患者的功能，使用多种器材。再者，利用恢复的功能指导、治疗、重建活动能力（即 ICF 中活动层面，包括适应 ADL、IADL、个人生活、社会生活的技能等）。从生活自理的方法指导，到练习电脑或电话留言以回归工作，作业治疗师都会个别指导，主要是通过在模拟实际场景中的活动来进行。最后，致力于适应个人生活、社会生活，进行现场的指导、协助（即 ICF 中参与层面）。

为了回归家庭，要做室外训练、家庭训练、房屋环境改造等。例如学生为了复学就需要解决在学校内移动的问题、在学校的如厕问题、学习方法等问题。而要回归工作，则要开发或提升在工作上被要求的能力，以及解决通勤问题，或是讨论是否要进行职业康复。

更进一步，针对在社会生活的一般性常识、技能（购物、使用大型运输工具、抵达各种建筑物）和休闲活动等，要解决患者每个人的个别问题，以提升生活质量，为目标进行指导、协助。

（3）理论基础。

自下而上法（bottom-up approach）建立在身体的结构与功能上，指作业表现的基础概念。通过让身体的结构与功能恢复正常状态，就可以功能性地执行生活上所有的任务，也可以回到欲表现任务的技能水平和习惯，因此就不再需要额外的协助。或是说是一旦身体的结构与功能恢复，为了把恢复的功能应用在作业表现上，而进行再次整合的治疗。不管是哪一种说法，这种自下而上法并不是考虑活动的需要或是物理性、人因性的环境因素，而是把焦点放在患者的能力上来进行评估和治疗。对于实际生活上的问题（作业表现），不是放在功能重建之后，而是在功能达到瓶颈期（上限）的阶段才进行。

（4）优点。

肌力强化、ROM 增大、随意动作的出现与灵活、平衡与协调的增加等是身体结构与功能的恢复和重建，是要进行各项任务活动的基础能力。借由治疗神经肌肉疾患及心理精神障碍，基本上也可以同时治疗很多任务执行上的障碍。

自下而上法（bottom-up approach）因为着眼于患者内在的结构与功能，对于外在要素如环境较不会考虑，因此在临床上容易进行且经济易行。作业治疗师不需要评估及关注患者的活动需求、物理社会环境等。

（5）缺点。

一般性的结构与功能的恢复，也有可能无法转移到可以达成一般性的活动（ADL、IADL）或特别的活动（患者感到特别有意义的作业活动）。可能原因有以下几点：

① 能力导向的治疗，大多的活动集中在身体的结构与功能上，但是要完成任务性的活动，需要结合个人的特殊活动需求。

② 能力如果和任务分开训练的话，无法和任务需要的其他能力一并整合。

③ 即使能力恢复也无法达到完成任务的需要的程度。例如就算肩关节的 ROM 恢复了15°，但完成梳头发的动作需要再 15°，则仍无法达成梳头发的动作。

④ 治疗的身体与结构的问题，可能是根本不会影响到任务进行的问题。如果不评定实际的任务执行，则表现障碍就有定义不清的风险存在。

⑤ 功能无法恢复时可以转换成自上而下法（top-down approach），如果作业治疗师执着于功能恢复，可能会错过指导、协助患者的活动和社会参与的最佳时机。

⑥ 患者短时间看不到功能训练和 ADL 社会参与的关系，可能会失去对作业治疗的信心。

2．自上而下法（top-down approach）

（1）概念。

自下而上法（bottom-up approach），首先着眼于社会参与的障碍因素，处理为了维持社会角色而必要的活动限制（技巧及表现模式），最终着眼于让活动及参与化为可能的身心功能、身体结构。

（2）理论基础。

即使身体的结构与功能难以改善，活动及社会参与仍然可以通过改变相应的任务或者行为等达到。针对功能障碍的恢复、重建、预防，计划合适的治疗方法，不是直接由身体的结构与功能开始评估和治疗，而是看实际任务的表现，以及影响作业表现的障碍的评估。

（3）优点。

① 即使身心功能的恢复无法达到患者的期望程度，也能将重点放在参与有意义的社会角色及活动表现，让患者实现自我价值。

② 对患者明确说明日常生活活动的改善和作业治疗的相关性，可以提高患者对治疗的动机。

③ 通过作业治疗，社会角色和活动表现有直接的影响。实际生活的作业表现既是作业治疗的手段，也是结果。

④ 能够采用人们在生活中常用的方法去解决。当任务表现出现问题时，总是会寻求他人的帮忙，使用辅助器具，或尝试其他的方法。用这种代偿性的方法也可以达成任务，也是患者容易习惯、接受的方法。

⑤ 容易转换治疗。治疗从协助社会性角色转换到功能障碍的时候，比较容易确认角色和活动限制、局限，以及功能障碍之间的关系。相对于自下而上法，只把角色和活动当成资讯了解，而自上而下法会一直在角色表现和活动中尽可能地确认功能障碍。

⑥ 此方法可以更快地缩短住院时间和适应进入社区康复。作业治疗在转移到居家、日间照顾服务的过程中，可以将此手法更有效地发挥。

（4）缺点。

目前的作业治疗以医院为主，通常治疗只能在医院或者康复中心的模拟环境下进行，这在处理患者在实际环境下所有的社会角色是有困难的。

3．未来方向——两种方法的统合

因疾病本身导致的功能障碍，涉及范围广泛。除了可预测完全恢复预后的疾病，也包括会留下障碍的疾病，以及进行性的疾病。

急性期、恢复期的作业治疗，主要是在医院进行，作业治疗会以自下而上法为中心。患者也在此阶段对身体的结构与功能抱有较大的期待，而接受作业治疗。作业治疗师应利用各种方法、手段促进功能恢复。同时，增强 ADL 能力这样的目标，通常在治疗计划一开始就被纳入。

不过，如上所述，在医疗机构进行的康复治疗是非常有限的。基本上作业治疗目标都应放在让患者做到期待的有意义的作业活动上，所以不能要执着于身体结构与功能的恢复。

根据患者的功能水平情况，治疗策略也会有差异，如能力较高的患者，可能由上而下法会更加关注到患者的重建生活状态，而能力较低的患者，由下而上法会对患者后期的康复更加重要。但是在整个作业治疗的过程中，为了实现患者的重建生活，往往需要两个方法的统合。

因此上述两种方法，实际上会因为疾病、障碍特点、执行场所而同时并行使用。在作业治疗的执行场所（医疗、保健、社区、教育、职场）之中，所有患者和作业治疗师们应该有密切的合作，进行治疗、指导、协助，最终尽可能达到社会角色的实现。

四、治疗方法选择

在详细了解患者的功能障碍基础上，可确定出大体上能达到的目标。根据评定的结果可预测出可能出现的继发性畸形以及挛缩等，一次制定一个包括预防对策在内的，为达到目标的治疗计划，这就是治疗计划的制定。确定治疗计划后，对每一短期目标提出具体的作业治疗方法，并用简明的形式表示出来。

所以，治疗方法的选择一定是基于治疗计划之上的，而治疗计划又是基于治疗目标之上的。选择的治疗方法一定是基于患者现阶段的主要问题进行的对患者最适合且有意义的方法。

五、目标与方法的调整

根据处方或制定的治疗计划或者方案进行治疗之后，患者逐渐恢复，但也有可能与预期相反，并未接近目标。因此要进行客观的复评，并要不断观察和记录，这就是再评定。要定期对患者的治疗进行检查，并和原来的结果进行比较，观察治疗是否正确。如未能完成预定目标，要检查原因，修正治疗目标与治疗方法，做出相应的调整。

六、疗效评价

疗效评价即作业治疗师对作业治疗干预后的成效评价。作业治疗师通过对服务对象的面谈与重复第一阶段的评估过程进行干预前后的比较以确定是否达成治疗目标。根据疗效评价结果，作业治疗师决定服务对象是否已达成治疗目标，或是否需要进入新的作业治疗过程接受后续服务。

第二节　治疗记录书写

一、内容和框架

1. 书写治疗文件的目的

书写临床治疗文件是作业治疗师工作的基本内容之一，凭借病例记载的方式，作业治疗师可将其处理个案的评估和治疗方法与其他专业人员沟通，呈现专业的作业治疗师价值与需求。临床治疗文件是服务对象接受专业处置的永久性记录，也是一种法律文件，因此其需遵循必要的规范，以便必要时经得起法律调查。美国作业治疗协会规定作业治疗服务时书写临床治疗记录具有以下目的：

（1）说明提供服务对象接受作业治疗的原因及其接受作业治疗后的结果之间的关联；

（2）反映作业治疗师的临床推理技能及专业判断能力；

（3）提供有关服务对象接受作业治疗服务的相关沟通信息；

（4）构建一个有关服务对象的现况、接受作业治疗服务及结果的记载历程。

2．作业治疗文件记录分类

作业治疗文件记录根据作业治疗的不同阶段，可分为初始评定记录、进展记录、治疗期间评定记录和结束记录。

（1）初始评定记录是当作业治疗师初次见到患者所做的与病情相关的各种检查、评定的记录；

（2）进展记录是对治疗过程或是所提供给患者干预的记录，是作业治疗师对患者的变化做客观的记录；

（3）治疗期间评定记录是在治疗过程中，作业治疗师再检查及再评定的记录，与进展记录基本相似。

（4）结束记录是结束检查评定记录，是在医疗中的最后评定及最后记录。

3．治疗记录书写的指导原则

临床文件书写中需注意书写的专业性与规范性，作业治疗文件记录撰写的指导原则是：准确、简洁、清晰、及时，使用黑色墨水在错误的地方画一条线并在错上方加上日期及签上姓名；在空白处画上水平的线记录完成后要及时签名，并注明职称与日期；使用专业术语的缩写词记录（在使用专有名词缩写时，应使用已获得专业间认同的缩写用词，使用不熟悉的专有名词缩写或与治疗情境不符的用词都常是导致病例沟通误解的原因）。

二、初始评定记录

初始评定记录是当作业治疗师初次见到患者所做的与病情相关的各种检查、评定的记录。本节侧重于 SOAP 格式评定记录的文件书写，现介绍如下：

1．主观资料

主观资料（Subjective data）记录又称 S 区记录，作业治疗人员在每次见到患者时，都会面谈和提问一些功能性问题。在主观记录区，作业治疗师应侧重记录影响作业活动的症状及功能不良的叙述。

（1）记录内容。

主观资料记录包含的内容如下：

① 医疗史。关于患者先前的医疗状况及治疗的相关信息都被记录下来。

② 环境。生活方式、居家位置、工作任务、学校需求及休闲活动。治疗师与患者会谈，以了解其在家中的需要并协助拟定治疗目标。

③ 情绪或态度。治疗师记载患者在做检查时的态度或情绪状态。

④ 目标或是功能性的结果。目标或是功能性的结果是由患者及作业治疗师在初始评定时就设定好的。

（2）书写要求。

① 使用动词。在记载主观资料时，使用动词来让读者知道这些信息是由他们自己所提供。通常使用的动词有：表示、报告、诉说、陈述、描述及否认。在记载中不必一再重复患者这两个字，只要用一次就可以假定此部分的所有信息均由患者所述。例如：患者报告他昨晚只醒过 3 次，没有自己上厕所。

② 引用患者的话。有时解释患者的障碍时，直接引用患者的话会比较好。引述可以使得解释与治疗之间的相关性更加清楚。例如：患者经常表示"我妈妈要来接我离开这里，我要我妈妈"。患者今年已 90 岁。说此话意味着患者存在混淆及记忆力障碍。

③ 从他人得到的相关信息的处理。当患者不能提供相关信息，特别是痴呆症、语言能力不良或是神经功能改变（如昏迷）的患者、婴幼儿，当相关信息由照顾者或重要他人所提供时，在记录时要先说明是谁提供的，并且说明为何患者不能自己提供信息。例如：以下信息由患者的母亲提供，患者目前处于昏迷状态。当信息同时由患者本人及他人所提供，要特别注明信息的来源。例如：孙太太表示她今天不必为她先生扣毛衣上的纽扣。孙先生表示今天是他自脑卒中以来，第一次不必要求他人协助穿衣。

（3）记录举例。

例 8-1 为张治疗师在第一次接诊脑卒中患者马先生时的记录：

例 8-1 初始评定主观资料的记录

临床诊断：LCVA（左侧脑血管意外）。

作业治疗诊断：RUE&LE（右侧上下肢）无力，行走不稳，无法独立进行 ADL。

S：病人说她已经能拿到厨房架子第二层上的杯子了，不过再高一些肩膀就会疼痛，VAS 疼痛评分评定她的疼痛程度为 2，穿上衣时需要别人帮忙。她表示非常了解她的疾病和预后，所以她只想能照顾自己的生活，并希望能走到离她家很近的菜市场去买菜就好了。

记录日期：2012 年 11 月 17 日

（4）常见的错误。

主观资料书写最常见的错误是所记载的信息和患者问题、诊断及治疗都不相关，只将主观资料局限在有关的信息。如上述例子的另外一种记录，见例 8-2。

例 8-2 初始评定主观资料记录的错误模式

临床诊断：L CVA（左侧脑血管意外）。

作业治疗诊断：RUE&LE 无力，造成行走的不稳及无法独立进行 ADL。

S：病人表示她在家没有做运动，因为怕跌倒而没有外出去买菜或是去社团聚会。Pt 表示她很活跃并且很希望能参加她的麻将聚会，她很喜爱玩麻将并且很想念她的麻友，他们自小学起就是朋友了。他们才刚刚一起庆祝他们的 50 年友谊。

记录日期：2012 年 11 月 17 日

2．客观资料

客观资料（Objective data）记录又称为 O 区，由任何受过训练的作业治疗专业人员再次加工或是加以确认的客观信息。这些信息由测量、测验及观察得到，它必须以功能性动作或活动的术语来描述。

（1）记录内容。

客观资料包括2个方面的内容：

① 评价及测验的结果。

② 患者功能的描述。

（2）撰写要求。

① 评价和测验的结果记录 不同阶段的评价和测验的结果及目标记录应一致。在初始检查、进展记录/治疗期间记录及结束记录中，作业治疗师要重复在初始检查中作业治疗师所做的测量及测验，这些重复的测量和测验必须和初始检查中的操作步骤相同和方法相同。因此初始测量和测验时，必须清楚地写出是在测验或评价什么，患者的体位、姿势、评价的分数等。一般采用标准化量表/工具评定功能，有许多评定量表使用时有一定的步骤、清楚的指令及完整的评分方法。例如：改良巴氏指数、Fugl—Mayer上肢功能评定表、日常生活活动分析评定表等，记录应有体现。

② 患者功能的描述。作业治疗师借功能描述来说明患者的情形。描述患者功能时需要包括以下信息：

A. 功能：例如行走、上下楼梯、抬东西、打扫、坐站及其转移。

B. 描述在执行功能时，其动作的质量。例如：负重很平均、动作平稳、正确的人体力学、速度等。

C. 需要协助的程度，例如：活动范围由独立、口头提醒；触觉引导、监督；最小程度、中度、最大程度的协助、依赖等。

D. 描述所需的辅助，例如：穿衣辅助、矫正器、支撑物、扶手、轮椅、协助性辅具。

E. 距离、高度、长度、时间、重量，例如：3 m、100 cm、6分钟、厨房标准高度的柜子顶层、地板至桌子。

F. 环境状况，例如：平地、地毯、昏暗的灯光、室外、斜坡。

G. 认知状态及任何并发因素，患者认知、依照指令的能力、需监督血压状况等。在评定表中所描述的患者功能及评分，都可以作为患者功能性能力的描述。

（3）记录举例。

例8-3是刘治疗师在第一次接诊脑卒中患者梁太太时的记录：

例8-3　始评定客观资料的记录

临床诊断：L CVA（左侧脑血管意外）。

作业治疗诊断：RUE&LE无力，造成行走不稳及无法独立进行ADL。

　O：行走时使用标准助行器，PWB（部分承重）R，由卧室到浴室（6米），瓷砖地面，需1人最少协助以保持平衡，口头提醒可以维持正确的步态。

记录日期：2012年11月17日

（4）常见的错误。

常见的错误情形是评定或测验的结果遗漏，见例8-4。

例 8-4　初始评定客观资料记录的错误

临床诊断：L CVA（左侧脑血管意外）。

作业治疗诊断：RUE&LE 无力，造成行走不稳及无法独立进行 ADL。

O：右肩弯曲 100°，外展 100°，外旋 60°，内旋 40°。右手腕周径：仰卧，上肢抬高 45°，第三掌骨头部为 26 cm，第三掌骨头部上 6.5 cm 处为 8 寸，尺骨茎突上缘为 7 cm，测量沿着标记的上缘。

记录日期：2012 年 11 月 17 日

这个记录的错误包括：

① 肩部活动没有记录测量的起始点，活动度是被动还是主动？

② 手腕部测量计量单位不统一，有寸、cm。

3．评估记录

评估（Assessment）记录又称之为 A 区，记录治疗师对主观及客观记录区中所获资料做出的解释、临床判断及设定功能性治疗结果及目标。

（1）记录内容。

① 诊断作业治疗问题即为作业治疗诊断。

② 目标及治疗结果。患者及作业治疗师共同制定所要达到的功能性治疗结果及预期目标。目标应显示出和患者功能上限制有关的损伤及治疗结果，或是他/她寻求治疗的原因。目标包括长期目标和短期目标。

（2）书写要求。

① 书写诊断。按美国作业治疗学会的模式，作业治疗诊断由患者的损伤及功能上的限制组成，见例 8-5。

例 8-5　常见的作业治疗问题

（1）由于右侧上肢及下肢瘫痪无力而造成 ADL 受限，需要依赖他人。

（2）由于手肘弯曲角度受限而无法自行进食。

（3）下身麻痹 2° 脊髓损伤（SCI）T12 及轮椅转移需依赖他人。

（4）由于腕管综合征造成抓握力量渐弱，无法转动门把开门。

由作业治疗而改善的一些常见功能障碍有：床上移动、由坐到站、穿衣、洗澡及如厕转移等活动困难。要正确区分病变、损伤和功能上的限制，如例 8-6。

例 8-6　病变、损伤和功能限制的关系

刘×芳的双手三度烧伤，因疤痕组织而造成她手指及手腕关节角度受到限制。她无法拿起及操作小物件，所以她无法从事精细操作的工作。

此例中，患者病变为三度烧伤；损伤为手指及手腕关节角度受到限制；功能上的限制为无法拿起及操作小的物件；活动障碍为无法从事精细操作的工作。

② 书写功能性治疗结果及目标。撰写时必须包含动作或表现。例如：步行这一动作，可以具体到测量的标准，怎样可以达到治疗结果或达到目标（如由卧室走到厨房），以及预期完成的时间（如在一周内）。可测量的标准是治疗结果及目标中最重要的部分。动作或表现可以用不同的方式来评测。

当评测指出某种损伤时，应同时描述影响损伤后功能改善的限制因素。因此功能改善的描述就成为另一种评测是否完成的目标方法。

以下举例中的目标和损伤后的情况与功能上改善的限制有关，见例 8-7。

例 8-7　初始评定目标的记录

（1）在 2 周内，左肩屈曲的角度范围将进步到 0°～100°，使得病人可以梳到头顶的头发。

（2）在 1 周内，水肿的情况将得到改善，右上臂与左上臂周长的差别将减少在 3 cm 之内，而且他的右臂将可以穿进衣袖内。

（3）记录举例。

张某某 2 周前脑卒中，正在接受由作业治疗师所提供的作业训练，他的太太平时照料他，见例 8-8。

例 8-8　初始评定目标记录

临床诊断：R CVA（右侧脑血管意外）

作业治疗诊断：左半侧身轻瘫且所有的活动均需依赖他人。

长期目标：预期 1 个月后出院。

（1）病人在 3 周内，将可以使用辅具及最小的平衡协助走到功能训练厅及病房。

（2）病人在 4 周内，将可以使用辅助及扶手上、下楼梯，且能进出汽车，以便能来医院随访。

短期目标：

（1）在 2 周内，病人将可在监护下，完成床上下，左右移动身体以及向左右翻身。

（2）在 2 周内，病人将可在监护下，转向左侧并伸手拿到电话及呼叫铃。

（3）在 1 周内，病人将完成卧坐转移，并且只需一人最小协助将其左腿抬至床上。

（4）在 2 周内，病人将只需 1 人最小平衡协助及口头提醒，双脚能平均承重，在床上、马桶、轮椅及标准椅子上，由坐到站并且再坐回去。

（5）1 周内，病人将使用 4 脚手杖，中度平衡协助及口头提醒步态姿势，由床走到浴室及功能训练厅。

（4）干预计划。

干预计划（Plan）又称为 P 区，陈述对患者的治疗计划或在下次治疗时会做些什么。在这个记录区中治疗师要对治疗措施给予详细记录。

① 记录的内容。

患者的治疗是针对作业治疗诊断，包含两个部分：

A. 治疗造成患者功能限制采取的作业治疗活动或干预。

B. 描述达到目标及治疗结果所用的功能性训练活动。

② 撰写要求。

作业干预措施的选择应遵循康复治疗处方的要求，尽可能具体，包括选择治疗的种类数、持续的时间、治疗的频度（次/天或次/周）、治疗总的次数或疗程、治疗的注意事项、签名和日期等。作业治疗师要撰写列在计划中的每个活动及干预的理由。

③ 记录举例。

记录举例见例 8-9：

例 8-9　初始评定干预计划的记录

治疗计划

临床诊断：R CVA

作业治疗诊断：患侧忽略导致日常生活活动不能完成，无法回到工作岗位。

长期目标：2个月内基本 ADL 可独立完成，注意力可达全范围。

短期目标：（1）2周内注意力可过中线。

（2）4周内 ADL 可在少量帮助下完成。

（3）6周内注意力可达全范围，ADL 可在语言提示下完成。

（4）8周内 ADL 可在监护下独立完成。

干预措施：（1）在病人左手腕套上一个红色的绳结，并且贴上红色标签。

（2）拍打、冷热刺激左手，并不断语言提示左手的存在。

（3）将病人的床头柜放到左侧，并向家属做相关宣教，所有活动均在左侧进行。丰富病床左侧的空间，摆上鲜花或彩色物品。

（4）所有的交流与治疗均在左侧进行。

（5）进行删字游戏、等分线段、画图、读报等训练，1 次/天，5 次/周，30 分钟/次。

三、治疗进展记录

治疗进展记录是作业治疗过程中提供给患者干预的记录，是作业治疗师再检查/评定的记录。在进展记录中的信息可以证明在初始评定报告中所列出的治疗计划是否适当、是否被完成及是否有效。由于所记载的治疗进展是针对完成初始评定报告中的目标及治疗结果，因此是医疗保险给付及医疗质量的重要证明。

在以问题为导向的医疗记录中，患者的诊断及问题可作为进展记录的开始，其框架与初始评定记录相同，有关进展记录的 SOAP 格式文件撰写简介如下。

1．主观资料

在治疗期间，作业治疗师应注意聆听任何和治疗效果、达到目标及治疗结果相关的信息，同时，应该将所听到的任何不在医疗记录中但有可能和治疗效果及提高作业治疗质量有关的信息记录在进展记录主观资料中。

（1）记录的内容与要求。

① 医疗史。聆听任何先前没有记录但却和患者治疗有关的医疗史信息，并且将此信息记载在此。

② 环境。生活方式、居家位置、工作任务、学校需求及休闲活动同初始评定记录项目，但要聆听任何会影响到治疗的信息并记载下来。

③ 情绪或态度。患者的态度可能在治疗期间有改变，或者也有可能在初始检查时没有对作业治疗师表现他们的真实感觉，作业治疗师必须对这些改变有所警觉。

④ 目标或功能性结果。在患者和作业治疗师比较熟悉以后，作业治疗师会了解更多有关患者的需求及想达成的结果，此时可能需要修正目标。

⑤ 不寻常的情况或主诉。在治疗时，不寻常的情况能显示患者生理状况的改变，或者可能是治疗有效或无效的迹象。不寻常的情况发现有可能是这周内患者服药的情形及其他健康状况互相抵触造成的。

⑥ 对治疗的反应。患者对治疗的反应可作为治疗有效的证据，可能影响到以后的治疗计划。

⑦ 功能等级。患者对她/他功能程度的描述，可以帮助作业治疗师评定患者的进展情况或是对治疗的反应。

（2）记录举例。

患者表示"我不要小孩子的游戏，只要我能回家，我就会很好"。拒绝治疗一周，没有进展。

（3）常见错误。

在进展记录中常见的错误是所记载的信息和患者的问题、诊断及治疗都不相关。

2. 客观资料

在此进展记录的信息是由再测量、测验及观察得到的，必须以功能性动作或活动的术语来描述。

（1）记录的内容。

① 评测及测验的结果。

② 患者功能的描述。

③ 描述所提供的干预。

④ 作业治疗师对患者的客观观察。

⑤ 所提供治疗次数的记录。

（2）撰写要求。

① 原则客观。资料的撰写应遵循以下具体原则：

A. 重复在初始检查时所做的测验及评测，记录患者对治疗计划的反应。

B. 记录结果使读者能很容易地和初始检查、之前的检查报告或记录中的结果相比较。

C. 描述患者功能表现的文字应通俗易懂，使读者能清楚知道其功能状况。

D. 在描述所提供的干预时，要有足够详细的说明，使得其他的治疗师可以重复相同的干预。

E. 包含每个干预的目的及患者的反应，此信息将对找出最有效治疗步骤的研究有所帮助。

F. 包括任何提供给患者的书面材料的复印件曾提及的、提供给或卖给患者的任何器具。

② 评测和测验的结果。所有在初始评定中所记录的活动，特别提出的部分，以及所记录的治疗结果及目标，均应重新评定及记录在进展记录、治疗期间及结束评定中。作业治疗师重新评定在初始评定中作业治疗师所做的测量及测验，从而得知患者进步情况。这些重复做的测量及测验必须和初始评定中的操作方法和步骤相同，这样的比较才有效。此外，记录的方法必须是相同的。例如：在初始评定记录中的测量是用 cm 作记录单位，那么，在以后的记录中都必须用 cm 来记录。

在记录测量及测验的结果时，可以加上备注，请阅读者参考之前测量及测验结果，进行比较。在评定表中所描述的患者功能水平及在评分表中分数的改变，都可作为患者功能进步的证据。举例如下：

孙作业治疗师用压力袜帮助杨先生减低左脚踝水肿，在初始评定（2011 年 8 月 10 日）

时，记录了杨先生左脚脚踝的周长，了解水肿程度。在完成5次治疗后的今天，孙以同样的测量方法测量其脚踝，并和初始检查结果相比较，得知水肿已有减轻，说明压力袜有效。

可在客观资料记录区，用表格形式记录测量的结果，以方便比较，如例8-10。

例 8-10　以表格形式记录

2011 年 8 月 10 日		8 月 15 日
左脚外踝的中心	15.3 cm	10.0 cm
左脚外踝中心下方 2.5 cm 处	13.0 cm	7.6 cm
左脚外踝中心上方 2.5 cm 处	15.3 cm	10.0 cm

备注：所有的测量均是沿着记号上方的边缘而做。

---

③ 患者功能的描述。通过功能的描述来说明患者的进步情况。如何撰写见初始评定部分。

④ 描述所提供的干预。在客观资料中可以增加患者所接受的治疗步骤的有关信息。提供给患者的干预必须是记录完整且包含所有细节，只有这样才能由其他的作业治疗师来操作相同的干预。以下的信息应包含在干预记录中：

A. 记录作业疗法、运动或是活动。

B. 剂量、重复的次数及距离。

C. 必要时，写出选择的仪器。

D. 仪器的详细设定或治疗程序。

E. 目标组织或是治疗区域。

F. 治疗的目的。

G. 患者的姿势。

H. 持续的时间、频率及休息时间。

I. 治疗师需要知道在标准常规之外的其他信息。例如，将手杖调高于标准常规所用的高度以协助患者行动。

J. 任何针对特定患者的特别治疗方式。

在描述患者功能时，也可详细描述所提供的干预。例如：遵循指令，患者安全使用腋拐行走，左侧没有承重，由床到餐厅（15 米），走在瓷砖路面监视以防失去平衡，2×（2次）。

在上述例子中，即使没有受过训练的作业治疗师都可以了解患者的表现，而其他的治疗师也可以在隔天对患者重复相同的干预。

⑤ 作业治疗师对患者的客观观察。客观资料中包含作业治疗师所看到的或者感觉到的观察记录。这种客观的观察可由其他受过相同训练的作业治疗师重复或证实。例如：经过日常生活活动训练之后，患者的自理活动完成的速度加快，所需时间减少了，则应记录为"在ADL 训练后，患者完成的速度增加，所需时间减少"。

⑥ 治疗次数的记录。记录治疗的次数可知患者是否接受过治疗。患者接受治疗的记录可反映出患者对作业治疗的依从性及参与性。在记录中应该记载患者没有参与的治疗，并说明缺席的原因。

当第三方付费者或保险公司限制患者的治疗次数时，进展记录可以用来核实患者的治疗次数，以便做好结束计划。在此可记录患者接受治疗的次数。

（3）记录举例。

李小姐是一位下身瘫痪的脊椎损伤患者，作业治疗师在指导她如何使用转移板从轮椅转移至马桶上的治疗记录，见例8-11。

例8-11　进展的客观资料记录

作业治疗诊断：L3 SCI导致不能独立完成日常生活活动

S：病人表示她无法自己转移到马桶上。

O：在转移训练时病人使用转移板自轮椅至马桶3次，常需要口头提醒注意安全。在由椅子至马桶时，开始需最大协助帮忙滑过转移板，到第三次尝试时，进步至只需最小协助。在第三次由马桶回到椅子上时需中等量的协助。

记录日期：2011年12月12日

（4）常见错误。

① 客观资料部分是关于患者功能活动的描述，应该是描述患者对干预的反应。在撰写客观资料时，特别在记录提供给患者的干预时，最常犯的错误就是只报告自己做了什么而没有记录患者否认反应或表现，如：指导患者不使用患侧的情况下，完成穿脱上衣的活动。

② 刚开始撰写记录时，内容零散无序，没有对文字进行有效组织。应将所得的信息按主题分类整理，才能避免内容的零散。

3．评定记录

资料的分析是进展记录中最重要的一部分。大部分读者会先看到这部分的信息，因为这些信息可以让读者知道作业治疗是否对患者有帮助。这部分是作业治疗师在进展记录中的总结，并且评价相关资料及这些资料所代表的意义。进展分析记录主要记录患者对每个干预的反应。

（1）记录的内容及要求。

① 功能障碍的变化。当测量及评测结果与患者在初始评定时的情况相比较，可以说明患者经治疗后损伤程度的改变。例如：在客观资料中如果患者手臂周长的测量比以前小，而且患者手肘屈曲角度增加，则作业治疗师可以评价所提供的干预有效地降低了患者的肢体水肿，手肘的活动能力因此改善，参见例8-12。

例8-12　描述上肢水肿情况变化的进展记录

诊断：RUE（右上肢）由于乳房切除而造成淋巴水肿。

作业治疗诊断：由于RUE水肿而造成手肘关节活动角度受到限制，因而无法使用RUE自行进食及梳头。病人说她可以移动手臂，可使用右手帮忙穿衣及整理床单。在做ICP（顺序循环治疗仪）/1hr/50lb/30sec开10sec闭/仰卧/RUE抬高45°，降低水肿前后均测量了RUE水肿情况。

	治疗前	治疗后	2010-12-18
鹰嘴突上缘	33.0 cm	39.6 cm	46.2 cm
鹰嘴突上10 cm	44.5 cm	41.3 cm	47.9 cm
鹰嘴突下10 cm	41.3 cm	38.0 cm	51.5 cm

所有的测量均是沿着记号的上缘而做。今天手肘屈曲角度范围为0°~95°，10—16—12时为0°~85°。今天观察到病人右手以长柄汤匙吃饭。ICP有效地降低水肿及增加手肘屈曲的角度。病人朝向

降低水肿及增加手肘活动度的目标进步。病人将可以独立地吃饭及不需辅具，自行梳头。将依照作业治疗初始计划，继续使用 ICP 治疗。

记录者签名：杨医生，张作业治疗师

记录日期：2010 年 12 月 18 日

② 功能性治疗结果及目标的提高。作业治疗师利用进展记录中的分析，来说明患者在功能性能力方面的改善及完成功能性治疗结果及目标的进展情况。在分析中，应有一段陈述来说明治疗结果或目标是否已达到。读者可以同时在客观资料中找到有关患者功能状况的描述，前后比较可以看到作业治疗师对患者治疗结果及目标进展的分析是否恰当。

③ 功能性治疗结果及目标没有达到。若是缺乏改善、干预无效或是治疗计划没有达到预期效果时，需记录在进展记录中，并且分析可能的影响因素。

④ 资料的不一致性。有时主观信息和客观信息的内容不一致。作业治疗师在解释资料时，可提醒读者注意这些不一致。例如：某位患者在疼痛评测中，VAS 评分为 9，而 10 代表极度疼痛。作业治疗师却观察到此患者行动很轻松，动作平缓，没有显示疼痛对其行为或动作的影响。应将此情况记录下来，并加入可能的建议。作业治疗师要谨慎记载资料的不一致性，因为这些信息很清楚地说明哪些情形是"不正确的"。作业治疗师在解释这些资料时应该再核实。资料的不一致性可能需要将患者转介给其他治疗部门或是更改治疗计划。

（2）常见错误。

① 对患者的溢美之词在记录中常见"患者对治疗的耐受良好""患者很合作且有激情"等描述。这种描述应避免，除非和整个进展记录的内容相关，且有主观资料及客观资料的支持。这样的信息用叙述的方式或评测患者的反应及功能性活动能力等方式来呈现会比较恰当。

② 与主题没有任何关联的内容常会描述某些之前没有在记录中提及的事情。在解释资料时，必须要有主观或客观资料的支持，与主题没有任何关联的内容不必写进去，不要画蛇添足。

③ 治疗目标是否达到治疗结果或目标的分析记录中没有提到，通常只有关于损伤程度及有关治疗过程的资料。例 8-13 可见这种形式的错误。

例 8-13　没有提及目标，只局限在评测损伤程度及有关治疗过程的记录，文字不简练

临床诊断：右侧肱骨骨折，石膏于 10～16 周拆除。

作业治疗诊断：手肘 ROM 限制，及无法摸到上面第二颗纽扣、脸及头发。

S：当病人可以抬起一个装 5 千克的水桶时，他说他的手臂似乎变得较强壮。

O：手肘 ROM	治疗前	治疗后
屈曲	40°～115°	37°～119°
旋外/旋内	0°～10° 二者皆为	0°～14°

所有其他上肢的 ROM 在正常范围内。

在石膏下的皮肤仍然干糙且有皮屑，颜色在正常范围内，没有明显的受压区域。水疗/102 °F/20 分钟/RUE/以放松手臂肌肉、改善干皮肤及为运动做准备。病人在水中最后的 10 分钟，按指示做主动关节活动，手肘屈曲/伸直、前臂旋外旋内各 10 次。在水疗后，病人可正确的示范居家运动计划以增加手肘 ROM 及肌力。

A：湿热及运动对增加手肘 ROM 有效。

P：将在明天的治疗后停止水疗提高运动的困难程度。还有安排另外 4 次治疗。

记录者签名：孙作业治疗师

记录日期：2010 年 12 月 18 日

4．进展计划

当患者的功能状态改变且达成目标时，只有作业治疗师可以修改或者改变干预计划。

（1）记录内容。

在进展记录中，须包含以下项目的简短叙述：

① 为了使患者更接近治疗目标，以后的治疗会做什么。

② 下次的治疗何时开始。

③ 在下次治疗前需预定或准备好哪些设备。

④ 在整个治疗结束前还需要多少次治疗。

（2）撰写要求。

① 计划的叙述通常是以未来式呈现且包含动词。这些动词是用来描述目前到下次治疗间将会发生什么事，或是在下次治疗时将会发生什么事。

② 在计划记录区，作业治疗师应有一段关于下次治疗时应做什么的描述。这些描述可用作自我提醒，也可以用来告知下次为患者治疗的其他治疗师。

③ 当记录患者已接受过的治疗次数时，要在计划记录区加上未来还有几次治疗。例如："患者还有 3 次治疗""已为患者安排另外 2 次治疗，或是"患者将于 2012 年 12 月 16 日和 2012 年 12 月 23 日随访，预计于 2013 年 1 月 12 日结束整个治疗"。

（3）记录举例。

应用举例见例 8-14。

例 8-14　进展干预计划的记录

1. 将于下次治疗时应重新评定病人功能情况。

2. 将订购标准助行器，以便能在 2012 年 12 月 4 日治疗时使用。

3. 将在下次治疗前弄清楚病人对作业治疗不合作态度的原因。

（4）记录频度。

进展记录撰写频率与保险公司的规定，医疗机构自定的文件记录标准及医疗机构的政策有关，一般是在每次治疗或是一系列的治疗结束后撰写。急性期或恢复早期的患者撰写的频率相对较频繁，1 次/天。而恢复后期或慢性期的患者撰写的频率可放慢，通常是每周撰写一次。

第九章

职业及伦理

第一节　医学伦理学

一、医学道德

医学伦理学以医学道德为研究对象，是伦理学的分支学科，亦是医学的有机组成部分。随着医学的发展和社会的变迁，在重塑医学人文精神的时代背景下，医学伦理学的理论和显示意义日益凸显。

（一）医学道德的概念

医学道德（Medical morality）是社会占主导地位的道德在医学领域中的具体体现，有广义和狭义之分。狭义的医学道德是指医学职业道德，是医务人员在医疗卫生工作中形成的具有医学职业特征的主要依靠社会舆论、传统习俗和内心信念来发挥作用的用以调整医务人员与服务对象之间、医务人员与医务人员之间，以及医务人员与社会之间关系的道德观念和道德行为规范的总和。广义的医学道德是指在医学活动过程中所形成的人的行为应该如何规范及其在人身上形成的品德，不仅包括医学职业道德、医学科学道德、卫生管理道德，还包括患者道德。

（二）医学道德的特点

人类社会自有文化以来，医学道德一直是医疗技术的重要组成部分。基于医学的特点，医学道德除了具有一般道德的特征外，还具有自身的特点。

（1）全人类性与阶级性的统一。

医学需要是全人类性的，没有国家、阶级的差别。医术无国界，医学工作为全人类的健康服务，不受国籍、种族、肤色、年龄、政治派别、社会地位等方面的影响。医学道德的基本理论和观点在世界范围内具有广泛的适应性。例如，一视同仁是古今中外医学道德规范的永恒主题。但是在阶级社会里，医学道德也打上了阶级的烙印。医学道德的全人类性只有在消灭了阶级的社会中才能得以彻底实现。

（2）继承性与时代性的统一。

医学道德与医学相伴而生，医学的发展伴随着医学道德的发展变化。由于医学的特殊性质和服务对象的相对稳定性，医学道德的很多内容是可以超越时代而得以继承的。可以说，继承并弘扬医学道德传统是医学道德进步的基本条件。当然，随着社会的进步和医学的发展，医学道德也在与时俱进，其内容也在不断修正、丰富和完善，体现出时代的特征。

（3）稳定性与变动性的统一。

医务人员的医学道德品质，是在医学实践过程中逐渐形成的比较稳定的心理状态和行为习惯，是道德认知、道德情感、道德意志和道德行为的统一体现。尽管在不同的历史阶段，医学道德规范及医务人员的品德内涵会有一定的差别，但包含着相对稳定的因素，如医学绝不能成为残害人类或者政治党派的斗争工具；忠于医学、仁爱救人、信守诺言、无私奉献等一般被认为是医务人员应具备的美德等。随着社会的发展，医学道德的内容会发生相应的变化，如《希波克拉底誓言》中"尤不为妇人施胎手术"的规定已逐被医学界所摒弃。

（4）理论性与实践性的统一。

医学自诞生之日起就不是单纯的技术，而是维护生命的一种道德实践活动。医务人员的个人品德也不是个人的某种先天禀赋，而是在长期的医学实践中遵守社会道德规范，不断锤炼而形成的一种特殊品质，具有很强的实践性。在社会历史条件和科学技术条件的变迁中，医学道德经历了从观念萌芽到理论形态的转变，医学道德理论反过来又指导着医学实践。

二、医学伦理学的概念与研究对象

伦理道德是医学的固有因素，医学本身包含着道德价值和道德追求。随着社会的发展，在医学实践中不断产生新的伦理问题。这就需要专门的学科对此进行论证和研究，这门学科就是医学伦理学。

（一）医学伦理学的概念

医学伦理学（Medical Ethics）是运用一般伦理学原理去研究医学领域中的道德现象和道德关系的科学，是医学与伦理学交叉的学科。作为伦理学的分支，医学伦理学属于应用规范伦理学的范畴。作为医学的组成部分，它属于基础医学的范畴。

（二）医学伦理学的研究对象

任何一门学科，都有自己特定的研究对象。医学伦理学的研究对象就是医学道德，即医学领域中的道德关系和道德现象。

医学道德关系是指发生在医学领域中具有道德意义的人与人、人与社会之间的非技术性关系。医学道德关系不仅包括医务人员与患者之间、医务人员相互之间、医务人员与社会之间的关系，还包括医务人员与医学技术发展之间的关系。

医学道德现象是医学道德关系的具体体现，是一个由医学道德意识现象、医学道德规范现象和医学道德活动现象构成的有机整体。医学道德意识现象是指在医学道德实践活动中形成并影响道德行为的各种具有善恶价值的思想、观点和理论体系，如医学道德观念、医学道德情感、医学道德意志等。医学道德规范现象是指在一定的社会历史条件下评价和指导医学道德活动主体行为的准则，如医学道德戒律、医学道德箴言、医学道德规范、医学道德要求等。医学道德活动现象是指在道德意识的支配下，围绕着善恶进行的可以用善恶评价的医学道德活动群体和个人行为的实际表现，如医学道德教育、医学道德修养和医学道德评价等。

第二节　医学伦理的基本原则

目前，较为广泛接受的医学伦理学原则是美国学者贝奥切普（Tom Beauchamp）和查德里斯（James Childress）于 20 世纪 80 年代初在《生命伦理学的原则》一书中提出的"自主（ao-tomomy）、有利（beneficence）、不伤害（non-maleficence）和公正（Justice）"四条基本原则。结合我国医学实践特色与中国文化传统，一般认为，医学伦理学的基本原则有以下四条。

一、有利原则

（一）有利原则的含义

有利原则是指医务人员的诊治行为以保护患者的利益、促进患者健康、增进其幸福为目的。有利原则基于古老的医学道德与伦理学传统，无论是西方还是中国的医学道德体系，始终是一条最基本、最重要的道德原则。它要求医务人员要时刻为患者着想，为患者谋利益。《胡佛兰德医德十二篇》中提到"医师不是为了自己，而是为了别人，这是职业的性质决定的"，明确指出了医学的利他主义原则。

有利原则之所以成为医学道德关注的最重要问题之一，是因为它涉及救死扶伤、照护与关爱人的性命，以及提高生命质量和生命价值等终极问题。有利原则要求把有利于患者的生命健康放在第一位，一切从患者利益出发。

（二）有利原则内容

（1）树立全面利益观。

患者利益包括客观的利益，如祛痛、缓解、治愈、康复，以及节约费用和时间等，也包括主观的利益，如受人尊重、鼓励和安慰、因恢复健康而恢复社会角色的心理满足与愉悦等。基于身心合一的观点，医务人员应当注意自己的诊疗行为符合对患者客观利益和主观利益都得到满足的要求。从理论上讲，患者利益与医务人员的利益是一致的，即患者的健康和病痛解除是医患双方共同的利益，不仅对患者有利，而且有利于医学事业和医学科学的发展，有利于促进人群和人类的健康。

（2）提供最优化服务。

努力使患者受益，要求医务人员树立"以患者为中心"的服务理念，把患者的生命利益与健康利益放在首位，同情、关心、体贴患者，走近患者，鼓励患者，帮助患者树立战胜疾病的信心，积极配合治疗，尽最大努力挽救患者生命，帮助患者恢复健康。

（3）努力预防或减少难以避免的伤害。

一般而言，凡是医疗上必需的，或是属于医疗适应范围所实施的诊治手段是符合无伤原则的。但无伤是相对的，临床上大多数诊疗手段都具有双重效应，很多检查和治疗，即使符合适应症，也会给患者带来某些躯体或心理上的伤害。它要求医务人员要杜绝有意伤害，将伤害减轻至最低程度，以确保患者的安全。

（4）对利害得失全面权衡。

选择受益最大、伤害最小的医学决策。在临床实践中，诊疗方案的选择和实施要以最小的代价获得最大的效益，应当在保证诊疗效果的前提下，尽量选择安全度最高、伤害性最少、副作用最小、风险最低、痛苦最小的治疗方案。同时还要考虑选择卫生资源耗费最少，社会、集体、患者及家属经济负担最轻的诊疗措施。

（5）坚持公益原则。

将有利于患者与有利于社会健康公益统一起来。医学诞生后的数千年时间，医学把自己的目标定位为治病疗伤、救死扶伤。但是随着社会的发展和人们对健康认识的不断深入，健康的定义被修正为不仅是指没有疾病，而且包括躯体健康、心理健康、社会适应良好和道德健康。于是医学的目标演化为增进人类的健康福祉。医学的服务对象不再仅局限于生命受到疾病威胁的人，而是扩展到为全体社会成员服务。这就要求医务人员以追求人人健康为目的，以社会公益为基础，把满足个体患者康复利益与满足人人享有卫生保健的利益统一起来。

（三）有利原则意义

有利原则是医学道德的根本原则，它调整的是整个医学界医学行为引起的一切伦理关系，具有管辖全面、贯彻始终的纲领统帅性；有利原则也是医学道德的最高原则，当医学道德原则之间发生矛盾和冲突时，医务人员的医学道德行为选择以不违背有利原则为基准。

二、尊重原则

（一）尊重原则的含义

尊重作为一项人际交往的基本准则，在医学伦理学中指医患交往时应当真诚地相互尊重，并特别强调医务人员应当尊重患者及其亲属。

从狭义上讲，尊重是指医务人员应当尊重患者的人身权利和人格尊严，不允许"见病不见人"。患者的人身权利十分丰富和广泛，包括生命健康权、人身自由权、人格尊严权等。人格尊严权包括姓名权、肖像权、名誉权、荣誉权、隐私权等。从广义上讲，尊重原则还包括自主原则，即尊重患者的自主权。因此，尊重原则也称为自主原则或尊重自主原则，强调的是在医疗实践中对能够自主的患者自主性的尊重。

患者在接受诊治过程中有独立的、自愿的决定权。患者自主权的最突出表现形式是知情同意权。针对第二次世界大战期间纳粹医生对战俘进行的强迫性不人道试验，1946年制定的《纽伦堡法典》确定了关于人体试验的基本原则，将知情同意确定为人体试验研究中的一项原则。20世纪60年代以后，随着西方"患者权利运动"的开展，知情同意原则进入医学临床领域并成为一项基本的医疗准则。该原则自20世纪80年代中期被引入我国，现已被多部法律法规所确认，成为医学伦理学原则中的"黄金规则"。

尊重原则源于人道主义思想的产生，即维护人的尊严、权利、自由，重视人的生命价值。人具有主体性，不能仅仅被当作工具、手段对待。奴役、剥削、压迫、歧视、凌辱、无事伤害、强奸、骚扰、买卖器官、人体物化（制造人、克隆人）、商品化等都有损人的尊严。对人类生命尊严的尊重还包括严肃对待人类胚胎和人类尸体。另外，尊重或自主原则只适用于能够做出理性决定的人，医务人员对非理性的行为加以阻止和干预是正当的，是对患者免除自身伤害的有效保护。

（二）尊重原则的内容

（1）保证患者充分行使自主权。

患者自主权的行使依赖于其所了解到的信息的充分程度以及对所关心问题的回答，在患者已理解了信息并充分考虑所有可获得的选择之外，医务人员还应该给患者一定的时间考虑，并提供一个安静和单独的环境，避免使其感到压力。

（2）尊重患者的人格。

在医疗实践中，无论是对人道的提倡、抑或是对生命的尊重，最终指向的是对患者一视同仁、平等医疗。要做到一视同仁，首先必须尊重患者的人格。只要承认人是社会的存在，就必须承认生活在社会中的每个人都有自己的尊严，这是社会赋予每个人的基本权利。患者作为公民的一分子，在医疗服务过程中其人格尊严应该受到社会的保护。医疗机构与医务人员对任何患者（包括死去的患者）都应当绝对地、无条件地尊重其人格，避免因服务态度不当和服务质量不高而造成医患矛盾，引发医疗纠纷。

（3）尊重患者及其亲属的自主决定权。

每个心智健全的成年人都有权决定其身体要接受何种处置。具体到医学领域，体现为患者的自主决定权。尊重患者的自主决定权，要求医务人员必须向患者提供病情资料，向患者说明并让其理解自己的身体状况、适用的诊疗措施以及各项诊疗措施的益处、负效应、危险性和可能发生的意外情况，然后让患者依据自己的判断，自主进行诊疗决策，即诊疗要经过患者知情同意。

知情同意权是患者自主权的组成部分。在知情同意落实的过程中，医务人员须注意两点：① 关于提供信息的限度：要因人而异，应根据患者的具体情况，使其知情达到最高限度。同时，要贯彻保护性原则，以患者能够知道并理解诊疗措施的主要利弊，能够加以选择为限度既要实现患者的知情，又要避免对患者造成恶性刺激。② 关于代理人的同意：代理人必须是患者的合法代理人，并具有相应的行为能力，且与患者无利害冲突。

（4）正确处理患者自主与医务人员"做主"之间的关系。

尊重患者的自主权绝不意味着医务人员站在纯中立的立场，放弃自己的责任，仅充当为患者提供信息的角色，完全听会于患者的任何意愿和要求。当患者或其代理人的决定明显不利于患者的生命和健康或者危害他人、社会的利益甚至违反法律规定时，医务人员应行使其特殊干涉权，帮助、劝导，甚至限制其进行选择。

（5）尊重患者的隐私权。

患者作为生活在一定社会环境中、有思想和心理活动的人，拥有个人信息的隐私保护权。基于职业的特点，医务人员有获悉患者隐私的便利。尊重患者的隐私保护权，要求医务人员除非法定、授权或患者同意，不得泄露和公开患者的病例资料和其他隐私。

尊重患者的隐私权，要注意：① 不是所有的个人隐私都应受到保护，只有不违反法律、不损害他人利益和社会公益的隐私才是受保护的。② 隐私保护不能绝对化。现代的医学文明是建立在临床治疗与经验积累基础上的，医学人才的培养离不开对患者病情病因的研讨，因此，医学发展要求患者积极参与医学试验，允许医学实习生通过对患者病情的了解积累临床经验，支持医学人才的成长。

（三）尊重原则的意义

现代医患关系中，尊重原则具有十分重要的意义。
（1）它是现代生物—心理—社会医学模式的必然要求和具体体现。
（2）它是医学人道主义精神的必要要求和体现。
（3）医患双方互相尊重，是建立和谐互信医患关系的必要条件和可靠基础。
（4）它是保障患者权利的必要条件和可靠基础。

三、公正原则

（一）公正原则的含义

公正即公平、正义，公平正直、没有偏私。医疗上的公正是指社会上的每个人都有平等享受卫生资源，即平等就医的权利，而且具有参与卫生资源使用和分配的权利。对于医疗机构，公正就是平等医疗权，对于卫生决策部门，公正就是合理分配卫生资源。目前医学界采取的公正原则是平等、先到先救助、紧急者优先。

公正分为形式上的公正和内容上的公正。形式上的公正原则是指将有关的类似个案以同样的准则加以处理。在分配、负担与收益时，相同的人同样对待，不同的人不同对待。内容上的公正原则是规定一些有关方面，然后根据这些方面（如个人的需要、个人的能力、对社会的贡献、家庭的角色地位、疾病的科研价值等）来分配负担和收益。

在生命面前，人人都是平等的。所以任何社会与国家都把生命权放在首要的位置，给予法律和伦理的认可，医疗公正也成为医学道德的重要伦理原则。之所以在临床实践中要坚持公正的原则，首先在于患者与医务人员在社会地位、人格尊严上是相互平等的。其次，患者人人享有平等的生命健康权和医疗保健权。再次，在医患关系中，无论是医学知识还是医疗信息，患者都处于相对弱势的地位，因此有权要求医务人员给予公平、公正的关怀。这也是医疗公正合理与必然的要求。

（二）公正原则的内容

公正原则在医学临床实践中，体现在医患交往公正和资源分配公正两个方面。
（1）树立现代医患平等观。
平等、公正是患者所享有的不容侵犯的正当权益，其实现离不开医务人员个人的美德，但绝不能视为医务人员的"施舍"。在此基础上，医务人员对每一位患者的人格、权利、正当健康需求应给予一致的、普遍的尊重和关心。
（2）公正对待服务对象。
医患双方尽管在社会地位、人格尊严上是平等的，但由于医务人员的天然优势，患者不可避免的处于医患关系的弱势地位，理应得到医学所给予的公正对待。这种医疗公正的必然性与合理性，内在地要求医务人员以相同的态度对待患者，不可因种族、党派、年龄、性别、社会地位、经济状况、长相美丑、宗教信仰等而有所区别。

（3）公正分配卫生资源。

医疗卫生资源是指满足人们健康需求的现实可用的人力、物力和财力的总和。资源分配应当公平优先，兼顾效率，优化配置和充分利用医疗卫生资源。其中又包括宏观分配和微观分配。宏观分配是各级立法和行政机构代表国家所进行的分配。目标是实现现有卫生资源的优化配置，充分保证人人享有基本医疗保健，并在此基础上满足人们多层次的医疗保健需求。

微观分配是由医疗机构和医务人员对特定患者在临床诊疗过程中对卫生资源的分配。在我国，当前主要指医院床位、手术机会以及贵重稀缺卫生资源（如人体器官）等的分配。

（三）公正原则的意义

将公正原则列为医学伦理学的重要原则，可以更合理地协调日益复杂的医患关系，合理解决日益尖锐的健康利益分配中的矛盾。医务人员平等对待患者，有利于患者的心理平衡，有利于医患关系的和谐，有利于医疗效果的提高；医学界公正合理地分配卫生资源，有利于社会公正环境的形成，有利于社会稳定。

四、无伤害原则

（一）无伤害原则的含义

无伤原则即不伤害原则，是指在诊疗过程中，医务人员不应使患者受到不应有的伤害。不伤害患者是古老的传统行医规则，是医学人道观念的突出体现。《希波克拉底誓言》要求："检束一切堕落及害人行为，我不得将危害药品给予他人，并不作该项指导，虽有人请求亦必不与之。尤不为妇人施堕胎手术……凡患结石者，我不施手术，此则有待于专家为之。"这些都是对不伤害原则的诠释。

"不伤害"是医学伦理的最低要求。人患病已十分不幸，如果再遭受医务人员的伤害，则可以说是雪上加霜。因此，这对医务人员来说并不是一个过分的要求。但任何一项医疗技术本身都存在利弊两重性，即双重效应，在目前的医疗实践活动中，任何医疗措施都是与患者的健康利益和潜在的医疗伤害相伴而来的。因而可能的医疗伤害与患者的健康利益是纠缠在一起的。医学如同一把"双刃剑"，在为患者带来一定健康利益的同时，也存在着对患者的潜在伤害。中国古代医家早已明确指出，医术可以救人，也可以杀人。要妥善处理无伤与有利的矛盾，就要严格把握适应症范围，两利相权取其重，两害相权取其轻。因此，"不伤害"不在于消除任何伤害，而在于强调培养医务人员为患者高度负责、保护患者健康和生命的理念和作风，正确对待诊治伤害现象，努力使患者免受不应有的伤害。

（二）无伤害原则的内容

医学自诞生之日起，即与医疗伤害共发展。随着西医学的诞生，手术的创伤、药物的毒副作用、辅助检查导致的伤痛和不适等不同程度的医疗伤害不可避免地出现了。无伤害原则要求医学界在履行职责过程中，应本着对患者健康和生命高度负责的精神，对医学行为进行

"伤害受益比"的权衡，选择最佳诊治方案，并在实施中尽最大努力，使服务对象免受本可避免的身体上、精神上的伤害和经济上的损失，并把不可避免但可控制的伤害降到最低。医务人员遵循不伤害原则，应做到以下几点。

（1）不故意伤害患者。

无论出于何种情形，医务人员都不能故意伤害患者。以医学治疗为手段故意伤害患者，不仅医学道德不允许，而且也可能是触犯法律的行为。因此，要求医务人员：① 不滥施辅助检查：即不做无关的辅助检查，不做弊远大于利的辅助检查；② 不滥用药物：即治疗中杜绝滥用药物，以免给患者造成伤害；③ 不滥施手术：即医务人员必须权衡手术治疗与非手术治疗的利弊和界线，掌握手术治疗的适应证，防止滥施手术给患者带来不必要的伤害。

（2）不伤害患者的身体和心灵。

人是身体和心灵的复合体，在治疗和护理过程中，医务人员不仅不能对患者的身体造成伤害，更不能对患者的心灵造成伤害。对患者冷嘲热讽、冷言相加等实质上是一种"冷暴力"。

（3）不以伤害某一患者为手段行使诊疗。

人与人是平等的，当医疗遇到资源性短缺时，医务人员无权利用工作之便伤害其他患者，包括通过伤害已故患者的身体来达到治疗目的，因为这事实上可能会对其他患者或死者亲属心灵上造成伤害。

此外需要注意的是，不仅不能伤害患者本人，也不能伤害患者的利益关系人，包括患者的亲属及其他与患者有利害关系的人。

（三）无伤害原则的意义

无伤害原则是善待服务对象的起码要求。它为医学界规定了一条道德底线，那就是如果医务人员的医学行为不能有利于患者，至少应不伤害患者。医务人员在医学实践活动中贯彻这一原则，可以提高医务人员的医学责任感，减少医患纠纷，有利于医患关系的和谐。

医学伦理学各项原则不是孤立的，而是一个有机整体。在具体的病例处理中，四个原则的基本要求是一致的，但也会存在相互冲突，出现"不可得兼"的情况。在具体实践中，需要医务人员审慎地把握和执行，必要情况下要提交伦理委员会及其相关机构进行伦理审查。

第三节　医学伦理的基本规范

医学伦理基本规范是医务工作者在医学活动中对医疗关系和道德行为普遍规律的反映，是社会对医务人员行为基本要求的概括，是医务工作者在思想和行为方面必须遵循的行为规范和道德原则。

一、医学伦理规范的含义与特点

（一）医学伦理规范的含义

所谓规范，就是约定俗成或明文规定的标准，是具体化的道德原则。医学伦理规范是用以调整医疗工作中各种复杂的人际关系、评价医学行为是否符合道德与善恶判断的准则，也是社会和公众对医务人员的基本道德要求。医学伦理规范是医学伦理原则的展开、补充和具体体现，医学伦理原则通过医学伦理规范指导医务人员的言行，协调医学领域中各种人际关系，因而医学伦理规范在医学伦理学中占有重要地位。

（二）医学伦理规范的特点

（1）理想性与实践性的统一。

伦理道德的作用在于激发社会成员树立更高层次的思想境界并向着社会所倡导的理想目标不断进取。因此，医学伦理规范具有理想性，必须贯彻全心全意为人民身心健康服务的医学宗旨，体现医学职业崇高的道德理想，从精神上激励、鼓舞医务人员忠于职守，救死扶伤。与此同时，医学伦理规范又是一种行为规范，是以指导医务人员行为、要求医务人员去践行的行为标准，具有实践性。实践的特点要求医学道德规范要有深厚的社会根基，立足现实，适度超前，是理想性与现实性和谐统一。

（2）稳定性与动态变动性的统一。

医学伦理规范无论是作为医务人员追求的道德目标，还是作为指导和衡量医务人员行为的行为标准，都应当保持相对稳定性，否则，会造成思想认识上的模糊、混乱和行为操作上的无所适从。同时，医学伦理规范的稳定性不等于固定性，不能"朝令夕改"，但也并不是说一成不变的。医学伦理规范是一种社会观念，是在长期的医学活动和医学道德修养的实践中逐步形成的，并随着社会变化而发展。因此，医学伦理规范必须与社会进步和医学发展水平相适应，充分反映出时代的特点。现代医学模式的转变，使医学服务结构、服务项目、服务观念等发生了急剧变化，必将带来医学道德观念、医学伦理规范的变化和发展。

（3）一般性与特殊性的统一。

随着人类社会和医学科学的发展，医药卫生事业已发展成庞大的系统，不仅包括医疗、护理、药剂、检验、医技等临床系统，还包括预防、保健、康复、健康促进、计划生育等系统。这些系统的职业目标和医学道德责任都围绕着为人的身心健康服务这个共同目标，以及反映它们共同道德要求的一般医学伦理规范。但是各个子系统的职业活动又有各自的特点、目标和要求，职业活动的差异性决定了医学伦理要求的具体性。因此，在医药卫生事业大框架下，各个子系统需要根据自己的特点制定一些医学伦理规范，这是医学伦理规范一般性与特殊性的统一。

二、医学伦理学规范的主要内容

医学伦理规范表现为规范化的医务人员品德和作风要求，一般以强调医务人员的义务为主要内容，即医疗活动中应该做什么，不应该做什么。

为了加强医学伦理教育，提高医学道德水平，我国于1988年发布了《医务人员医德规范及实施办法》，2012年施行了《医疗机构从业人员行为规范》。这既是对医务人员职业规范的总结和发展，也是医务人员所必须遵守的，体现了医学伦理学的基本要求。

（一）救死扶伤，忠于职守

救死扶伤，忠于职守，即坚持救死扶伤、防病治病的宗旨，发扬大医精诚理念和人道主义精神，以患者为中心，全心全意为人民健康服务。医学职业肩负着防病治病、救死扶伤、保障人民身心健康的崇高使命。救死扶伤、忠于职守是对医务人员从事医疗职业提出的最起码的道德要求，也是最高的行为目标。这一规范要求医务人员在工作中要待患者如亲人，竭诚以待；遇到处在痛苦危难中的患者，应痛患者之所痛，急患者之所急，敢担风险，尽力抢救，解除患者病痛，维护生命健康。同时，自愿为保障人民健康倾注自己极大的热情，贡献自己毕生的精力。

（二）严谨求实，精益求精

从事医学职业，不仅要有满腔的热情，更需要高超的业务本领。严谨求实、精益求精是保障人民身心健康的客观需要，也是医学事业不断向前发展的动力。这一规范要求医务人员要热爱学习，钻研业务，努力提高专业素养，严谨求实，奋发进取，不断提高技术水平。医务人员要不断学习新理论、新技术，把握医学发展的新动态，敢于挑战医学难题，在实践上有所创新，有所突破。同时，在每一项医疗实践中又要注意观察患者，询问病史、诊断处理疾病，细致周密，一丝不苟，精心操作。此外，还要诚实守信，自觉抵制学术不端行为。

（三）尊重患者，一视同仁

一视同仁是自古以来提倡的传统医学道德，如古代医学家提出的对待患要"普同一等"，医治疾病要"不问贵贱"等都是平等待患之意。当今时代，尊重患者主要是指要尊重患者的人格与权利，尊重患者的知情同意权和隐私权，为患者保守医疗秘密和健康隐私，维护患者合法权益。尊重患者、一视同仁这一规范，首先要求医务人员要以平等之心、平和之态看待和处理医患关系，不居高临下，不盛气凌人。其次，对待患者无论亲疏，不因种族、宗教、地域、贫富、地位、残疾、疾病等歧视患者。但需注意的是，一视同仁并不等于对患者"同样对待"。医务人员采取医学处置，应当从有利于患者的主观愿望出发，在客观条件许可的情况下，尊重就医者的正当愿望，满足他们的合理要求。

（四）优质服务，礼貌待人

优质服务、礼貌待人是医务人员应当遵循的职业道德规范。这一规范要求医务人员在与患者交往过程中要举止端庄、语言文明、态度和蔼，认真践行医疗服务承诺，加强与患者的交流与沟通，要同情、关心和体贴患者，做到礼貌服务。在患者的伤痛、伤残或死亡面前，医务人员要保持严肃和同情心，不能嬉笑打闹；在病房里要做到"三轻"，即说话轻、走路轻、动作轻，切忌大声喧哗。实践证明，这不但是对患者的尊重，也有助于减少医患之间的矛盾，使患者有依赖感和安全感。同时，遵守这一规范能帮助患者建立良好的心理状态，主动配合医疗，增进治疗效果。反之，如果医务人员语言粗鲁、举止不端，不仅会使医患之间缺乏应有的信任，而且还会给患者的心理带来不良刺激，妨碍治疗。

（五）廉洁自律，道纪守法

该规范要求医务人员要弘扬高尚的医学道德，严格自律，不索取和非法收受患者财物，不利用职业之便谋取不正当利益，应以患者利益、集体利和国家利益为重。要自觉遵守国家法律法规，遵守医疗卫生行业规章和纪律，严格执行所在医疗机构各项制度规定。

古今中外医学家们都很重视这一规范。清代名医费伯雄指出："欲救人而学医则可，欲谋利而学医则不可，我若有疾，望医之救我者何如？我之父母妻子有疾，望医之相救者何如？易地以观，则利心自淡矣。"英国科学家弗莱明说："医药界最可怕而且冥冥杀人害世的莫过于贪，贪名贪利都要不得。"这些箴言，从不同角度反映出社会要求医务人员必须树立患者利益高于一切的观念。医务人员必须明白，自己手中的医药分配权、处方权、住院权，是社会和人民给予自己履行防病治病、救死扶伤神圣职责的手段，绝不能把它作为谋取私利的筹码。在当前市场经济条件下，医务人员必须做到廉洁自律，遵守医学道德规范，克服小团体观念。既不以医疗手段牟取个人私利，也不能为谋取本科室、本单位的小团体利益而损害患者或国家的利益，应用自己的实际行动抵制一切不正之风，自觉维护医疗职业的崇高声誉，维护患者的利益。

（六）爱岗敬业，团结协作

该规范要求医务人员要忠于职守，尽职尽责，正确处理同行、同事间的关系，相互尊重，相互配合，和谐共事。现代医学科学技术的发展，是医务人员共同努力和密切协作的结果。任何一项医学科研成果的取得、任何一次疾病预防和控制工作的完成、任何一例危重患者的抢救成功，都是多部门、多学科、多科室专业人员团结协作的结果和集体智慧的结晶。医学领域各系统之间要互尊互学，团结协作。医务人员应树立整体观念，顾全大局、互相支持，密切配合。每个医务人员担负的工作都是整个医疗卫生事业的一个环节，无论哪个环节出现失误和差错，都会给社会造成损失。

科室之间、医务人员之间都应在为患者服务的前提下，互相帮助，反对互不通气、互相推诿、互相拆台的不良现象。要尊重同行的人格，尊重同行的劳动成果，相互学习，取长补短。在医疗工作中，要正确对待同行的缺点和错误，既不可文过饰非，无原则地保护同行的利益；更不可在患者面前评论同行，或有意无意地贬低他人，抬高自己。在患者面前评论其他医务人员的缺点和错误，可能会使患者丧失对医务人员的信任，影响其治疗信心。这样做也会造成同行之间的矛盾，影响团结。

第四节 医患关系伦理

一、医患关系的内涵

医患关系是指医护人员与患者在医疗实践活动中基于患者健康利益所构成的一种医学人际关系。医患关系是医学人际关系的核心。

医患关系是医学关系中最基本、最核心的关系。医务人员与患者因健康利益而紧密相连。患者把健康和生命的希望都寄托在医务人员身上，视其为"生命的守护神"，医务人员则凭借自己的专业知识、技能及医学道德修养帮助患者实现健康利益追求，同时实现自身价值。也就是说，医患之间有着共同的利益和目标，而且医患关系贯穿于整个医疗活动和医学发展的全过程。

清代医家程文囿曾经感叹："今之医者，惟知疗人之疾，而不知疗人之心。"他道出了医患关系的真谛。人的心理活动和情感变化是医患关系的重要内容，只关注疾病而不关注人的心理情感，终究是化解不了医患矛盾的。

随着现代医学和科学技术的快速发展，医患关系已由医生与患者在医疗过程中产生的单纯的诊治关系转变为更加复杂的利益关系和社会关系。医患关系本身已无法摆脱社会诸多因素的影响和干扰，和谐医患关系是构建和谐社会必不可少的一个重要因素。

二、影响医患关系的主要因素

（一）社会因素

政府对医疗卫生投入不足。医疗卫生事业关乎国民的健康和生命，关系到每个人最基本的权利，公益性是其本质属性。这就决定了政府必须对医疗卫生体系予以足够的投入，来保证医疗服务的公平性，使人人可以平等地享有基本的医疗保健服务。

新中国成立初期，政府通过举办公立医疗机构、企业举办医院和医务室、农村实行合作医疗制度的公共医疗卫生体系，迅速提高了中国人民的寿命和健康水平；医务人员待遇由政府保障，患者看病就医费用基本由国家和集体支付；医患关系相对和谐。进入20世纪90年代以后，随着市场经济的逐渐确立，医疗卫生服务一度走向市场化，政府对医疗卫生投入相对不足。

国家统计局官网数据显示：2010年，卫生总费用为19 980.39亿元，占GDP的4.83%；2015年，卫生总费用为40 974.64亿元，占GDP的6%。美国是卫生费用占GDP比重最高的国家，2014年的占比达17.1%；瑞典和瑞士达到11.9%和11.7%；法国和德国比重达到11.5%和11.3%；在亚洲，日本和韩国的卫生费用占GDP比重为10.2%和7.4%。

近十年来，世界发达国家的卫生费用投入占GDP一般均在6%～10%，我国虽然投入不断增长，但总体上看，不仅远低于发达国家，而且与发展中国家相比也存在一定差距。

（二）医务人员因素

（1）部分医务人员医德医风淡漠。

医疗活动本是一种高度专业化的社会公益性、服务性活动。部分医务人员受拜金主义、享乐主义的影响，表现出服务意识淡化，责任心不强，追求物质利益，甚至收受红包、回扣等，严重影响了患者对医务人员的评价。

（2）医务人员与患者沟通不畅。

在诊治过程中，医务人员只顾忙于治疗，忽视了与患者及其家属进行有效的沟通。主要表现为"三少"：一是听得少，未能认真仔细地倾听患者陈述病情，未等患者讲完，检查单子已经开好；二是解释少，不愿意回答患者提出的问题，对咨询解释回答不到位；三是笑脸少，经常板着脸，使本就脆弱的患者心理雪上加霜，导致医患关系不和谐。

（三）患者的因素

（1）患者期望值过高。

主观上患者及家属带着焦急和期盼的心情来到医院，都希望治好病，解除痛苦。但由于医学科学的特殊性，医疗服务行为具有比其他服务行业更多的不可预测性和不可控制性，尽管现代医学发展很快，但未攻克的难题依然很多。技术本身的局限加上患者的个体差异，使很多疾病的疗效难以预测。目前，国内外共同认可的医疗确诊率只有 70% 左右，各种急、重症抢救成功率也仅在 70% ~ 80%；有相当一部分疾病至今原因不明、诊断困难，误诊率、死亡率较高等。对此，绝大多数患者及家属能够理智对待，自觉承担精神上的痛苦和经济上的负担，部分患者及家属则不能理解和接受治疗效果的不理想或正常出现的并发症，以及不可预料的医疗意外等，对医务人员产生怀疑，从而导致纠纷的发生。

（2）患者不当维权。

随着社会的发展和基本医学知识的普及，患者健康意识增强，满意度标准不断提高。当遇到医疗纠纷时，有的患者及家属不能尊重医务人员的尊严和考虑医务人员的权益，甚至采取一些极端方式，如侮辱、打骂、伤害医务人员，导致医务人员难以将治病救人作为基本出发点，而是想方设法地保证自己"不出事""不惹麻烦"，影响了患者的有效治疗，从而加剧了医患之间的互不信任和关系紧张。

三、医患冲突

（一）医患冲突概念

医患冲突是指在医疗卫生活动中医患关系的矛盾性与不协调性。医患冲突的动因往往是医生与患者或医方和患方对疾病健康认知错位引发的，突出表现在患方对健康诉求的达成程度和满意度。

（二）医患冲突的原因与类型

医患关系产生的矛盾没有及时化解而引发冲突，表面上是医患双方之间的不和谐，实质上是医方、患方与政府、社会等多方面之间关系的不和谐，反应有社会和医院管理方面的因素，也有医方和患方的因素。医患冲突的核心问题是健康利益冲突，根本上是患者这一弱势群体的不安全感和焦虑心理，这在很大程度上激化了医患矛盾。

1. 医患冲突的原因

（1）患方对疗效期值太高。

由于患方对医学常识的缺乏或薄弱，或者和亲属把健康当作商品，认为"既然自己出了钱，就希望得到应有的服务"，并且有"花钱必须治好病"的思想认识误区。当患者支付较大经济成本未能得到自己期盼的"理想"医疗效果时，或是亲属心态失衡，冲突就会爆发出来。

（2）医疗成本居高不下。

尽管国家采取了一些措施（如降低一些药品的价格），但医疗成本仍居高不下。除少数富裕阶层外，工人、农民、普通的工薪阶层日益不堪治病的重负，因病致贫、返贫情况突出。普通公民对医疗机构追求商业利润的行为，怨声载道。在市场经济条件下，医院把健康和经济压力不同程度地转嫁给患者，医者的对立情结有加重的趋势。

（3）医疗体制改革设计的不周全。

高端医疗和"富人医疗"加剧了两极分化，社会上有相当多的医疗机构热衷于追求高标准、超豪华的"富人保健"。有限的卫生资源为少数人服务，冲击着社会的公平与公正，伤害了社会底层的弱势群体。医院在所谓成本核算、自负盈亏的压力下，追求利润也不择手段，医生救死扶伤的仁术变成了买卖的商品。医疗机构公益性、福利性光环的消失，使人们在心理上难以承受。

（4）医疗保障制度建设落后。

国家不能及时、有效地化解矛盾。暴力伤医，执法不力，医患纠纷的综合治理能力不足，医患冲突更加复杂化。目前，尚未建立起科学、有效的医患矛盾化解机制，医院和医生维权虽然有了新的司法规定，但现实中还没有完全实现。

（5）医患双方维权意识不断增强。

患方强调保护自己的隐私权、知情同意权，健康意识和诉求不断增强。医方的自我保护和防范意识也在提升，医务人员将自我保护转化或分解为各种诊疗活动，增加了不必要的检查和费用。医患出自各自的利益，戒备心理加剧，不信任感增强。

2．医患冲突类型

由于医学的特殊性，医患关系不仅体现在技术方面，还包括非技术的服务态度和医疗作风等方面，技术和非技术均可引发医患纠纷，非技术诱因有加重的趋势。

（1）医疗过失冲突。

医务人员肩负着救死扶伤的崇高使命，这是医学职业的本质要求，然而在现实中，有的医务人员缺乏责任感，不愿承担风险，不认真执行规章制度，不按操作规程办事，导致差错或事故等。这些医疗过失属于人为责任，是渎职行为。所占医疗纠纷比例不大，但造成的后果严重。

（2）非医疗过失冲突。

大多由于医疗服务质量、服务态度、道德水平等问题所致，一般虽不构成医疗事故，但是反映了医院的服务质量和医务人员的道德素养。有些医务人员以权威自居，不尊重患者的人格，态度傲慢。对诊疗缺乏热情和耐心，对患者及家属提出的问题不愿过多解释，甚至让患者做一些不必要的检查。缺乏对患者自主权利的尊重，忽视患者的自主权、知情同意权等，使患者身心受到伤害，导致医患纠纷。少数患者从自身利益出发，提出一些不合理的需求，当要求得不到满足时，就对医院和医务人员产生不满情绪。非医疗因素是医患心理诉求不一致形成的矛盾，不确定性因素较多，是主要的医患冲突来源。

3．化解医患冲突的伦理原则

（1）生命健康优先原则。

生命健康权是第一位的，强调患者的生命健康权是维护一切权利的基础。因此，医疗实践中要向患者的生命健康权倾斜，医生不能以自身的价值判断代替患者做选择。医生应以最大的能力和责任提供医疗帮助并提出善意的建议。

（2）主动坦诚原则。

医生是医疗行为实施的主导方，发生医患冲突，首先要主动找原因，提前汇总并掌握各种信息，及时告知患者。医生在沟通中必须坦诚真心，力求还原事实真相并努力让患者接受事实。患方要主动寻求医方的帮助，主动坦诚提出意见建议，寻求和解。

（3）平等尊重原则。

医患是医疗实践中不可分割的整体，人格上是平等的。要相互尊重各自的社会和职业角色，要从各自的权利和义务综合考量各自的责任，尽可能做到换位思考。医生尊重患者是起码的工作态度和行动准则，患者尊重医生是诊疗的基础和疾病健康权实现的前提。

（4）理解互谅原则。

医患双方的目标是一致的，无论出于何种角度一定要相互理解，随时交换意见，谅解各自社会角色履行权利和责任中出现的思想不统一，甚至是冲突；理解对方的难处，在不断寻求和解中达到新的统一。

（5）依法化解原则。

医学的不完美和社会的不断发展变化，以及人们诉求的多样性，决定了医患矛盾将伴随医学发展的始终。道德守着内心的底线，法律捍卫社会的底线。当医患冲突不可调和时，医患双方必须依据法律原则，在法律范围内寻求解决。

4．化解医患冲突的伦理要求

（1）以患者为中心，倾听患者的倾诉。

医院必须树立以人为本的服务理念，不仅要拼技术、设备等硬实力，还要不断提升管理和服务水平，加强医院软环境建设，全面贯彻"医乃仁术、大医精诚"的人文精神，既重视治病，更重视治病人。通过人性化服务，不断提高群众对医院的满意度。

（2）坚持社会效益优先。

各级医疗机构要坚持以社会效益为最高准则，坚持合理检查、合理用药、合理收费，严禁各种"开单费"，努力降低医药费用，建立医疗费用阳光制度，认真做好收费答询工作，让患者和家属随时查询诊疗费用情况；采取有效施，消除就诊过程中挂号时间长、交费时间长、取药时间长的现象，实行医患协议制度，严禁医务人员收受"红包"和接受"吃请"，时时监督医院的医德医风。

（3）建立和完善医患沟通制度，加强医患沟通。

医务人员要有诚信，对患者或家属要尊重，具有同情心和耐心；关心患者在就医过程中的生活或不便；掌握患者的病情发展变化，留意沟通对象的情绪、受教育程度和对沟通的感受，以及沟通对象对疾病的认知度和对沟通的期望值；避免使用刺激语言或词语，有效提高服务质量，及时化解医患矛盾和纠纷，增强患者对医院的信任度和对医务人员的理解。医院要通过建立和完善医患沟通制度、投诉处理制度，及时受理和处理患者投诉，定期收集患者对医院服务中的意见，及时改进。

（4）提供精湛技术和优质服务。

随着人民生活水平的不断提高，人民群众对医疗服务的要求随之提高，加之病情的变化，这就要求医务人员不但要有好的服务态度，还要具有精湛的医疗技术。医生对患者要有强烈的责任感，真正为患者着想，诚心实意地为患者服务，把为患者解除痛苦视为终生的最高追求。

（5）严格医院质量管理，确保医疗安全。

一些疾病目前尚不能完全治愈，或者没有百分之百的把握治愈，而疾病对于患者来说，却是危及生命的头等大事。医院在为患者提供高新精湛技术服务的同时，还必须努力保证医疗服务的安全性，尽量减少差错和事故，提供安全放心的医疗服务。

（6）建立医疗告知制度，增进医患互信。

要开展医疗服务信息公示，坚持住院患者费用清单制。大力推行"以患者为中心"的医疗服务新模式，做到让患者对诊疗收费标准、药品价格、自己的病情、做何种检查项目都有所了解。

（7）加大投入，加强人才队伍建设。

关心医护人员的成长与发展，为其提供良好的工作环境和生活条件，从制度上保障医疗从业者的权益，促进医务人员的职业认同感，稳定队伍，尽快解决卫生资源分布不均和结构失衡的问题。

四、医-医关系的伦理

（一）医-医关系的含义

医-医关系是指医务人员之间、医疗卫生单位之间、医务人员与医疗单位之间为了共同的医学目的，而在工作中建立起来的同行、同事间的医学伦理关系，是对医务人员之间的关系、医院之间的关系，以及医院与医务人员之间的关系的总称。

（二）医务人员之间的关系及其模式

1. 医务人员之间的关系

医务人员之间的关系是指从事相同医疗职业的医务人员之间所形成的一种医学职业关系，有广义与狭义之分。广义是指医务人员之间，医务人员与后勤、行政管理人员之间的人际关系，也就是整个医疗系统医务工作人员之间的关系。狭义是指医生、护士、医技人员自身或相互之间的关系，也就是发生在具体的临床诊疗中医务工作者之间的关系。本节所讲的医务人员之间的关系，特指广义概念。在医疗行为和活动中，妥善处理医务人员之间的关系，使其处于一种和谐的状态具有重要的意义。它不仅是当代医学发展的需要，也有利于发挥医院的整体效应，提高各项工作的效益，促进良好医患关系的建立。

2. 医务人员之间的关系模式

医务人员之间的关系模式是指在历史上和现实中存在的具有一定普遍性、代表性的医务人员之间的关系样式。根据医务人员在共同的工作中所处的地位，医务人员之间的关系可分为四种模式。

（1）主从型。

在医务人员之间，一方处于绝对权威的指导地位，另一方处于被指导、服从的地位。这种模式是传统的医务人员模式，就像传统医学中"师傅"与"徒弟"之间的关系，具有浓厚的"家长主义"色彩。医护之间"医生的嘴、护士的腿"的状态也是这种模式的写照，是典型的领导与被领导的关系。

（2）技术指导型。

该模式为一方处于指导地位，另一方处于被指导地位。一方拥有更多的知识和能力而居于相对权威的地位；另一方因知识、经验、能力不足处于接受指导的地位。尽管有权威，但权威并不专断，受指导的一方可以发挥主动性，体现了学术管理上的民主。此种模式在医院最为常见，医护之间、医技之间、院领导与科室之间、上下级医生之间往往是这种模式。

（3）并列互补型。

该模式中双方均处于平等地位，没有权威和非权威之分，只是分工不同而已。医院各科室之间、各部门之间，以及医护平级之间的关系就属于此种关系。互补性关系能充分发挥各自的积极性和主动性，形成整体联动。

（4）相互竞争型。

该模式是指医务人员之间在德才与服务人民中相互比贡献，还包括市场经济条件下，医护人员的不正当竞争。正向竞争能激励服务和提高效率，负向竞争则会加剧医疗矛盾。随着市场经济的深化，竞争机制被引入医疗机构，并转化为管理制度，使竞争机制不但发生在医务人员个体之间，而且医疗机构内部各科室、各专业之间，甚至医疗机构与医疗机构之间也存在竞争。该模式的优点是有利于破除绝对平均主义的"大锅饭"，激发创新，提高效率。但也容易产生危机心理、嫉妒心理、逆反心理等，从而引起新的利益冲突。由于医学发展的分工细化和医务人员所处地位的变化，相互之间关系的模式也会发生变化，医务人员之间也处于一种动态变化中。

（三）影响医务人员关系的因素

（1）医学发展与分科的多样化。

医学科学的进步使医学分科越来越细，在方便疾病诊治的同时也易形成学科壁垒，阻碍整体协作。

（2）医院分工和协作的系统化。

现代医疗活动是一个集团化协作体系，医疗单位分工多样且复杂，保障与支持体系庞杂。如果缺乏集体观念与合作精神，医疗活动矛盾的概率就会大大增加。

（3）医务人员技术等级分明。

在现今的医疗系统中，医务人员分属于不同的技术系列并处于某一级别，各自有自身的岗位职责，特别是上下级之间处理不善常会引发矛盾。

（4）同行之间竞争。

医务人员之间、各科室之间、各医院之间经常处于无形的竞争中。良性竞争会促进医疗服务的优化和效率的提高，恶性竞争则会影响医务人员之间的情感和友谊，甚至阻碍卫生事业的发展。

（5）医院管理不善。

医院分工不明确、职责不清晰、奖惩不公正、用人不合理、分配不公平等均会造成医务人员之间产生矛盾。

（6）个人的道德品质。

除了外在因素，医务人员自身的道德水平，如人生观、世界观、价值观存在问题，其行为举止就会引发冲突和矛盾。

（四）构建和谐医-医关系的伦理要求

（1）相互信任与尊重。

在共同维护患者生命健康权的基础上，医务人员之间应坦诚相待，相互信任与尊重，达成救死扶伤的目的。

（2）相互支持与协作。

医医之间应各自发挥自身技术与功能，相互支持，密切配合。尤其在抢救危重者和攻克医学难题时，更应如此。

（3）互相学习与进步。

医学的复杂性与艰巨性要求医务人员应始终保持学习的习惯与劲头，各个技术工种之间应相互学习与交流，取长补短，共同进步。

（4）自我认知与教育。

医务人员应清楚自身的角色与定位，既要爱岗业，也要谦虚谨慎，钻研医术；既要胆大心细，也要小心谨慎，时刻保持一颗对生命的敬畏之心。

案例分享

患者，女性，23岁，银行职员。性格开朗，积极上进，注重自身形象和修养。患者因自己是单眼皮并伴有内眦赘皮，使人感到总有一种未睡醒，没有精神的感觉，因此，到整形美容科进行了内眦开大、切开重睑手术，术后第二天来院换药，由于第二天主诊医师休息，护士给进行了清创、换药，换药当中护士未回答患者的全部提问，并未做任何说明，患者不满，在母亲陪同下，进行了投诉。患者后悔手术，并认为毁容了，原因是红肿厉害，重睑线过宽、不自然，不能见人，心理负担重。

案例思考：

1. 该案例中医患冲突是属于那种类型？
2. 面对这种情况医务人员该怎么解决？

案例解析：

面对心理负担较重患者，医生应首先倾听患者的意见，对患者的心态有足够的了解，对患者进行创口的生长及肿胀时间、预后情况的讲解。使患者知道了红肿属于正常的生理反应，没有必要担心。对患者进行心理辅导，使患者知道每个人术后都有这种心理变化。患者术后的马鞍形心理变化特征，具体表现是未做手术时情绪高涨，术后情绪低落，但随着手术创口的恢复，情绪好转，一个月后又会恢复到高涨状态，是一种正常心理反应。护士的注意力全部集中在换药上，未注意患者的提问，造成误解。这种患者只要沟通得当，给患者树立足够信心，就会得到充分理解。

第 十 章

循 证 实 践

第一节 循证实践的定义及应用

一、循证实践的定义

循证实践（evidence based practice，EBP）最早由 David Sackett 提出，即"慎重、准确和明智地应用当前所能获得的最好依据，整合实践者的个人专业技能和临床经验、患者的价值和意愿、系统研究得来的最佳证据，用于患者健康服务的临床决策过程"。循证实践始于循证医学，虽然循证医学的概念目前仍然普遍沿用，但随着循证过程的扩大和深入，现在倾向于使用"循证实践"来描述包含循证医学的内涵和原则，但适用于更广范围的卫生服务领域。

循证实践应用于作业治疗领域，主要包括临床决策过程中应当整合最好的可供使用的研究证据、作业治疗师的临床技能、患者的人格、文化与意愿等方面的内容。值得注意的是，循证实践的复杂性以及同时兼具艺术和科学双重特点的临床决策过程，凸显了决策过程需要证据的指导但并非完全取决于证据。

关注循证实践的最常见表述是为了能够让实践变得规范并可优化成本效益，普遍的共识是循证实践是为了更经济的干预。然而，Sackett 等人坚决主张循证实践只是临床决策过程中的一部分，任何判断和临床决策都应该基于临床专业知识和最有效证据的统筹考虑。循证实践的目的是确保给予的治疗是有效且安全的最佳选择，外部证据只是决策过程的一环，它必须和临床判断以及患者偏好相整合。循证实践应该被看作一种对具体治疗和医疗行为的批判性思维过程，是临床推理和反思的一种工具。由于使用的是最新、最佳的证据，故循证实践是一种强有力的工具。

二、循证在作业治疗的应用

循证实践的医学根源以及哲学基础与作业治疗强调的人—环境—作业模式和以患者为中心的哲学基础看似不相符，由此导致基于证据的临床决策过程在作业治疗领域发展较晚。在作业治疗中以患者为中心的证据和循证医学中以科学研究为中心的证据具有差异性。为了更好地认识作业治疗师可用的证据范围，循证作业治疗被加拿大作业治疗协会定义为：以患者为中心的循证作业治疗是基于患者的信息、批判性的证据、专家共识以及过去的经验。该定义强调了作业治疗证据的广义性。

Cusick 指出循证作业治疗不是单纯地使用一系列的证据保证治疗有效，而应当考虑是否选择了正确的技术，在恰当的时间，恰当的地点，以正确的方式应用于适合的患者并由此产生了正确的结果。实施操作的人员是否是该干预最合适的人选。循证作业治疗要求批判的审视治疗过程的所有内容，重视并改变那些已经被证实无效甚至有害的干预。此外，基于当前的政治环境的作业干预也是循证作业治疗的一种体现。

三、作业治疗循证实践创新应用举例

（一）虚拟现实技术创新应用与研究

产生身临其境的交互视景虚拟现实（virtual reality，VR）的仿真技术。近年来，虚拟现实技术研究取得了很大进展，虚拟现实技术已通过计算机生成的种通过视、听、触觉等作用于使用者，使之广泛应用于多感官教学、飞行员训练、医疗训练、心理治疗以及康复训练等领域。目前，VR 广泛应用在作业治疗训练中，最常见包括日常活动模拟环境训练、上肢功能及手功能训练、各种娱乐休闲活动训练、各种治疗性活动训练以及精神心理社交技巧训练。

1．日常生活活动训练

康复的根本目的是最大限度恢复患者的受损功能，提高患者独立生活的水平，日常生活活动训练是康复必不可少的训练项目。日常生活活动训练要求康复训练的环境和内容与真实生活密切相关，患者才能将训练习得的技能迁移运用到实际生活去。虚拟现实技术在模拟真实生活场景，提供日常生活技能训练方面具有不可比拟的优越性，它可以提供丰富的作业场最从而突破医院或者康复机构实际环境的限制。在虚拟环境中跟随计算机程序学习诸如倒茶、烹饪、打扫、购物等作业活动，可以保证训练的一致性和可重复性，提供了大量的实践机会并降低错误操作导致危险的可能性。

2．脑卒中偏瘫患者的上肢运动训练

虚拟现实技术应用的一个新领域就是偏瘫上肢康复，国内外许多研究组织已经利用虚拟现实技术，在该领域进行了许多研究，取得了一定的临床资料和治疗成效。

Holden 等最先成功运用虚拟现实对脑卒中后的患者进行运动康复训练，Merians 等研究证实 VR 系统有助于改善脑梗死患者的上肢运动功能。

3．认知知觉康复

通过 VR 结合各种软件，可以提供各种认知成分训练，例如注意力训练游戏、计算以及各种定向训练等。患者在难度易于调节，具有丰富即时反馈的训练中更易获益并且依从性更好。有学者将此认知评定的内容整合到 VR 技术中，使得评定更容易进行并且可以严格控制其他参数，保证评定的一致性和准确性。针对单侧空间忽略的脑卒中患者训练的研究表明，和真实环境中康复训练的结果相比，虚拟环境中动作技能学习和康复训练的效果更好。

4．精神心理疾患的康复

虚拟现实技术能够容易地进行场景控制，因此治疗师能够根据患者需求控制活动场景，定制互动游戏，并调节相应的参数形成虚拟的治疗环境，从而安全有效地进行康复训练。虚拟现实游可用于恐高症、幽闭恐惧症、飞行恐惧症、社交恐惧症患者。也可通过一系列的游戏，改善患者的焦虑和抑郁情绪。

目前，VR 以其独有的优势使其在康复领域的应用极具前景，然而在应用过程中也存在一些挑战。第一，不同患者的个体生活背景因素不一样，对环境的要求差异较大，患者从事的作业活动环境变化丰富多样，目前开发设计的虚拟环境有限，无法满足临床需求的多样性。第二，设备成本以及开发新环境的成本较高，未来需要更加便捷经济的设备以便满足足够的训练剂量。第三，虽然理论上虚拟现实技术具有很好的康复效果，但是目前相关证据还不足，还需要更多设计严谨的研究支持和证实。作业治疗师将活动分析，有意义的作业活动的分级策略以及所掌握的关于患者需求以及功能水平的知识整合到 VR 技术中，将有助于该技术发展和临床应用。

（二）上肢康复机器人在作业治疗中的应用

在国内外的临床作业训练中，上肢机器人训练系统应用和研究较少。但实验数据均表明，上肢机器人训练系统可以在临床实际作业训练中，有效解放人力，增强患者的训练激情，同时为相关科研团队提供科学系统的量化数据，也能让患者自己直观了解自身的训练进度。因此上肢机器人在临床作业训练及相关科学研究的应用中，其成果较传统的单纯由治疗师指导与操作的作业训练更明显，在实际临床治疗及科研中也更有优势。

（1）机器手臂可以为肌力较差的上肢提供重力补偿，为肌力 3 级以上的上肢提供阻力作用，并可有针对性地进行特定关节单独训练或多个关节复合训练。

（2）电脑多媒体系统结合平面及三维人机互动软件可以提供患者在多种环境下进行有意义的、重复的、强烈的以及功能特定性的运动训练。

（3）多维空间的游戏活动综合了上肢的肌力、关节活动范围、眼手协调功能的共同训练，且活动的难度也可视患者的功能进步及时进行调节，极大提高了患者的依从性。

（4）机器人辅助训练过程中，由于视觉、听觉的实时、针对性的反馈，让患者及时看到自己的成绩，激发患者积极参与作业训练的兴趣。

研究表明，上肢机器人训练系统能够有效促进患者上肢作业治疗的训练积极性，使患者积极主动地参与到作业训练之中，改善了患者作业训练的训练效果。因此，为了能够取得更好的康复疗效，上肢机器人训练系统适合在临床治疗中广泛应用推广。

第二节 作业治疗文献

在循证作业治疗过程中，证据的来源非常多且杂，高效的选择高质量的证据是临床繁忙的工作人员到能够践行循证实践的重要保障，因此在循证实践中从需要根据循证实践的强弱分级进行针对性检索。目前有大量的循证实践数据库收纳了高质量的证据，临床工作人员可以根据循证证据的级别从最高级别开始检索，以避免时间浪费并且能够保证证据的质量。本部将简单介绍在作业治疗中常用的循证资源，以便实践者能够在临床工作中应用。

一、循证证据检索策略

在循证实践过程中，证据的检索一般根据证据资源的特点优先选择各种二次研究资源（如 Cochrane 图书馆、evidence-based medicine），若不能找到满意的资源的时候，再选择经筛选或评价的收录随机对照试验或对照临床试验的数据库（Cochrane 临床对照试验中心注册库 CCRT），不满意的时候，可继续搜索收录原始研究的数据库（Medline、EMBASE 等），最后可搜索其他网络资源（如临床实践指南等）。

二、作业治疗常用循证资源

在循证实践过程中，最常使用的是来自系统评价的证据，系统评价是对临床具体问题进行全面的文献检索，消除低质量研究，并尝试根据高质量研究结果对临床问题做出实践建议。Meta 分析则在系统评价的基础上合并所有研究结果生成一个统计学结论的方法。系统评价是基于原始研究的二次研究，其证据性较高。尤其 Cochrane 系统评价是 Cochrane 协作网成员在统一的工作手册指导下完成，因其对纳入的原始研究有严格的评价和纳入排除标准，同时参照统一的方法学工作手册实施，有完善的评价系统和健全的质量把关环节，证据不断更新并有反馈机制，是目前循证医学中被公认的最高质量的证据。除了系统评价以外，还有很多高质量的原始研究也是循证证据的重要来源，作业治疗中常用的循证资源详见附件 2。

第三节　作业治疗循证实践过程

一、作业治疗研究概述

作业治疗的科学研究是指基于作业治疗的思想与理念，对具有功能障碍而无法完成作业活动的患者进行研究，针对一些相对应的治疗技术，探讨其理论依据，运用循证实践等科学、严谨的方法对其进行验证，从而促进作业治疗的改善和创新。作业治疗的进步来源于创新，而创新来源于临床实践与理论，真正的创新是基于循证医学下的科学研究所总结出来的结果。针对现有的经典技术进行研究，针对临床实践创新新技术开展科研，在实践研究中不断探讨作业治疗新思想，符合作业治疗本质特征，因此，作业治疗的研究是不可或缺的重要组成部分。

二、研究特点、原则及要点

1. 作业治疗研究特点

基于一定的理论，依托当前的实践模式，根据相关的参考框架，通过对形成的治疗方案进行可行性、有效性、实用性及科学性进行研究，为临床作业治疗的实施提供循证医学证据。除此之外，针对疗效的影响因素、具体的实施设计以及人体层面的，比如脑认知、心理情况也是其研究特点。由于作业治疗本身的特点，使其研究领域与方向多种多样，涉及面广，研究思路开阔，创新性强，具有较高的实用价值，对个体、家庭与社会各层面都能带来一定的推动作用，是作业治疗进一步发展的原动力。

2．研究原则

作业治疗的研究立足点在于其理论的来源，根据基本的学说与原则展开研究，关注作业功能而不是具体疾病，围绕作业活动对人的功能性层面的影响，研究设计有利于提高人体功能（主要是作业功能）、最终有利于回归家庭、社区与社会的作业评定与治疗方法（包括大脑认知、心理等层面上的促进）。

3．研究要点

作业治疗研究所关注的点与其他研究有所不同，它不仅仅停留在评定、干预、治疗方法层面，还关注个体发展、与环境之间的互动与融合，关注改善、改造后的作业因素对提高个体功能性活动、日常生活活动能力、工作生存能力等诸多方面的作用，考量因素较为广泛，反映了作业治疗本身的被赋予属性。

三、作业治疗师的科研思路

由于我国康复医学起步较晚，专业化水平不高，作业治疗发展缓慢，作业治疗师的水平参差不齐。此外，作业治疗师的文化水平以及高压工作状态，也导致了作业治疗师对科研的茫然。什么是科研，科研思路是什么，怎么做科研，这成了作业治疗师普遍存在的问题。而且目前国内的作业治疗师缺乏对科研基本知识的了解，例如怎样选课题，课题题目怎样设计，研究过程需要哪些准备，数据怎样筛选，用什么标准来参照，怎样客观化、标准化等等问题，困住了作业治疗相关科学研究的起步。临床是理论—实践的验证，作业治疗师需要客观严谨的科学数据验证康复技术的可行性与实用性，这迫使其对科研了解的需求。

在作业治疗研究领域，首先需要了解什么是科学研究。科学研究是指对一些现象或问题经过调查、验证、讨论及思维，然后进行推论、分析和综合，来获得客观事实的过程。其一般程序大致分五个阶段：选择研究课题、研究设计阶段、搜集资料阶段、整理分析阶段、得出结果阶段。

1．课题题目设计

针对研究的主要内容或特色点，设计新颖的研究题目。课题题目应直接指出本研究的主要内容、特点等。目前国内也逐渐兴起将研究题目英文归纳为一个英文单词或拼音，以方便记忆，例如：基于先进稳定的脑运动意图与运动功能联系的脑卒中康复研究（Stroke rehabilitation based and advanced and robust link between brain intentions and natural movement，SHAOLIN，少林研究）。

2．研究背景

在开展科学研究之前，应充分查阅国内外文献相关文章，归纳总结出该课题相关内容和国内外的研究水平和动态，做到研究开始前心中有数。主要包括病例的来源、入组标准、排除标准以及对于受试者的干预方式。

3．研究方法

研究方法包括病例的来源、入组标准、排除标准以及受试者的干预方式等。在此过程中，应掌握记录患者的基本数据，例如年龄、性别、发病时间、身高、体重等。同时也要根据课题要求采集相应资料，例如量表评定分数、磁共振或其他生理、影像、电生理等检查指标。根据研究设计不同，例如单中心或者多中心，则患者来源以及数量也相应不同，且根据设计可有随机分组或分层分组等方式将患者划分到不同的干预小组中，以便进行后续研究。

4．研究结果及讨论

研究结束后，经过资料的汇总整理以及统计分析后，得出相应的研究结果。随后应通过结合作业治疗的基本理论或课题相关研究发现，综合分析研究结果的原因以及讨论结果的意义，并积极将研究结果或讨论应用到临床实践中，发挥科研的真正价值。

5．研究案例

这里以"包扎手法在肩手综合征的临床作用"为例，具体阐述科研的思路。

（1）课题题目。

① 《淋巴引流治疗+弹力绷带包扎在脑卒中后肩手综合征上肢肿胀的运用》。

② 立题依据：肩手综合征是脑卒中后常见症状，表现为肩部及手部的疼痛和肿胀，给患者的康复治疗带来阻碍。

（2）文献在阅：查找国内外肩-手综合征相关的文献。

（3）入排标准。

① 入组标准：A. 脑卒中的诊断标准；B. 肩手综合征的诊断标准（临床诊断、影像诊断）；C. 研究性质（临床治疗）；D. 患者年龄在 18～80 岁；E. 发病时间（1 年以内的患者）等等。

② 排除标准：如认知障碍（MMSE 评分）、言语障碍、孕妇、严重心脏病、骨质疏松、没有控制的恶性肿瘤、上肢皮肤破溃等。

（4）研究方法。

① 患者来源：来自××大学附属××医院及××医院各分院康复学科病区 2017 年 5—10 月患者 100 例。

② 患者基本资料数据：性别、年龄、诊断、病程、脑部影像学资料等。

③ 具体方法：将 100 例患者随机分成治疗组和对照组各 50 例：治疗组：弹力绷带包扎＋淋巴引流治疗＋临床常规康复疗法（红外线、激光、毫米波＋物理治疗＋常规作业治疗）；对照组：临床常规康复治疗方法。

④ 评价方法：关节活动度（肩＋手）、上肢 Fugl-Meyer 评定量表、改良 Barthel 指数、生物电阻抗（bo-lectical impedance，BIS）评定，疼痛（visual analogue scale，VAS）评分。

⑤ 评定时间：总共治疗 10 次，评定 4 次（治疗前，治疗 5 次后，治疗 10 次后，1 月后）。

（5）预期结果：淋巴引流+包扎可直接改善肩。手综合征中手的水肿，改善手部关节活动度，提高患者功能，提高其日常生活活动能力，改善患者生活质量。

（6）治疗结束后 1 个月、3 个月分别进行随访。

（7）讨论：肩手综合征在临床上是常见、多发的并发症，常规治疗方法很多，作用不明显，包扎手法在国内首次运用于肩手综合征手肿胀的治疗，简单、实用、效果好，优于传统治疗效果。

四、作业治疗循证实践过程

循证实践的过程在不同的学科中大同小异，在作业治疗 EBP 的过程中，通常需要以下步骤：

1. 提出问题（Ask）

循证实践的第一步是根据临床实践构建个清晰明确的问题，该问题将被用于指导后续的证据检索。通常一个有效的问题应当包含问题、干预手段、疗效指标三方面。

2. 检索最佳证据（Acquire）

最有效的证据收集方法是进行文献检索，常用的数据库包括 MEDLINE、EMBASE、PSYINFO、CINAHL 等电子数据库，或 OT SEARCH、OTSEEKER 等作业治疗网站。除此之外，各种学术会议和研讨会，图书馆中已出版的研究文章、期刊、书目和其他电子数据库，相关专业领域的网站或电子群组，或专业学会和其他有关专业团体也是证据收集的可行性途径。

（1）证据的等级：用于临床决策的证据具有广泛来源，但是设计良好的试验研究偏倚较小，其结果更有说服力。此外，来源于教科书等信息通常较陈旧，因此循证实践框架内的证据最常来源于临床相关试验研究。不同的试验研究证据强弱具有差异，作业治疗中涉及的常见问题的试验研究证据强弱详见表 10-1。

表 10-1 作业治疗常见临床研究证据强弱

问题类型	证据强弱（降序）
诊断性测试/评定 （最佳诊断测试或评定方法及其敏感性和特异性）	1. 诊断性研究的系统评价； 2. 采用随机或连续抽样进行的诊断性测试与标准方法的比较研究； 3. 没有参号方法对照的诊断性研究； 4. 基于经验未经严格论证的专家意见治疗
治疗 哪一种治疗最有效，是否利大于弊，开始治疗的最佳时间，疗程长短以及可能的并发症	1. 基于高质量的随机对照研究的系统评价； 2. 设计合理的随机对照试验； 3. 非随机试验，单组前后对照研究，认列研究； 4. 病例对照研究； 5. 设计良好的描述性研究； 6. 基于经验未经严格论证的专家意见
预后 患者可能的临床过程和可能出现的并发症	1. 基于队列研究的系统评价； 2. 队列研究； 3. 病例报告； 4. 基于经验未经严格论证的专家意见

（2）数据检索方法：现代信息资源快速增长，每年大量的文献发表，因此如何快速搜索到需要的信息极为重要，最有效的方法是从对证据进行评价整合的循证数据库或者循证杂志开始检索。最常用的资源之就是由 Cohrane 协作组织构建的 Cohrane 图书馆 Cocirane 协作网旨在生成高质量的系统评价以及定位现有的系统评价及随机对照试验。若相关信息在这类循证数据库里面没有的话，可以尝试其他传统的电子数据库，最熟悉的如 PUBMED，MEDLINE 等。当作业治疗干预的疗效证据缺乏高质量证据时，并不妨碍作业治疗师采用循证实践，最重要的是寻找和使用能获得的最佳证据。

3．严格的证据评价（Appraise）

查找信息的过程中会遇到各种不同途径获得的证据，但这些证据不尽相同，有的结论甚至相互对立。因此在此阶段就需要对收集到的已有研究证据进行优劣、权重的评价以便提取有益于临床的信息。临床证据评价通常包括两个过程：一是明确得到的证据的效力，即研究测量到其研究因素的准确程度；二是确定得到的证据的临床显著性如何，也就是指该研究证据在具体的治疗情景中的可推广性、可执行性及成本—收益状况等。通过筛选证据后再仔细研究，最终找到最佳的答案，包括选择最新的研究，因为其中有解决问题的最新思路，态度和技术有关的文章；看一些评论或批评研究的文章。治疗师还要留意文章作者是否控制了外来文化的影响，也就是将结果可否归于干预，而不是其他因素。治疗师还应该检查研究的可靠性，确保研究使用工具有效的和可靠。

4．最佳证据的实施应用（Aplay）

严格评价证据以后，作业治疗师需要结合患者的背景因素以及自身的临床经验考虑实施应用。尤其在作业治疗中，即使治疗方法看似有效，但是患者的背景因素诸如生活环境、文化信仰、首要需求、价格偏好等将决定结局的差异。因此，本阶段与患者面对面直接交流沟通并鼓励他们主动地参与决策过程尤其重要。在多数病例中，可能因为研究的排他性或者结论的不一致，也可能因为没有足够的研究关注该问题，循证的结果并不能清楚地或完全地回答提出的问题。在这种情况下，只能使用能够获得的最佳证据并告知患者可能存在的不足和误差。治疗师应当清楚不同选择的利弊并鼓励患者参与选择。当研究证据不足时，需要更多的求助专家意见以及临床决策技巧。

5．使用新措施后评定表现（Evaluate）

EPB 最后一步是对干预的有效性进行评价：目标实现了吗？患者和家人对结果的满意程度、成本效益、治疗过程快或慢及资源的应用等。治疗师应保持全面的记录，方便以后再做评定。在实践过程的评定有助于治疗师通过发现临床实践和科学研究中的差距从而给予专业反馈。

循证实践方法是一种有效的临床决策手段，但是在作业治疗过程中也存在诸多挑战，最常见影响 EBP 使用的方法包括耗时多、信息超载、检索和解读研究结果的技能不足及缺乏研究证据等。为了有效地实施循证作业治疗实践，作业治疗从业人员可以从以下方面进行强化：① 通过继续教育发展查找信息的能力、掌握科学研究方法以及统计学解读和文献评价技能；② 熟悉并使用常用的循证实践资源；③ 积极参与评价作业治疗有效性的科学研究；④ 参加提供查找和评定临床相关的研究支撑的各种杂志数据库；⑤ 寻求基于证据的临床实践指南或为构建新的指南做贡献。

参 考 文 献

[1] Foster S L, Lloyd P J. Positive Psychology Principles Applied to Consulting Psychology at the Individual and Group Level[J]. Consulting Psychology Journat: Practicl & Research, 2007, 59(1): 30-40.

[2] Russel J A, Feldman B L.Core affect, prototypical emotionnal eqisodes and other things called emotion:Dissecting the elephant[J]. Journal of Personality and Social Psychology, 1999, (76): 805-819.

[3] Fredrickson B L.What good are positive emotions [J].Review of General Psychology, 1998, (2): 300-319.

[4] Fredrickson Barbara L. What Good Are Positive Emotion[J]. Review of General Psychology, 1998, 2(3): 300-319.

[5] Fredrickson B L, Losada M F. Positive Affect and the Complet Dynamics of Human Flourishing [J]. American Psychoblogist , 2005, 60(7): 678-686.

[6] [美]马丁·塞利格曼（Martin E.P. Seligman）著. 持续的幸福[M]. 赵昱琨, 译. 杭州: 浙江人民出版社, 2012, 11.

[7] 刘红艳等, 情绪神经回路的可塑性[J]. 心理科学进展, 2006, 14（5）: 682-688.

[8] [美]克里斯托弗·彼得森. 积极心理学[M]. 徐红, 译. 北京: 群言出版社, 2010.

[9] 边文杰, 陈晓萍. 中枢神经系统发育的不对称细胞分裂机制[J]. 生物学杂志, 2007（5）: 5-7, 24.

[10] 孙浩, 陈明明, 廖红. 小胶质细胞在突触可塑性中的研究进展[J]. 临床合理用药杂志, 2017, 10（25）: 176-178.

[11] 李鸥, 郭知学.脑损伤康复的基础——脑的可塑性[J]. 东南国防医药, 2014, 16（3）: 298-299, 319.

[12] 王振宇, 段国升. 神经营养因子与中枢神经系统可塑性[J]. 国外医学.神经病学神经外科学分册, 1992（4）: 196-199.

[13] 缪鸿石. 中枢神经系统（CNS）损伤后功能恢复的理论（二）[J]. 中国康复理论与实践, 1996（1）: 1-5.

[14] 谢玉丰. 神经胶质细胞与突触可塑性研究新进展[J]. 生理科学进展, 2007（2）: 111-115.

[15] 张通. 运动控制理论简介[J]. 中国康复理论与实践, 2001（1）: 48-49.

[16] Mao H W, et al. Effects of mirror neuron system based training on rehabilitation of stroke patients[J]. Brain and Behavior, 2020, 10(8).

[17] Sakai Katsuya, Ikeda Yumi. Clinical assessment of motor imagery and physical function in mild stroke patients[J]. Journal of physical therapy science, 2019, 31(12): 992-996.

[18] Ozcan D S, Tatli H U, Polat C S, et al. The Effectiveness of Fluidotherapy in Poststroke Complex Regional Pain Syndrome: A Randomized Controlled Study[J]. Journal of Stroke and Cerebrovascular Diseases, 2019, 28(6): 1578-1585.

[19] 陈秀秀，吴庆文，郭子梦，等. 镜像疗法对脑卒中患者下肢运动功能、日常生活活动能力及平衡能力的影响[J]. 中国康复医学杂志，2019，34（05）：539-543，550.

[20] 丁晓燕. 镜像疗法对恢复早期脑卒中患者上肢运动功能影响[J]. 世界复合医学，2019，5（3）：10-13.

[21] 孟洋洋. 运动想象联合肌电生物反馈治疗对脑卒中偏瘫患者下肢功能重建的疗效观察[D]. 承德：承德医学院，2019.

[22] 谷鹏鹏，陈许艳，徐来，等. 分级运动想象联合常规作业治疗对脑卒中后偏瘫患者上肢运动功能的影响[J]. 中华物理医学与康复杂志，2019（2）：101-105.

[23] 韦懿. 探讨运动想象训练对脑卒中偏瘫患者上肢 Brunnstrom Ⅲ期促分离运动的影响[J]. 现代医学与健康研究电子杂志，2018，2（13）：166-167.

[24] Jan Shafqatullah et al. A randomized control trial comparing the effects of motor relearning programme and mirror therapy for improving upper limb motor functions in stroke patients[J]. JPMA. The Journal of the Pakistan Medical Association, 2019, 69(9): 1242-1245.

[25] 李振旗，李洋，房冬梅.运动再学习技术在脑卒中康复治疗中的应用评析[J]. 贵州体育科技，2019（3）：54-56.

[26] 马帅. 运动再学习疗法对脑卒中患者运动功能障碍康复疗效的 meta-分析[D]. 济南：山东中医药大学，2018.

[27] 关敏，刘四维，李宝金，等. 运动再学习训练对脑卒中急性期偏瘫患者运动功能的康复作用[J]. 中国现代神经疾病杂志，2017，17（3）：197-201.

[28] 刘美香，王林，陈方.偏瘫患者下肢运动功能康复之运动再学习训练[J]. 世界最新医学信息文摘，2016，16（71）：236.

[29] 王永慧. 运动再学习方法干预对脑卒中后单侧空间忽略患者运动功能的影响[J]. 山东医药，2014，54（5）：30-31.

[30] 帅记焱，刘雅丽.运动再学习疗法对脑卒中偏瘫患者功能恢复的疗效观察[J]. 中国康复，2013，28（6）：437-438.

[31] 张妍昭，黄琴，王刚，等. 香港版偏瘫上肢功能测试评定脑卒中患者上肢功能的效度和信度研究[J]. 中华物理医学与康复杂志，2016，38（11）：826-829.

[32] 杨玺. 用于脑卒中上肢功能评定三种量表的效果评价[D]. 南京：东南大学，2017.

[33] Rowe V T, Winstein C J, Wolf S L, et al. Functional Test of the Hemiparetic Upper Extremity: A Rasch Analysis With Theoretical Implications[J]. Archives of Physical Medicine and Rehabilitation, 2017.

[34] 张雪，刘海鸥，李奎成. 以 FTHUE-HK 量表为导向的脑卒中作业疗法康复病例分析一例[J]. 按摩与康复医学，2015，6（19）：129-130.

[35] Kwon H S, Rhie S J. Effects of Sensory Integration Activities on Body Scheme and Body Self-Concept of Preschoolers with Developmental Delays[J]. Journal of Special Education, 2018, 34(2) : 251-270.

[36] Kim Il Myeong. Effects of Psychomotorik and Sensory Integration on the Motor Skills of Children with Development Disabilities[J]. Journal of Digital Convergence, 2018, 16(12): 647-654.

[37] 李晓岩. 感觉统合训练治疗儿童孤独症疗效分析[J]. 中医药临床杂志，2018，30（11）：2117-2119.

[38] 张艳敏，尚清. 感觉统合训练在自闭症患儿康复中的应用效果观察[J]. 中国民康医学，2018，30（23）：78+83.

[39] 李功举. 感觉统合训练在脑瘫康复训练中的应用[J]. 实用中西医结合临床，2018，18（11）：147-149.

[40] 韩洋. 感觉统合训练对学龄前儿童行为问题的影响[J]. 首都食品与医药，2018，25（22）：12.

[41] 傅婵容，吕兰秋，任盈盈，等. 感觉统合训练联合心理行为干预对注意缺陷多动障碍患儿的疗效[J]. 中华全科医学，2018，16（11）：1931-1933.

[42] Nandgaonkar H, Ferzandi Z. AYRES SENSORY INTEGRATION FOR THE CHILDREN WITH ATTENTION DEFICIT AND HYPERACTIVITY DISORDER (ADHD): A RANDOMIZED CONTROLLED TRIAL[J]. International Journal of Advanced Research (IJAR), 2018, 6(11).

[43] Lee J H, Bong Y S, Ju E S. The Influence of Sensory Integration Program on the Stereotypic Behavior of Children with Autistic Spectrum Disorder - Comparison between Tactile and Vestibular Proprioceptive Sensory Activities[J]. Journal of the Korea Entertainment Industry Association, 2018, 12(7): 339-351.

[44] 郑国敏. 自闭症患儿在引导式教育和感统训练中的联合治疗效果观察[J]. 现代医学与健康研究电子杂志，2018，2（17）：186，188.

[45] 陈燕琴，杨燕子. 感觉统合训练法提高自闭症儿童身体平衡能力个案研究[J]. 绥化学院学报，2018，38（10）：77-81.

[46] Lee N, Chong M, Lee J, et al. The Effects of Group Play Activities Based on Ayres Sensory Integration;on Sensory Processing Ability, Social Skill Ability and Self-Esteem of Low-Income Children With ADHD[J]. The Journal of Korean Academy of Sensory Integration, 2018, 16(2): 1-14.

[47] 李霞，叶常州，高晓霞，等. 感觉统合训练在脑性瘫痪中的应用研究进展[J]. 护理与康复，2018，17（9）：39-41.

[48] Pfeiffer Beth, Clark Gloria Frolek, Arbesman Marian. Effectiveness of Cognitive and Occupation-Based Interventions for Children With Challenges in Sensory Processing and Integration: A Systematic Review[J]. The American journal of occupational therapy: official

publication of the American Occupational Therapy Association, 2018, 72(1): 7201190020p1-7201190020p9.

[49] 左瑞霞，刘涛. 感觉统合训练在精神发育迟缓患儿的作用[J]. 临床研究，2018，26（9）：105-106.

[50] 林雪花. 感觉统合训练联合运动治疗小儿脑瘫合并智力低下患儿的效果[J]. 中国民康医学，2018，30（15）：92-93.

[51] Ito Y, et al. Effect of the sensory integration therapy for children with developmental disorders - Using the assessment of communication and interaction skills (ACIS)[J]. Annals of Physical and Rehabilitation Medicine，2018，61：e298-e298.

[52] 韩玉亭，马欣.近二十年我国感觉统合训练研究综述[J]. 现代特殊教育，2018（14）：16-21，29-30.

[53] Thalassinos M, Fotiadis G, Arabatzi f, et al. Sport Skill–Specific Expertise Biases Sensory Integration for Spatial Referencing and Postural Control[J]. Journal of Motor Behavior, 2018，50(4)：426-435.

[54] 李莉莉. 感觉统合训练对提高儿童平衡能力的实验研究[D]. 临汾：山西师范大学，2018.

[55] Peterka R J. Sensory integration for human balance control[J]. Handbook of clinical neurology, 2018, 159: 27-42.

[56] Peterka R J, Murchison C F, Parrington L, et al. Implementation of a Central Sensorimotor Integration Test for Characterization of Human Balance Control During Stance[J]. Frontiers in neurology, 2018, 9: 1045.

[57] 赵永芹. 感觉统合训练干预儿童注意缺陷多动障碍的研究[D]. 青岛：青岛大学，2018.

[58] 高颖. 《儿童感觉统合功能评量表》的试用研究[D]. 上海：华东师范大学，2016.

[59] 王梦花，杨丽华，温朋飞. 感觉统合失调及感觉统合训练的研究现状[J]. 肇庆学院学报，2017，38（2）：64-68.

[60] 张恩泽，廖振华，刘伟强. 人体脊柱生物力学特性的研究方法及进展[J]. 中国组织工程研究，2016，20（48）：7273-7279.

[61] 徐磊. 人体上肢运动链基本动作的生物力学分析[D]. 石家庄：河北师范大学，2014.

[62] 姜海波. 人体下肢关节系统的生物力学行为研究[D]. 徐州：中国矿业大学，2008.

[63] 蒋杰. 人体负重行走时终止步态的生物力学研究[D]. 天津：天津科技大学，2015.

[64] 杨雪. 不同负重方式行走对人体步态影响的生物力学分析[D]. 长春：吉林大学，2019.

[65] 吴剑，李建设. 人体行走时步态的生物力学研究进展[J]. 中国运动医学杂志，2002（3）：305-307.

[66] 常影，孟凡冬，郑福建，等. 人体骨肌系统生物力学国内外研究现状[J]. 河北农机，2020（3）：45.

[67] 时培珍. 人体肘关节屈伸稳定性的生物力学研究[D]. 天津：天津科技大学，2017.

[68] 宋宝建.基于人体生物力学的低功耗踝关节假肢的设计与仿真[J]. 智能城市，2017，3（2）：287.

[69] 闫彦宁，杨永红，芦剑峰，等. 我国内地作业治疗人员从业现状的调查与分析[J]. 中国康复医学杂志，2018，33（7）：833-836.

[70] 徐唱. 作业治疗在综合性医院的现状及发展[J]. 按摩与康复医学，2018，9（4）：11-12.

[71] 高峰，崔金龙，刘娜.国内作业治疗教育现状与发展——香港理工大学 MOT 课程学习体会[J]. 中国康复，2018，33（1）：67-70.

[72] 李奎成，唐丹，刘海兵.我国作业治疗的现状与发展空间[J]. 中国康复理论与实践，2004（10）：65-66.

[73] 李奎成，刘海兵，唐丹. 我国作业治疗的现状与发展空间[C]//中国康复医学会.第四届全国康复治疗学术大会论文摘要汇编，2004.

[74] 丹羽敦，戴东. 作业治疗的特性与日本作业治疗的现状[J]. 中国康复理论与实践，2002（9）：57-59.

[75] 章琪，周立峰，周菊芝，等. 作业治疗介入社区养老服务体系的路径思考[J]. 按摩与康复医学，2016，7（22）：59-60.

[76] 张陆，高文钣. 养老护理中的康复技术与实践[J]. 社会福利，2013（1）：48-49.

附件 1

儿童感觉统合能力发展评定量表

（含原始分与标准分转换表）

附件 1-1　儿童感觉统合能力发展评定量表

儿童姓名：_____ 性别：___ 年龄：____ 年级：_____ 出生日期：_____ 检查日期：_____

儿童主要的问题或困难：

亲爱的家长同志：儿童的学习能力，最主要的是大脑和身体运动神经系统的良好协调，要提高学习成绩和效率，必须先了解儿童的脑及生理的发展，为此我们设计了下面的问卷，请家长根据儿童平日的表现认真填写。

根据儿童的情况在"从不 5""很少 4""有时候 3""常常 2""总是如此 1"画圈。题中若包括多项，只要有一项符合就算。

一、　前庭功能	从不这样	很少这样	有时候	常常如此	总是如此
1　特别爱玩旋转的凳椅或游乐设施，而不会晕。	5	4	3	2	1
2　喜欢旋转或绕圈子跑，而不晕不累。	5	4	3	2	1
3　虽看到了仍常碰撞桌椅、旁人、柱子、门墙。	5	4	3	2	1
4　行动、吃饭、敲鼓、画画时双手协调不良，常忘了另一边。	5	4	3	2	1
5　手脚笨拙，容易跌倒，拉他时仍显得笨重。	5	4	3	2	1
6　俯卧地板和床上时头、颈、胸无法抬高。	5	4	3	2	1
7　爬上爬下，跑进跑出，不听劝阻。	5	4	3	2	1
8　不安地乱动，东摸西扯，不听劝阻，处罚无效。	5	4	3	2	1
9　喜欢惹人，捣蛋，恶作剧。	5	4	3	2	1
10　经常自言自语，重复别人的话，并且喜欢背诵广告语言。	5	4	3	2	1
11　表面左撇子，其实左右手都用，而且无固定使用哪支手。	5	4	3	2	1
12　分不清左右方向，鞋子衣服常常穿反。	5	4	3	2	1
13　对陌生地方的电梯或楼梯不敢坐或动作缓慢。	5	4	3	2	1
14　组织力不佳，经常弄乱东西，不喜欢整理自己的环境。	5	4	3	2	1

二、 触觉防御

15	对亲人特别暴躁，强词夺理，到陌生环境则害怕。	5	4	3	2	1
16	害怕到新场合，常常不久便要求离开。	5	4	3	2	1
17	偏食，挑食，不吃青菜或软皮。	5	4	3	2	1
18	害羞，不安，喜欢孤独，不爱和别人玩。	5	4	3	2	1
19	容易粘妈妈或固定某个人，不喜欢陌生环境，喜欢被搂抱。	5	4	3	2	1
20	看电视或听故事容易大受感动、大叫或大笑，害怕恐怖镜头。	5	4	3	2	1
21	严重怕黑，不喜欢在空屋，到处要人陪。	5	4	3	2	1
22	早上赖床，晚上睡不着，上学前常拒绝到学校，放学后又不想回家。	5	4	3	2	1
23	容易生小病，生病后便不想上学，常常没有原因拒绝上学。	5	4	3	2	1
24	常吸吮手指或咬指甲，不喜欢别人帮忙剪指甲。	5	4	3	2	1
25	换床睡不着，不能换被或睡衣，出外常担心睡眠问题。	5	4	3	2	1
26	独占性强，别人碰他的东西常会无缘无故发脾气。	5	4	3	2	1
27	不喜欢和别人谈天，不喜欢和别人玩碰触游戏，视洗脸和洗澡为痛苦。	5	4	3	2	1
28	过分保护自己的东西，尤其讨厌别人由后面接近他。	5	4	3	2	1
29	怕玩沙土、水，有洁癖倾向。	5	4	3	2	1
30	不喜欢直接视觉接触，常必须用手来表达其需要。	5	4	3	2	1
31	对危险和疼痛反应迟钝或反应过于激烈。	5	4	3	2	1
32	听而不见，过分安静，表情冷漠又无故嘻笑。	5	4	3	2	1
33	过分安静或坚持奇怪玩法。	5	4	3	2	1
34	喜欢咬人，并且常咬固定的友伴，并无故碰坏东西。	5	4	3	2	1
35	内向，软弱，爱哭又常会触摸生殖器官。	5	4	3	2	1

三、 本体感

36	穿脱衣裤、拉链、系鞋带等动作缓慢、笨拙。	5	4	3	2	1
37	顽固，偏执，不合群，孤僻。	5	4	3	2	1
38	吃饭时常掉饭粒，口水控制不住。	5	4	3	2	1
39	语言不清，发音不佳，语言能力发展缓慢。	5	4	3	2	1
40	懒惰，行动慢，做事没有效率。	5	4	3	2	1
41	不喜欢翻跟头、打滚、爬高。	5	4	3	2	1
42	上幼儿园仍不会洗手、擦脸、剪纸及自己擦屁股。	5	4	3	2	1
43	上幼儿园（大、中班）仍无法用筷子，不会拿笔、攀爬或荡秋千。	5	4	3	2	1
44	对小伤特别敏感，依赖他人过度照料。	5	4	3	2	1
45	不善于玩积木、组合东西、排球、投球。	5	4	3	2	1
46	怕爬高，拒走平衡木。	5	4	3	2	1
47	到新的陌生环境很容易迷失方向。	5	4	3	2	1

48	看起来有正常智慧，但学习阅读或做算数特别困难。	5 4 3 2 1
49	阅读常跳字，抄写常漏字、漏行，写字笔画常颠倒。	5 4 3 2 1
50	不专心，坐不住，上课常左右看。	5 4 3 2 1
51	用蜡笔着色或用笔写字也写不好，写字慢而且常超出格子外。	5 4 3 2 1
52	看书容易眼酸，特别害怕数学。	5 4 3 2 1
53	认字能力虽好，却不知其意义，而且无法组成较长的语句。	5 4 3 2 1
54	混淆背景中的特殊圆形，不易看出或认出。	5 4 3 2 1
55	对老师的要求及作业无法有效完成，常有严重挫折。	5 4 3 2 1

五、 大年龄儿童（11岁以上填）

56	使用工具能力差，对劳作或家务事均做不好。	5 4 3 2 1
57	自己的桌子或周围无法保持干净，收拾上很困难。	5 4 3 2 1
58	对事情反应过强，无法控制情绪，容易消极。	5 4 3 2 1

儿童感觉统合能力发展评定结果

评定项目	原始分	评定结果	建 议
1. 前庭失衡			
2. 触觉过分防御			
3. 本体感失调			
4. 学习能力发展不足			
5. 大年龄的特殊问题			

附件 1-2 原始分与标准分转换表

标准分	3岁组原始分			4岁组原始分			5岁组原始分		
	大肌肉及平衡觉	触觉防御	本体感	大肌肉及平衡觉	触觉防御	本体感	大肌肉及平衡觉	触觉防御	本体感
10	29	44	23	27	45	26	29	50	24
11	29	45	24	28	45	27	30	51	25
12	30	46	24	29	46	28	30	52	26
13	30	47	25	29	47	28	31	52	27
14	31	48	26	30	48	29	32	53	27
15	32	49	27	31	49	29	32	54	28
16	33	50	27	31	50	30	33	55	28
17	33	51	28	32	51	30	34	56	29
18	34	52	28	32	52	31	34	56	29
19	34	53	29	33	53	31	35	57	30
20	35	54	30	33	54	32	36	58	31
21	36	55	30	34	55	32	36	59	32
22	36	56	31	34	56	33	37	60	33
23	37	57	32	34	57	33	38	61	33
24	37	58	33	36	58	34	39	62	34
25	38	59	33	36	59	34	39	63	34

标准分	3岁组原始分			4岁组原始分			5岁组原始分		
	大肌肉及平衡觉	触觉防御	本体感	大肌肉及平衡觉	触觉防御	本体感	大肌肉及平衡觉	触觉防御	本体感
26	39	60	34	37	60	35	40	63	35
27	39	61	35	37	61	35	40	64	36
28	40	62	35	38	62	36	41	65	37
29	40	63	36	39	63	36	42	65	37
30	41	64	37	39	64	37	42	67	38
31	42	65	37	40	65	38	43	67	38
32	42	66	38	40	66	39	43	68	39
33	43	67	38	41	67	39	44	69	39
34	43	68	39	42	68	40	44	70	40
35	44	69	40	43	69	41	45	71	41
36	44	70	41	43	69	41	46	72	42
37	45	71	41	44	70	42	46	73	43
38	46	72	42	45	71	42	47	73	43
39	46	73	43	45	72	43	47	74	44
40	47	74	43	46	73	43	48	74	44
41	47	75	44	47	74	44	49	75	45
42	48	76	44	48	75	44	49	76	45
43	49	77	45	48	76	45	50	77	46
44	49	78	46	49	77	46	51	78	47
45	50	79	46	49	78	46	51	79	47
46	50	80	47	49	78	47	52	80	48
47	51	82	47	50	79	47	53	81	48
48	52	83	48	51	80	48	53	82	49
49	52	84	49	52	80	49	54	83	49
50	53	85	50	52	81	49	54	84	50
51	54	86	50	53	82	50	55	85	51
52	54	87	51	53	83	51	56	86	52
53	55	88	52	54	84	51	57	87	53
54	55	89	53	54	85	52	57	88	53
55	56	90	53	55	86	52	58	89	54
56	56	91	54	55	87	53	58	89	54
57	57	92	54	56	88	53	59	90	55
58	57	93	55	57	89	54	59	91	56
59	58	94	56	57	90	54	60	92	56
60	59	95	56	58	91	55	61	93	57
61	59	96	57	59	92	56	62	93	57
62	60	97	58	59	93	56	62	94	58
63	61	98	58	60	94	57	63	95	59
64	62	99	59	60	95	57	64	96	59
65	62	100	60	61	96	58	64	97	60
66	63	101	60	62	97	58	65	97	
67	63	102		63	97	59	65	98	
68	64	103		64	98	60	66	99	
69	64	104		65	99		66	100	
70	65	105		65	100		67	101	

标准分	6岁组原始分				7岁组原始分				8岁组原始分			
	大肌肉及平衡觉	触觉防御	本体感	学习能力	大肌肉及平衡觉	触觉防御	本体感	学习能力	大肌肉及平衡觉	触觉防御	本体感	学习能力
10	30	51	31	10	31	52	27	11	31	48	21	9
11	30	52	31	10	32	53	28	12	31	49	22	10
12	31	53	32	11	33	54	29	12	32	50	22	10
13	32	54	32	11	33	54	30	13	33	51	23	11
14	33	55	33	12	34	55	30	13	34	52	23	11
15	34	56	33	12	34	56	31	14	34	53	24	12
16	34	57	34	13	35	57	32	14	35	54	25	12
17	35	58	34	13	35	58	32	15	35	54	26	13
18	35	58	35	14	36	59	33	15	36	55	27	14
19	36	59	35	14	37	60	33	16	37	56	28	14
20	37	60	36	15	38	61	34	16	38	57	28	15
21	37	61	36	15	39	62	34	17	38	58	29	16
22	38	62	37	16	40	63	35	17	39	59	30	16
23	38	63	37	16	40	64	35	18	39	60	31	17
24	39	64	38	17	41	64	36	18	40	61	32	17
25	40	65	38	17	42	65	36	19	40	62	32	18
26	40	66	39	18	42	66	37	19	41	63	33	18
27	41	67	39	19	43	67	38	20	42	64	34	19
28	42	68	40	19	44	68	39	21	42	65	34	19
29	42	69	40	20	44	69	39	21	43	66	35	20
30	43	70	41	20	45	70	40	22	44	67	36	20
31	44	71	41	21	45	71	40	23	45	68	36	21
32	45	72	42	21	46	72	41	23	45	69	37	21
33	45	73	42	22	47	73	42	23	46	70	38	22
34	46	74	43	22	48	74	43	24	46	71	39	23
35	47	75	43	23	48	74	43	24	47	72	39	23
36	48	76	44	23	49	76	44	25	48	73	40	24
37	49	78	44	24	50	77	44	25	49	74	41	25
38	49	79	45	25	50	78	45	26	50	75	41	25
39	50	80	45	25	51	79	45	26	50	76	42	26
40	50	81	46	26	51	80	46	27	51	77	43	26
41	50	81	46	26	52	81	47	27	52	78	44	27
42	51	82	47	27	53	82	48	28	53	79	44	27
43	52	83	47	27	54	83	48	28	53	80	45	28
44	53	84	48	28	54	84	49	29	54	81	46	29
45	54	85	49	28	55	85	49	29	54	82	46	29
46	55	86	50	29	55	85	50	30	55	83	47	30
47	55	87	50	29	56	86	51	30	56	84	48	30
48	56	88	51	30	57	87	52	31	57	85	49	31
49	56	88	51	30	57	88	52	31	57	86	50	31
50	57	89	52	31	58	89	53	32	58	87	51	32
51	58	90	52	32	58	90	53	32	58	88	52	33
52	59	90	53	32	59	91	54	33	59	89	52	33
53	59	91	53	33	60	92	54	33	60	90	53	34
54	60	92	54	33	61	93	55	34	60	91	54	35
55	60	93	54	34	61	93	55	34	61	92	55	35

标准分	6岁组原始分				7岁组原始分				8岁组原始分			
	大肌肉及平衡觉	触觉防御	本体感	学习能力	大肌肉及平衡觉	触觉防御	本体感	学习能力	大肌肉及平衡觉	触觉防御	本体感	学习能力
56	61	94	55	34	62	94	56	35	62	93	56	36
57	62	95	55	35	63	95	56	35	63	94	57	37
58	62	96	56	35	64	96	57	36	64	95	57	37
59	63	97	57	36	65	97	57	36	64	96	58	38
60	64	98	57	36	65	98	58	37	65	97	58	38
61	64	99	57	37	66	99	58	37	65	98	59	39
62	65	100	58	38	66	100	59	38	66	99	59	39
63	65	101	58	38	67	101	59	38	67	100	60	40
64	66	102	59	39	68	102	60	39	67	101		40
65	67	103	59	39	68	103		40	68	102		
66	68	104	60	40	69	104		40	69	103		
67	69	105			69	105			69	104		
68	69	105			70	105			70	105		
69	70				70				70			
70												

标准分	9岁组原始分				10岁组原始分				11岁组原始分				12岁组原始分			
	大肌肉及平衡觉	触觉防御	本体感	学习能力	大肌肉及平衡觉	触觉防御	本体感	学习能力	大肌肉及平衡觉	触觉防御	本体感	学习能力	大肌肉及平衡觉	触觉防御	本体感	学习能力
10	26	45	23	10	31	49	26	8	30	47	27	13	37	51	27	12
11	27	46	24	11	32	50	27	8	31	48	28	13	37	51	28	13
12	28	47	25	11	33	51	27	8	31	49	28	14	38	52	28	13
13	29	49	26	12	33	52	28	9	32	50	29	15	38	53	29	14
14	29	50	27	12	34	53	28	9	33	51	30	15	39	54	30	14
15	30	51	27	13	34	54	29	9	33	52	31	16	40	55	31	15
16	31	52	28	13	35	55	29	9	34	54	31	16	41	56	31	16
17	32	53	28	14	35	56	30	10	35	55	32	17	41	57	32	16
18	33	54	29	14	36	57	31	11	35	56	32	17	42	58	33	17
19	33	55	30	15	37	58	31	11	36	57	33	18	42	59	33	17
20	34	56	31	16	38	59	32	12	37	58	34	18	43	60	34	18
21	35	57	32	16	38	60	33	12	38	59	34	19	44	61	34	18
22	36	58	32	17	39	61	34	13	38	60	35	19	44	63	35	19
23	37	59	33	17	40	62	34	14	39	61	36	20	45	64	36	19
24	38	60	34	18	41	63	35	14	40	62	36	20	45	65	36	20
25	38	61	34	18	41	63	36	15	41	63	37	21	46	66	37	20
26	39	62	35	19	42	64	36	16	42	64	38	21	46	67	38	21
27	40	63	35	19	43	65	37	16	42	65	38	22	47	68	38	21
28	41	64	36	20	44	66	37	17	43	66	39	22	47	69	39	22
29	42	65	37	21	44	67	38	18	43	67	39	23	48	70	39	22
30	43	66	37	21	45	68	39	18	44	68	40	23	49	71	40	23
31	43	67	38	22	46	69	39	19	45	69	41	24	49	72	41	23
32	44	68	39	22	46	70	40	19	46	71	42	24	50	73	41	24
33	44	70	39	23	47	71	41	20	47	72	42	25	51	74	42	24
34	45	71	40	23	48	72	41	21	47	73	43	25	51	75	43	25
35	45	72	41	24	48	73	42	21	48	74	44	26	52	76	43	25

标准分	9岁组原始分				10岁组原始分				11岁组原始分				12岁组原始分			
	大肌肉及平衡觉	触觉防御	本体感	学习能力	大肌肉及平衡觉	触觉防御	本体感	学习能力	大肌肉及平衡觉	触觉防御	本体感	学习能力	大肌肉及平衡觉	触觉防御	本体感	学习能力
36	46	73	42	24	49	74	43	22	49	75	44	26	52	77	44	26
37	47	74	42	25	50	75	43	22	50	76	45	27	53	78	44	26
38	48	75	43	25	51	76	44	23	51	77	45	27	54	79	45	27
39	49	76	44	26	52	77	44	24	52	78	46	28	54	80	46	27
40	50	77	44	26	52	78	45	24	52	79	47	28	55	81	46	28
41	51	78	45	27	53	79	46	25	53	80	47	29	56	82	47	28
42	52	79	46	27	53	80	47	26	54	81	48	29	56	83	48	29
43	53	80	46	28	54	80	47	26	55	82	48	30	57	84	48	29
44	53	81	47	28	55	81	48	27	56	83	49	31	58	85	49	30
45	54	82	48	29	55	82	48	28	57	84	49	31	58	86	49	31
46	55	83	48	30	56	83	49	28	57	85	50	32	59	87	50	31
47	55	84	49	31	57	84	49	29	58	86	51	32	59	88	51	32
48	56	85	50	31	57	85	50	30	58	87	51	33	60	89	51	32
49	57	86	51	32	58	86	51	31	59	88	52	33	61	90	52	33
50	57	87	51	32	59	87	51	31	60	89	52	34	61	91	52	33
51	58	88	52	33	59	88	52	32	61	91	53	34	62	92	53	34
52	59	89	52	33	60	89	52	32	62	92	54	35	62	93	54	34
53	60	91	53	34	61	90	53	33	62	93	54	35	63	94	54	35
54	61	92	54	34	62	91	54	33	63	94	55	36	63	95	55	36
55	62	93	54	35	62	91	54	34	63	95	56	36	64	96	56	36
56	63	94	55	36	63	93	55	35	64	96	56	37	64	97	56	37
57	63	95	56	36	64	94	56	36	65	97	57	37	65	98	57	37
58	64	96	56	37	64	95	56	36	65	98	58	38	66	99	58	38
59	65	97	57	37	65	96	57	37	66	99	58	38	66	100	58	38
60	65	98	57	38	66	97	57	37	67	100	59	39	67	101	59	39
61	66	99	58	38	67	98	58	38	67	101	59	39	67	102	59	39
62	67	100	59	39	67	99	59	39	68	102	60	40	68	103	60	40
63	67	101	60	39	68	100	59	39	68	103			68	104		
64	68	102		40	69	101	60	40	69	104			69	105		
65	69	103			70	102			70	105			69			
66	70	104			70	103							70			
67		105				104										
68						105										
69																
70																

结果说明：

此量表分为 5 大项，家长将各项分数相加后的得分即原始分，对应下表找到相应的 T 分数，一般来说，标准分 T：

$T \geqslant 40$ 　　　正常

$40 > T > 30$ 　　轻度

$T \leqslant 30$ 　　　重度

附：6 岁以内儿童感觉统合能力评定量表原始分与标准分的换算

标准分	原始分			
	前庭失衡	触觉防御	本体感失调	学习能力不足
10	31	50	26	13
20	38	60	33	18
30	44	70	39	23
40	51	80	46	29
50	58	90	52	33

通过对孩子的评定，可计算出原始分（即各条目得分之和），再换算成标准分进行评定。例如，某 4 岁儿童前庭失衡原始分为 36，则标准分小于 20，说明可能存在重度前庭失衡现象。

附件 2

常用循证实践资源

循证杂志	*Evidence Based Medicine* *Evidence Based Mental Health* *Evidence-Based Health Care* *Journal of Clinical Effectiveness* *Effective Health Care Bulletins*
电子数据库	Cochrane Library: www.cochranelibrary.com The Cochrane Database of Systematic Reviews Database of Abstracts of Reviews of Effectiveness The Cochrane Controlled Trials Register The Cochrane Review Methodology Database PEDro www.pedro.fhs.usyd.edu.aw/index.html OT seeker www.otseeker.com OTCATS www.otcats.com Bibliographic Databases MEDLINE, PubMed, Embase, CINAHL, PsyclINFO.
机构或互联网站	Centre for Evidence-Based Medicine www.cebm.net/ Centre for Evidence-Based Child Health www.ich.ucl.ac.uk/ebm/ebm.htmCentre for Evidence Based Mental Health www.cebmh.com Centre for Clinical Effectiveness www.med.monash.edu.au/healthservices/cce Critical Appraisal Skills Programme http://www.casp-uk.net/ The Canadian Centres For Health Evidence www.cche.net